国家养老爱心护理工程系列丛书

国家养老爱心护理职业技能培训指定教材

国家爱心护理工程岗位资格培训指定教材

爱心护理院
管理规范

主　　　　编	李宝库
副　主　编	张志鑫　台恩普　苏志钢
主要编写人员	邓德金　西彦华　陈蓓蓓
	苏桂珠　吴圆圆　周禾得
	顾金圣　陆炳根　王杏云

北京大学医学出版社

AIXIN HULIYUAN GUANLI GUIFAN

图书在版编目（CIP）数据

爱心护理院管理规范/李宝库主编. —北京：

北京大学医学出版社，2014.4

（国家养老爱心护理工程系列丛书）

ISBN 978-7-5659-0782-1

Ⅰ. ①爱… Ⅱ. ①李… Ⅲ. ①老年人-护理-技术

操作规程　Ⅳ. ①R473-65

中国版本图书馆 CIP 数据核字（2014）第 029243 号

爱心护理院管理规范

主　　编：李宝库

出版发行：北京大学医学出版社（电话：010-82802230）

地　　址：（100191）北京市海淀区学院路 38 号　北京大学医学部院内

网　　址：http://www.pumpress.com.cn

E－mail：booksale@bjmu.edu.cn

印　　刷：北京画中画印刷有限公司

经　　销：新华书店

责任编辑：靳新强　张立峰　　责任校对：金彤文　　责任印制：张京生

开　　本：787mm×1092mm　1/16　　印张：23.5　　字数：540 千字

版　　次：2014 年 4 月第 1 版　2014 年 4 月第 1 次印刷

标准书号：ISBN 978-7-5659-0782-1

定　　价：72.00 元

丛 书 序

阎青春

全国老龄工作委员会办公室副主任、中国老龄协会副会长、

中国老龄事业发展基金会副理事长

"国家爱心护理工程系列丛书"是在实施和推广国家"十一五"规划纲要的实践中总结出来的成功经验,丛书的出版对爱心护理工程和从事失能老人长期照料护理工作的管理人员和专业人员具有现实指导意义,相信一定会为爱心护理工程更加广泛深入地普及与推广注入新的生机和活力,对"爱心护理工程"的深入实施形成更加有力的指导,也一定会为"爱心护理工程"的广泛开展提供有益的借鉴,由此,就会推动"爱心护理工程"再上一个新的台阶,借此机会,我代表全国老龄工作委员会办公室向出版单位表示热烈祝贺!希望"爱心护理工程"有更多的具有指导意义的书籍出版!

随着我国综合国力的增强和人们生活水平的提高,人口老龄化的进程也在不断加快,日益呈现出规模大、增速快、高龄化趋势明显等特点。我国于1999年进入人口老龄化社会,老龄化形势日益严峻。目前,全国的老年人口已经达到1.85亿,占总人口的13.7%,平均每年要增加800多万老年人口,在未来20年间,全国老年人口数将比现在翻一番,老年人口届时将会达到3.5亿,居世界首位,约相当于整个欧洲60岁及以上老年人口的总和,并且还在以年均3%以上的速度递增,几近总人口增长速度的5倍。根据《中国人口老龄化发展趋势百年预测》[1],2010年老年人口将达1.74亿,占总人口的12.8%(全国第六次人口普查结果显示,60岁以上老年人已达1.77亿),2020年进一步增至2.48亿,占总人口的17.2%,呈加速增长之势。与人口老龄化伴生的高龄化、空巢化趋势愈加明显,失能老人不断增多。目前80岁及以上高龄人口已达1700多万,到2020年将进一步增至3067万。人口老龄化使得家庭和社会对老年人长期照料与护理的责任明显加重,养老事业发展面临的压力也十分沉重。

适应人口老龄化的发展要求,遵循构建和谐社会的内在要求,在广大城乡建立、健全包括生活照顾、文化娱乐、精神慰籍和长期照料护理在内的全方位的社会化养老服务体系迫在眉睫,其中为老年人群中那些最需要专业护理、最困难的失能老人提供照顾护理服务又是最为急需、最为紧迫的事情。加快推进"爱心护理工程"的建设和实施,正是一项顺应民心、合乎民意、关乎民生的好事和善事。中国老龄事业发展基金会率先倡导"爱心护理工程"的善举和积极试点探索的实践,我们应该给予大力的支持和褒奖。

积极推进"爱心护理工程"的建设和实施,对照国际社会通行的5%~7%的机构护养比例,我国在机构照料护理方面存在的巨大差距虽非一朝一夕能够赶上,但是从现在起必须要有一种全新的姿态、全新的思路来一个较大较快的发展,甚至是跳跃性的发展才行。我们既要根据国情和国力,适度加快爱心护理机构建设,也要根据老年人长期

---

[1] 李本公主编. 中国人口老龄化发展趋势百年预测. 北京:华龄出版社,2006.

照料护理事业发展的内在规律，始终坚持社会化、专业化、规范化的发展方向。让全社会的人们都来关心、参与、支持和兴办养老服务机构和设施，形成众人拾柴火焰高的态势。同时对过去公办的养老福利机构大力推进改革、改制和改组，朝着公办（建）民营的方向发展。要培植和发展社会服务团体和民间组织，把第三部门的力量引入到为老服务中来，将为老服务的机构、设施和场所更多地交给他们去经办和管理，真正实现政企分离、政事分离、政资分离、政府和社团分离，使政府真正发挥宏观管理和行政监督的职能，实现为老服务事业管理的规范化和运行机制的市场化，增强养老机构的生机与活力。总结和探索5年来推进"爱心护理工程"的实践经验，感到还必须要加快养老机构服务队伍的专业化建设步伐，通过院校培养、在职教育、岗位训练、职业养成等多种途径，使为老服务的工作人员都养成尊老敬老的职业道德，成为掌握专业社会工作知识和服务技能的专门人才。

在此基础上，有关部门再共同努力把专业社会工作者职业资格认证制度和职称评聘体系建立起来，就一定能够大幅度提升失能老人长期照顾和护理服务事业的专业水平，进而影响和带动整个老龄事业的快速发展。

我们各级老龄工作部门，必须坚持以科学发展观统领老龄事业发展全局，不断加大对"爱心护理工程"的支持和扶植力度，加强对"爱心护理工程"试点实施工作的指导，协调有关部门增加对"爱心护理工程"的投入，加快老年社会福利的政策法规建设，紧密围绕"构建人人共享的和谐社会"的主题，宣传和鼓励全社会进一步弘扬中华民族尊老、敬老、养老、助老的优良传统，调动各方面积极因素，共同着力解决建设中国特色养老服务体系过程中遇到的困难和问题，为不断改善和提高老年人的生命、生活质量，为构建和谐家庭、和谐社区、和谐社会做出更大的贡献。

丛书前言

在"爱心护理工程"实施六周年之际，中国老龄事业发展基金会组织编写和出版这套"国家养老爱心护理工程系列丛书"，这对重温党中央、国务院领导给予老龄事业的亲切关怀，总结经验，规范标准，科学管理，将"爱心护理工程"不断推向健康可持续发展，是一件很有意义的事情。

进入21世纪，中国人口老龄化的特点，最突出的就是老龄化速度快，老年人绝对数量增多，人口老龄化地区差别加大。老年人的赡养、"空巢老人"的生活照料，特别是高龄老人的护理等问题，对于中国传统的家庭养老方式提出了严峻的挑战。2005年3月，在全国政协十届三次会议上，我们46位全国政协委员根据中国老龄人口发展现状和面临的问题，向大会提交了一项提案。提案建议在政府的扶持下，动员社会力量，在全国大中城市实施"爱心护理工程"，建设医养结合的"爱心护理院"，解决老年人的生活照料、康复医疗和临终关怀服务等实际问题。这一提案引起了国务院领导同志的高度重视，温家宝总理和回良玉副总理等领导同志先后对此事做出重要批示。2006年，全国人民代表大会通过的"十一五"规划纲要，把"弘扬敬老风尚"，"实施爱心护理工程，加强养老服务、医疗救助、家庭病床等面向老年人的服务设施建设"，列入积极应对人口老龄化的政府工作重点。

"爱心护理工程"是在党和政府的支持下，动员社会力量、筹集社会资金建设老年福利服务机构的德政工程。其宗旨是：帮天下儿女尽孝，替世上父母解难，为党和政府分忧。其具体做法是：统一名称，统一标志，统一理念，统一功能实施，统一服务规范。其运行机制是：政府支持，社会力量兴办，自主经营，自负盈亏。中国老龄事业发展基金会受民政部委托主管的"爱心护理工程"，绝大多数是社会力量即民间力量兴办的，由其下的"爱心护理工程工作委员会"负责。主要任务是：实施宏观管理，进行总体布局、准入审核，政策指导，经费资助，人员培训，交流经验和表彰先进等方面的工作。

"爱心护理工程"集中体现了党和政府的亲民爱民政策和推进社会主义和谐社会建设的战略，国家有关部门在政策上给予了鼓励和优惠。民政部门将"爱心护理工程"项目列入社会福利机构对待。财政部门、税务部门给予捐助单位和个人所得税税前扣除的优惠政策。卫生、人社、建设、国土等部门，也出台了相应的支持政策。

中国老龄事业发展基金会认真贯彻国家"十一五"规划和总理批示精神，及时制定并下发了《"爱心护理工程"试点工作规程》，为给"爱心护理工程"试点单位培养高素质的管理人才和专业护理人员，我们与香港理工大学共同举办了"为老服务管理人员社工培训班"；与原劳动和社会保障部社会保障能力建设中心共同举办了"全国养老护理员师资暨首届爱心护理工程高级管理员培训班"；先后在江苏、江西、山东、大连、四川等地建设了"爱心护理工程人才培养基地"、"爱心护理培训学校"和"爱心护理工程研究发展中心"。受民政部委托，自 2006 年起，我们每年都召开一次全国"爱心护理工程"试点工作会议，使试点工作向规范化、规模化方向快速推进。2008 年，我们还对在此项工作中做出突出贡献的"爱心护理院"院长、护士长和护理员分别授予"敬老功臣杯"、"敬老奉献杯"和"敬老服务杯"，以此树立榜样，激励先进。最近，我们将举行第二次评比表彰活动，一批热心老龄护理事业的先进个人和集体即将涌现出来。

由于天时、地利、人和，这项事业蓬勃发展，显示出强大的生命力。六年来，"爱心护理工程"已由刚启动时的 7 家爱心护理院，发展到现在的"爱心护理工程建设基地"335 家，示范基地 48 家，许多省、市还建立了本省的爱心护理院，覆盖全国 31 个省（自治区、直辖市）的 100 多个大中城市，提供养老床位 10 万张。而且，爱心护理院的规模越来越大，有的占地近千亩，床位突破 1500 张。

"爱心护理工程"之所以发展迅猛，势头强劲。一是定位准确，这项工程既符合社会需求，又满足了广大群众的迫切愿望。二是国家和各级政府的高度重视和在优惠政策等方面的大力支持。三是中华民族的传统美德——孝道宣传教育进一步深入人心。四是采取了市场运作机制的经营方法。经营者都很珍惜自己的经费投入和历史赋予的奉献爱心的机会，工作的积极性和主动性极大提高。

"爱心护理工程"是一项开创性的事业，许多工作都是在第一线的同志们艰苦创业，积极探索，开拓创新，克服种种困难，以辛勤的汗水换来的。他们在实践中摸索和总结出来的经验和成功做法弥足珍贵，其精神可圈可点，令人敬佩。正是基于这种原因，中国老龄事业发展基金会组织了精干的编写人员队伍，对六年来的工作经验和成功做法给予系统的梳理和总结，意在规范管理、科学经营，不断提高为老年人的专业服务水平和质量，将"爱心护理工程"不断推向新的发展阶段。

我再次为提供这套丛书基础资料的第一线的护理院长们、参与这项工作的管理人员、医疗护理人员、部分老年住院朋友表示敬意，对参与编写、出版这套丛书而付出艰辛劳动的编辑同志和工作人员表示感谢！由于时间仓促，其中的缺憾和不足在所难免，望得到大家的批评，以便不断改正，趋于完善。

中国老龄事业发展基金会理事长

李宝库

2012 年 10 月 20 日

目　录

第一章 爱心护理工程概述

本章重点概述

2005 年，中国老龄事业发展基金会理事长李宝库等 48 位全国政协委员联名向全国政协十届三次会议提交提案，在全国范围内开展以解决大中城市高龄老年人长期照料和专业护理以及临终关怀服务为核心的"爱心护理工程"，目前全国已有"爱心护理工程"试点单位 300 余家，覆盖了全国 31 个省（自治区、直辖市）的 100 多个大中城市，取得卓越成绩。本章重点阐释"爱心护理工程"的内涵、建立和发展过程。

第一节 爱心护理工程发起与发展

"爱心护理工程"是在国务院领导关心下，为解决生活不能自理老年人生活照料、康复医疗和临终关怀等实际困难而设立的老年服务设施建设项目，是国家积极应对人口老龄化战略的组成部分，是情系老龄、利国利民的光荣事业。为生活不能自理的老年人送去了政府的关怀和温暖，为许许多多家庭缓解了难以承受的压力和困难，为老龄事业发展做出了突出贡献。"爱心护理工程"已经成为带动社会力量发展老年护理服务业的一面旗帜。为实现"老有所养、老有所医、老有所教、老有所学、老有所为、老有所乐"的工作目标，广大爱心护理工程单位付出了不懈的努力。

一、爱心护理工程由中国老龄事业发展基金会发起

全球人口老龄化浪潮中最汹涌的洪峰是失能老年人口规模的迅速增长，也是国际社会普遍关注的重大问题。中国是世界上失能老年人口最多的国家，目前也是世界上唯一一个失能老年人口超过 1000 万的国家。据预测，到 2020 年，中国失能老年人口将达到 2185 万人，失能老年人长期的生活照料影响到千家万户，待独生子女一代进入晚年，失能老年人的长期照料问题将更为严峻。

失能是大多数老年人晚年生活的自然现象，子女、亲属力不从心，得不到悉心照料则是老年人及其家庭的悲剧，也是社会的灾难。在老龄社会条件下，如何对待失能老年人，这是标志社会文明进步的重要尺度。

2005 年，中国老龄事业发展基金会理事长李宝库等 48 位全国政协委员联名向全国政协十届三次会议提交了一项提案，在全国范围内开展以解决大中城市高龄老年人长期照料和专业护理以及临终关怀服务为核心的"爱心护理工程"，为我国养老服务业探索新路子，以应对城市高龄老年人生活护理面临的困难。这项工作得到了温总理等国务院领导同志的高度重视，作了重要批示，被列入了国家"十一五"规划，中国老龄事业发展基金会受民政部委托，负责此项工作的推动和发展。此项工作的目标是先在全国 300 多个地级以上城市都搞一个试点，然后再逐步推开。中国老龄事业发展基金会制定的

1

《全国"爱心护理工程"试点工作规程》，对其服务宗旨、做法、运行机制等都作了明确规定。

2005年12月，"国家爱心护理工程"示范基地建设正式启动，此后，每年召开一次全国"爱心护理工程"工作会议；每两年进行一次对做出突出贡献的爱心护理院院长、护士长和护理员进行评审表彰，并授予"敬老功臣杯"、"敬老奉献杯"和"敬老服务杯"称号。2010年，根据工作实际和今后发展需求，将"爱心护理工程试点单位"转为"爱心护理工程建设基地"，并首批评出22家"爱心护理工程示范基地"，进一步推动了"爱心护理工程"发展壮大。

二、爱心护理工程的发展

"爱心护理工程"就是在全国地级以上的大中城市，建立一批为城市高龄老年人提供专业护理服务的爱心护理院。"十一五"期间，在全国范围内实现爱心护理院300家的目标已经完成。2011年，在第六次全国"爱心护理工程"工作会议上，全国老龄工作委员会办公室常务副主任陈传书在讲话中指出："'爱心护理工程'是在国务院领导关心下，为解决生活不能自理的老年人生活照料、康复医疗和临终关怀等实际困难而设立的老年服务设施建设项目，是国家积极应对人口老龄化战略的组成部分，是情系老龄、利国利民的光荣事业。五年来，在党和政府亲切关怀和社会各界的大力支持下，在中国老龄事业发展基金会的精心组织下，'爱心护理工程'从无到有，从小到大，从刚启动时的7家发展到现在的300家，覆盖了全国31个省（区、市）100多个大中城市，提供养老床位10万余张，为生活不能自理的老年人送去了党的关怀和温暖，为许许多多家庭解决了难以承受的压力和困难，为老龄事业发展作出了突出贡献。'爱心护理工程'已经成为带动社会力量发展老年护理服务业的一面旗帜。"值得一提的是，"爱心护理工程"在河北、陕西、北京、福建、江苏等省市取得的成绩尤为显著，更令人欣慰的是，新疆、西藏等少数民族地区也都有了爱心护理院。

三、"十二五"期间爱心护理工程工作目标

"爱心护理工程"是一项集中体现党和政府的亲民爱民政策，是推进社会主义和谐社会建设的德政工程。它的"帮天下儿女尽孝，替世上父母解难，为党和政府分忧"的工作宗旨，"统一名称，统一标志，统一理念，统一功能设施，统一服务规范"的"五个统一"的做法，"政府支持，社会力量兴办，自主经营，自负盈亏"的运行机制得到了社会和政府广泛的认可和支持。

随着高龄老年人和失能、半失能老年人的逐渐增多，社会需求加大，兴办爱心护理院的愿望和需求依然非常强烈。"十二五"时期是全面建设小康社会的关键时期，是深化改革开放、加快转变经济发展方式的攻坚时期，也是应对我国人口老龄化问题的重要战略机遇期。在这样一个大背景下，如何推动"爱心护理工程"持续、健康发展，中国老龄事业发展基金会提出了"十二五"期间工作目标：全国爱心护理工程建设基地总数达到600家。

第二节　爱心护理工程工作规程

国家爱心护理工程于 2005 年 12 月启动，2006 年被列入"十一五"规划。中国老龄事业发展基金会为此制定了《爱心护理工程工作规程》，提出了申报要求与评审标准，规范了爱心护理工程的工作要求。

一、爱心护理工程的含义

爱心护理工程是由中国老龄事业发展基金会发起的，是养老机构自愿遵守《爱心护理工程工作规程》的一项为解决大中城市失能与半失能老年人的生活照料而授予的荣誉称号。包括爱心护理工程试点单位、爱心护理工程建设基地、爱心护理工程示范基地。

爱心护理工程旨在全国建立具有医疗、护理、康复和社会化养老等功能的新型养老机构，以医养结合为方向的工作模式，以具备医疗抢救、康复、安宁治疗及舒缓情绪、维持最后生命尊严等基础设施作为先决条件，收住的主要对象是失能、半失能、卧床并需要临终关怀的老年人。爱心护理工程是对传统养老模式的创新，是前所未有的经过实践检验成功的养老模式。它具有完整的工作规程。

二、爱心护理工程的模式

（一）养老机构的概念和功能

1. 概念　养老机构是指为老年人提供饮食起居、清洁卫生、生活护理、健康管理和文体娱乐活动等综合性服务的机构。它可以是独立的法人机构，也可以附属于企事业单位、社会团体或组织、综合性社会福利院的一个部门或分支机构，通过为入住老年人提供住养服务，进行健康管理，提高老年人生活质量。

根据民政部 2001 年颁布的《老年人社会福利机构基本规范》，一般将养老机构划分为老年社会福利院、养老院或老年人院、老年公寓、护老院、护养院（护理院）、敬老院等几种类型。

2. 功能分类　养老机构的功能分类是根据养老机构收养的老年人所需的帮助和照料程度，对其照料功能所进行的科学分类，民政部发布的《老年人社会福利机构基本规范》中有明确说明。在香港，根据《安老院规例》（1994），将养老机构的功能分为三类：第一类为"高度照顾安老院"，主要收养"体弱而且身体功能消失或减退，以致于在日常起居方面需要专人照顾料理，但不需要高度专业的医疗或护理"的老年人；第二类为"中度照顾安老院"，主要收养"有能力保持个人卫生，但在处理有关清洁、烹饪、洗衣、购物的家居工作及其他家务方面，有一定程度的困难"的老年人；第三类为"低度照顾安老院"，主要收养"有能力保持个人卫生，也有能力处理有关清洁、烹饪、洗衣、购物的家居工作及其他事务"的老年人。至于那些"需要高度的专业医疗或护理"的老年人，则属于附设在医院内的"疗养院"收养的对象。当然，并不是所有的养老院都只从事一类服务，这种提供多种类型服务的养老院在香港称为"混合式安老院"。

在我国内地，除了护理院外，其他养老机构都没有进行功能分类，一般的养老机构收养的老年人涵盖从生活基本能自理的老年人一直到长期卧床不起，甚至需要"临终关怀"的老年人，是一种混合型管理模式。这种做法，在养老服务业发展初期是可行的，但是从发展的角度，为了提高养老机构服务与管理水平，对每一所养老机构进行功能分类是非常必要的，应当根据各自的条件、具体情况和特色，找准自己的服务功能定位。

（二）爱心护理工程的两种模式

1. 护理院模式

护理院的概念：护理院是为长期卧床患者、晚期姑息治疗患者、慢性病患者、生活不能自理的老年人，以及其他需要长期护理服务的患者提供医疗护理、康复促进、临终关怀等服务的医疗机构。

原国家卫生部颁发的《护理院基本标准（2011版）》中提出："大力发展护理院是深化医药卫生体制改革，进一步完善医疗服务体系的重要内容，是适应我国人口老龄化进程的必然要求，是提高医疗卫生服务连续性、协调性和整体性的重要措施。护理院的建设与发展对于合理分流大医院需要长期医疗护理的患者，缓解群众'看病难'问题，提高医疗卫生资源利用效率，应对人口老龄化带来的挑战具有重要意义。坚持'政策引导、政府扶持、社会兴办、市场推动'的原则，以需求为导向，大力发展护理院。"

爱心护理院是指护理院具备了医疗机构和养老机构的双重功能，自愿遵守和执行《爱心护理工程试点工作规程》，经验收合格授予"爱心护理院"的试点单位。本书重点讲解此模式的管理规范。

2. 具有医保权限的养老机构模式　此类养老机构是指为老年人提供饮食起居、清洁卫生、生活护理、健康管理和文体娱乐活动等综合性服务的养老机构，在当地民政部门登记注册。包括：养老院、老年公寓、护养院等。

此类养老机构虽然不具备医疗的资质，但都经营年限较长，有一定的护理经验，经当地卫生部门批准，建立了医务室，按照卫生部门的要求，配备了医护人员和相应的设备与管理制度，经人力资源和社会保障部门批准，成为医保定点单位。

3. 医疗、养老各行其责　医疗和养老功能归口管理，执行卫生和民政部门的政策和受其监督。各履其职、各行其责。在医疗和养老护理职责中分工明确，保障老年人的医疗安全和优质护理。

三、具有公益性工作宗旨

"帮天下儿女尽孝，替世上父母解难，为党和政府分忧"是爱心护理工程的工作宗旨。

爱心护理工程是为了解决大中城市失能老年人的长期生活照料问题，经过6年的实践，覆盖了全国31个省（自治区、直辖市）100多个大中城市，提供养老床位10万余张，为生活不能自理的老年人送去了政府的关怀和温暖，为许许多多家庭缓解了难以承受的压力和困难，为老龄事业发展做出了突出贡献。"爱心护理工程"已经成为带动社会力量发展老年护理服务业的一面旗帜。

四、具有规范的工作规程

（一）五个"统一"

1. 统一名称　经批准参加试点的单位统称为"全国爱心护理工程试点单位××爱心护理院"。其中爱心护理院可以用地区名称冠名，也可以用捐助单位的名称或捐助者的名字冠名。

2. 统一标识　为了确保试点工作的质量和信誉，体现爱心护理工程的宗旨，试点单位须悬挂专为实施爱心护理工程而统一设计的标识。标识由中国老龄事业发展基金会颁发。

（1）爱心护理工程试点单位

（2）爱心护理工程建设基地

（3）爱心护理工程示范基地

3. 统一理念　生与死都是人的生命过程的有机组成部分，都遵循着不可抗拒的自然法则。科学地认识和对待人的衰老和死亡，是实施"爱心护理工程"的重要内容。通过精心的姑息医疗（包括心理治疗）、护理和生活照料，把国家、社会和家庭的关爱传递给老年人，最大限度地减轻生活难以自理和临终老年人的病痛，让老年人安详地、有尊严地走完最后的人生，体现社会主义人道主义精神，是爱心护理工程的崇高理念。

4. 统一功能设施　试点单位的基础设施建设，原则上应达到相应的国家标准；同时，还应借鉴海外的先进经验，把本单位建设成当地一流、国内先进的具有典型示范功能的模范护理院。在医疗护理方面，要达到国家一级医院的有关规定；在生活护理方面，要达到民政部部颁标准；并符合民政部批准的相关行业规范。

5. 统一服务规范　爱心护理工程作为一项高尚的公益事业，要求从业人员必须具有较高的道德水准，同时还必须具有专业护理知识和熟练服务技能。除执行国家为医疗和养老机构制定的一般标准外，根据对高龄老年人开展临终护理服务的特殊情况，工作规程对有关内容还提出了具体要求。

（二）六项功能

1. 医疗护理功能　必须具备开展对老年常见病、多发病的检查和治疗，以及按照医嘱，对生活上处于半自理、完全不能自理和临终期老年人实施规范化医疗护理的能力。

2. 生活照料功能　能够对具有不同生活照料需求的老年人给以最恰当的生活照料服务。

3. 康复、保健功能　应该具有开展康复、保健工作的能力，积极帮助老年人在一定程度上恢复生理功能，提高生存质量。

4. 娱乐功能　能够根据有一定自理和活动能力老年人的需要，开展适当的文化娱乐活动，以提高他们的生活乐趣，增强同衰老和疾病抗争的信心。

5. 心理治疗功能　应针对处于不同生理阶段的老年人，特别是临终期老年人，进行心理沟通和精神抚慰。这项服务的对象还应该包括老年人的亲属。

6. 临终关怀服务功能　临终关怀服务是试点单位必须具备的重要功能，通过充分人性化、个性化的服务，能最大限度地减轻老年人在精神和生理上的痛苦，让他们在人间的温暖和社会的关爱中走完生命的最后历程。

（三）四个方面的设施

1. 医疗设施　除了遵守国家卫生行政管理部门对相应医疗机构的规定和要求之外，还应该根据老年人长期照料和临终关怀服务的需要增加和加强相关设施（例如抢救、监测、观察等设施）、设备（例如呼吸机、吸痰器、心脏起搏器等设备）的建设。

2. 康复设施　添置康复器材和设备应从住院老年人实际需要出发，以避免设备的闲置和浪费。

3. 生活设施　对生活设施的设置，除应满足国家对老年福利服务机构的一般要求外，还应重点加强部分不能自理和完全不能自理老年人的生活服务设施（居住、餐饮、行走等设施）、设备（排便、洗浴、通风等设备）的建设。

4. 娱乐设施　必要的娱乐设施也是试点单位不可或缺的项目之一，但要从实际出发，以符合老年人实际需要为原则。

5. 护理服务目标

（1）增强老年人自我照顾能力：在老年人的疾病恢复期，过度照顾会使有希望恢复生活自理能力的老年人，过早地丧失自理能力，错过最佳的康复期。

过度照顾的概念：对老年人的照顾超出老年人需要的范围，以照顾忽略或剥夺老年人自我照顾的能力。

①过度照顾加速老年人丧失自理能力：老年人丧失生活自理能力，往往都是在老年人生过一次大病后，由于亲人过度照顾造成老年人心理和生理上的惧怕和懒惰，顺其自然地过渡到了卧床不起。传统"孝"的尺度把握不好，盲目的"孝心"，往往会加速老年人生命的终结。要鼓励老年人坚强地战胜病痛，尽最大可能锻炼自己的动手能力，恢复正常生活，提升生活品质。

②鼓励老年人增强自我照顾能力：要做好可能恢复自我照顾能力老年人的评估，由医护人员制订康复计划，和亲属沟通并签字同意，按照计划进行生活自理能力训练。

③对亲属进行健康教育，赢得配合：在护理实践中，老年人的亲属看到护理员让他们的老年亲属自己吃饭或做什么事情，经常会不满和投诉，指责机构不好好照顾老年人。所以，机构有责任对老年人和亲属进行健康教育，告诉他们，老年人怎样生活才算高品质，得到亲属的配合，增强老年人自我照顾信心和能力。

（2）延缓病情恶化及功能衰退：根据老年人的生理特点和患病特点，病况将会逐渐恶化，所以，一方面要通过健康教育，加强老年人的自我保健意识和防病能力；另一方面，还要强调爱心护理院医疗护理措施的重要性，并针对老年人个体可能发生的问题具有预见性、早发现、早预防、早治疗。

（3）提高老年人生活质量：爱心护理服务最首要的目标，就是通过爱心护理的过程，让需要长期生活照料的失能和半失能老年人提高生活质量。

（4）保持临危老年人的尊严并尽可能地减轻其痛苦。

第三节　爱心护理工程的申报

一、申报条件

（一）具有双重资质

申请加入爱心护理工程，应具备医养结合的条件。既具有养老机构资质，又有医疗机构资质。

1. 医疗机构资质　医疗机构可以是获得卫生部门批准的各级医院、疗养院、康复医院、护理院、医务室（所）等机构，并有社保部门审批的医保定点资格。

2. 养老机构资质　养老机构可以是获得民政部门批准的敬老院、养老院、护老院、老年公寓，以及以照护失能、半失能、智障、临终老年人为主要任务的机构。

（二）符合五个"统一"

即统一名称，统一标识，统一理念，统一功能设施，统一服务规范，经验收合格。

二、申报程序

爱心护理工程申报首先从"建设基地"开始申报，达到"示范基地"条件后，申请并批准升级为示范基地。

（一）建设基地必须具备下列申请条件

1. 经各级民政部门批准设置的各种所有制的老年福利服务机构。

2. 具有卫生行政管理部门颁发的医疗机构执业许可证和社保部门审批的医保定点资格。

3. 自愿遵守爱心护理工程的宗旨和五个"统一"的要求，自愿参加试点工作的公益机构和活动。

4. 提出申请的单位，须经地方人民政府或民政、老龄部门审核并推荐给中国老龄事业发展基金会，经研究符合试点要求的，吸收为"全国爱心护理工程"建设基地。

5. 提出申请的单位（个人）也可以直接向中国老龄事业发展基金会提出申请，经研究同意并由双方签订合作协议后，成为中国老龄事业发展基金会直属的建设基地。

附录：中国老龄事业发展基金会 2012 年全国爱心护理工程示范基地评选文件

各相关单位：

为了响应国家经济建设和社会发展"十一五"规划中提出的"在全国实施爱心护理工程"的要求，积极落实中国老龄事业发展"十二五"规划精神，更好地配合各级政府部门推动"爱心护理工程"，从 2005 年起，我会在民政部和全国老龄办的大力支持与具体指导下，积极组织社会资源，动员社会力量参与"爱心护理工程"建设，至今已经在全国建立了 350 余家"爱心护理工程建设基地"。为了进一步提高"爱心护理工程"服务的专业化，规范化水平，全面提高服务质量，不断推动"爱心护理工程"的健康发展，我们于今年继续开展"全国爱心护理工程示范基地"的推荐评选工作。示范基地的条件：

1. 严格执行国家和民政部有关老年福利服务机构的政策、法规、条例及有关规定，认真遵照"爱心护理工程"的宗旨和操作规程，开展高龄老人的长期照料康复医疗和临终关怀服务。

2. 管理和服务规范，具有完善的规章制度和严格的护理工作流程，以及详细的服务标准。

3. 医务人员和专业护理人员的配备符合民政部对养老机构的规定和要求。

4. 硬件建设和设施、设备能很好地满足长期照料、紧急救护和临终关怀服务的需要。

5. 床位数一般应达到 300 张（连锁机构可合并计算，西部地区可适当放宽）。

6. 入住率应不低于 80％，失能和半失能老人占住院老人 60％以上。

7. 是医保定点单位或具有医疗卫生机构资质（一般应为综合性医院，或专科医院，老年病医院，卫生所，门诊部等）。

8. 获得过省级以上政府部门的表彰或奖励，近三年未发生过重大责任事故。

9. 在本地区具有良好的社会声誉，典型经验具有可复制性并具备推广价值。

经过省、市民政、老龄部门审核推荐、实地考察、专家评审等各个环节，从各地推荐的单位中初步确定 10 家"全国爱心护理工程示范基地"预备名单，现予以公示。

（预备名单略）

中国老龄事业发展基金会

第二章　爱心护理工程工作重点要求

本章重点概述

　　《全国爱心护理工程试点工作规程》中要求，爱心护理院必须具备六项功能，即医疗、护理功能；生活照料功能；康复、保健功能；娱乐功能；心理治疗功能；临终关怀服务功能。其中康复保健、心理治疗和临终关怀服务功能是爱心护理工程的核心内容。本章就这三方面的功能做一简单阐述。

第一节　心理护理

一、老年护理心理学的定义及其特征

（一）定义

　　老年护理心理学是从老年护理情境与个体相互作用的观点出发，研究在老年护理情境这个特定社会生活条件下个体心理活动发生、发展及其变化规律的学科。

　　定义所指"个体"，包括护理人员和老年护理对象。"老年护理情境"为"特定的社会生活条件"，指老年护理情境并不局限于老年护理院，还包括所有影响老年护理对象、护理人员心理活动规律的社会条件。

（二）定义的特征

　　1. 注重老年护理情境与个体之间的相互作用。

　　2. 重视老年护理情境的探讨。

　　3. 强调个体的内在心理因素。

二、老年护理心理原则及常用方式方法

（一）概念

　　老年心理护理（psychological care）是指老年护理全过程中，护理人员通过各种方式和途径（包括主动运用心理学的理论和技能），积极地影响老年人的心理活动，帮助老年人在自身条件下获得最适宜身心状态。

　　老年心理护理的概念有广义与狭义之分。广义的老年心理护理，指不拘泥于具体形式、给老年人心理活动以积极影响的护理人员的一切言谈举止。狭义的老年心理护理，指护理人员主动运用心理学的理论和技能，按照程序、运用技巧，把老年人的不佳身心状态调控至最适宜身心状态的过程。

（二）老年护理心理的原则

　　1. 心理学的方法论原则　心理学方法论是老年护理心理学必须遵循的首要原则。老年护理心理学，从研究一个个具有典型意义的护理人员个体，到确定护理人员群体的

执业特征，都必须在心理学方法论原则的指导下，采用心理学研究的方法和技术。

2. 比较文化的方法论原则 该方法论原则是强调对人的社会心理现象进行比较文化的研究，以揭示多种文化对人的心理活动制约因素，并分析出个体差异的文化根源：

（1）侧重于人们的身心健康；

（2）着眼于明确的实践意义；

（3）立足于公正的衡量标准。

3. 老年护理心理学研究的伦理学原则

（1）无损于被研究者的身心健康；

（2）不强加被研究者的主观意愿；

（3）不泄露被研究者的个人隐私。

（三）临床老年心理护理的基本流程

临床老年心理护理的操作流程主要由评估和干预组成，并动态、交替地呈现（图1-1）。

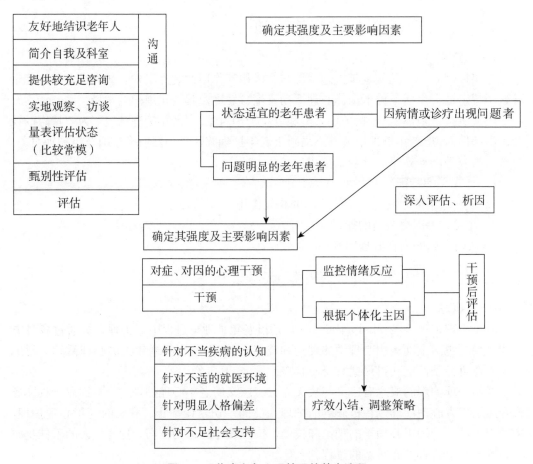

图1-1 临床老年心理护理的基本流程

10

1. 老年人心理的初始评估　指老年人初入老年护理院 24 小时内，护理人员以良好的沟通态度和技巧赢得老年人的信任，即可综合常用方法对老年人的心理状态实时初步评估，将针对老年人观察、询问和量化评估的结果综合分析，获得对老年人状态的"适宜"或"存在问题"的结论。

2. 老年人心理的深入评估　评估老年人包括初入院阶段"存在问题"的患者，也包括初始评估为"状态适宜"，但在其入院后由各种因素引发的老年人，深入评估的重点是老年人存在问题的性质、程度及其原因，以便为制订干预对策提供依据。

3. "问题"老年患者的心理干预　老年患者的心理干预包括对症和对因的策略，如对严重抑郁的老年癌症患者，防止其轻生的一系列措施即为对症干预；经深入分析得知其疾病认知不当是首要影响因素，改变其疾病认知的各种做法即为对因干预。

4. 老年人心理干预后再评估　评估目的在于了解老年人心理的动态发展，评价采用对因、对症心理干预措施的效果，做出小结记录并制订下一步方案。

(四) 老年临床心理护理的实施步骤

1. 老年心理护理的实施步骤　老年心理护理的实施步骤是个连续、动态的过程，可因人而异、灵活运用。主要包括八个环节：

(1) 建立良好的护患关系：

①有效的沟通技巧：指护理人员运用语词沟通和非语词沟通等人际交往技巧与老年人有效沟通。

②语词沟通：指护理人员应注重语言修养，如文明性用语、安慰性用语、治疗性用语、规范性用语。

③非语词沟通：指护理人员应善于应用面部表情、目光接触、健美姿态、恰当手势、人际距离、触摸等技巧。

(2) 全方位采集心理信息：通常主要运用临床观察法、访谈法，如通过观察老年人的各种表情、动作，倾听他或其亲属的叙述等，收集反映老人心理状态的大量信息。老年人的心理信息应与其他临床资料同时收集，分析老人基本心理状态，再根据需要将其从诸多资料中抽出。条件许可时，还可使用量表法、问卷调查法等收集老年人的心理信息，根据老年人心理问题的特点，选用人格量表、情绪量表等心理测评工具，了解老年人心理活动的深层信息。

(3) 客观量化的心理评定：指护理人员借助心理评定量表，对老年人进行客观量化的心理评定。对千差万别的老年人心理状态实施准确评估，需酌情选用评定方法和测评工具，客观地析出老年人心理问题的性质、程度及主要原因。老年人心理的客观量化评定结果，应既反映某些老年人心理活动的共性规律，也可甄别老年人心理的个性特征。如某些特殊老年人（如癌症、严重意外所致伤残等），不同年龄、性别、职业、文化程度等因素所致心理的共性规律，老年人人格的个性化特征（内向与外向、乐观与悲观、敏感与迟钝等），均可通过量化评定获得相应结果。

(4) 确定老年人的基本心理状态：

①首选是确定老年人基本心理状态的性质，总体判断其心态"好、中、差"，重点确定老年人的占主导地位、具本质特征的心理反应，判定其是否存在"焦虑、抑郁、恐

惧、愤怒"等负性情绪。

②其次是确定老年人负性情绪的强度，以"轻、中、重"区分。确定老年人的基本心态，既不可忽略，也不宜夸大，以便为优选心理护理对策提供有价值的参照系。

（5）寻找主要原因和影响因素：此步骤在于增强心理干预的针对性。通常个体遭遇疾病、意外等挫折所致心理反应强度及其应对方式，主要取决其人格类型。如有些老人病情不严重，却产生很强的情绪反应；有些老年人病情严重，却保持良好心境。临床上常见同类疾病老人，可因其外向或内向、乐观或悲观等人格差异，使之心理负重程度不同，且对其疾病发展、转归的影响不同。性格外向的老年人多以言行宣泄负性情绪而如释重负；性格内向的老年人则易成天闷闷不乐、积郁成疾。人格特征决定个体的疾病态度，"生性"乐观者，身患"绝症"也不致于终日以泪洗面，经历短暂痛苦体验后，大多很快找到新的人生支点，不会轻率地结束生命。如加入"抗癌俱乐部"的老年癌症患者，多为性情开朗、乐观、心理承受能力较强者。

（6）选择适宜的对策：老年人的心理状态是共性与个性的对立统一，既有许多共性规律，又有个体差异。实施心理护理，首先应考虑老年人心理的共性规律、心理护理的总体对策和实施原则；再结合老年人的个性特征，在具体操作中举一反三、灵活运用，便可使各类老年人的心理问题迎刃而解。

（7）观察评估效果：目前临床心理护理的效果评价主要存在两方面问题：一是缺乏适用、客观的效果评定指标；二是尚无规范、统一的衡量标准。均需在临床实践中不断探索，逐一解决。

心理护理的效果评定应为综合性评价，包括老年人的主观体验、身心的客观指标（生理、心理的指标）。总之，需建立心理护理效果的评价体系及其相应评定标准。例如，实施心理干预后，可评定老年人的极度焦虑是否显著缓解？被施以心理护理对策的老年人，其身心康复进程是否明显加快等。

（8）确定新的方案：指护士经心理护理的效果评定，小结前阶段心理护理的对策，并根据不同结果确定新的方案。对心理护理后获得适宜身心状态的老年人，可暂时中止其个性化心理护理；对负性情绪已部分改善的老年人，需巩固或加强心理护理的效果；对负性情绪持续未得到控制的老年人，则需再作深入的原因分析，调整其心理护理对策。

需要指出的是，为老年人实施心理护理不能一劳永逸；为老年人实施心理护理是动态过程。心理护理的程序是相对的，心理护理步骤是灵活的，心理护理过程是循环往复的，心理护理临床实践需不断发展和完善。

2. 老年心理护理的实施形式　开展临床心理护理，若借鉴现有的临床分级护理模式（依据老年人病情的轻重，将其护理等级依次分为特别护理，一级、二级和三级护理），根据老年人身心状态的好、中、差，区分轻重缓急地实施心理干预，有望显著增强心理护理的针对性、有效性。老年心理护理的实施形式，依据不同的方法分类，临床上常用的两种分类：

（1）个性化心理护理与共性化心理护理：这是根据老年人心理问题的特性进行分类。

①个性化心理护理：指目标较明确、针对性较强，用以解决老年人特异性、个性化

心理问题的心理护理。它要求护士准确地把老年人在疾病过程中表现出来、对身心健康有明显危害的不良心理状态，及时采取有的放矢的对策，迅速缓解老年人承受的强大心理压力。

②共性化心理护理：指目标不太明确、针对性不太强、仅从满足老年人需要的一般规律出发、用以解决老年人同类性质或共同特征心理问题的心理护理。它要求护士善于归纳和掌握老年人心理问题的共性规律，在实践中运用各种规律对某类患者尚未明确、随时可能发生的潜在心理问题予以提前干预，以防其严重心理失常的发生。

老年人心理问题的共性化和个性化是相对的，共性化问题可含有个性化特征，个性化问题又具有共性化规律。例如，老年癌症患者的心理问题，基本可涵盖所有癌症患者心理活动的共性规律；但癌症患者的共性化问题相对于良性预后的其他疾病患者，其心理反应又有其独特性（个性化）；癌症患者群体中，又有少数患者因无法承受病痛而选择结束自己的生命的个案。特别需要指出的是，尽管人们从理论上了解患者的身心状态并不仅仅取决于其病情严重程度或诊治风险指数，但在临床实际运作时，大多数临床护士仍会不自觉地忽略患"小病"患者的主观体验，总觉得他们出不了大意外。有时恰恰是对此类患者的疏忽、麻痹，就无法避免患者及其家庭的悲剧。因此，判断老年人心理问题的特性，最关键的环节是掌握老年人的人格特征，体察老年人的主观体验。

（2）有意识心理护理与无意识心理护理：这是根据护理人员心理护理意识的差异性分类。

①有意识心理护理：也可称为"狭义的心理护理"，指护理人员自觉地运用心理学的理论和技术，以设计的语言和行为，实现对老年人的心理调控、心理支持或心理健康教育的过程。如根据老年人的特别需要，运用心理学原理设计规范化指导语，可收到很好的效果。

有意识心理护理，需要相应的科学理论体系和规范化操作模式作支撑条件，要求实施者接受过专业化培训，有心理护理的主动意识。这也是当前临床心理护理领域迫切需要解决的重点和难点。

②无意识心理护理：也可称为"广义的心理护理"，指客观存在于护理过程的每个环节中、随时可能对老年人心理状态产生积极影响的护理人员的一切言谈举止，包括建立良好的护患关系等，无论护理人员能否主动意识到，都可发挥心理护理的效应。护理人员良好的言谈举止，可向老年人传递慰藉，使老年人产生轻松愉快的情感体验，有助于老年人保持较适宜身心状态。无意识心理护理，要求护士经常、主动地自省并随时调控在老年人面前的一切言谈举止，并使之尽可能成为老年人身心康复的催化剂。

（五）疗效的评定人

与疗效评定有直接关系的，是担任疗效的评定人。由于用以评估的信息来源不同，评估人的动机不同，所作的评估结果和意义也不同，这在评估心理护理效果时要加以注意，只有客观真实的信息才是正确评估效果的依据。

1. 老年人本人　由被心理护理的当事人来评估护理的效果，是一种可以接受的方法，尤其是老年人的主观体验或内心活动，非得依靠老年人的自我评估。问题是护理人员在作这类记录时，一不要诱导患者，二要考虑老年人在作自我评估时的动机，所获的资料是否真实、可靠。

2. 老年人亲属　这是一种由老年人家人、亲属或与患者熟悉的周围人评估的方法。如老年人有环境、生活方面适应困难，人际关系不良表现，用这种方法评估效果，较为客观。

3. 实施治疗者　实施心理护理者对老年人各方面的情况都比较了解，对治疗的进展也很清楚，是一个拥有老年人内外资料的评估者。问题是此类人员在进行疗效评估时，难免掺入主观成分，降低评估的客观性。

4. 专职研究人员　这是一种纯粹从研究角度对被治疗者进行疗效观察的方法，比较客观全面。这类评估往往由专职的研究人员担任，特别是运用治疗录像来分析比较患者接受心理护理前后的表现更为理想。但这种由专职研究人员进行的疗效评估与研究，是很花费精力和经费的事情，目前在国内的护理院临床中很难推广。

（六）疗效评估的时间选择

当一个老年人在接受心理治疗或护理的过程中，何时做疗效的评估是一个需要注意的问题。如过早地做评估，可能因时间太短，老年人的症状或表现还没有变化；如时间过去很久再做评估，可能老年人的症状或表现早有好转，却不能及时地判断其症状改变的起始时间。一般来说，疗效评估有几个阶段，除在心理治疗或护理开始前测定患者表现外，治疗开始后的第1～2周进行疗效的初期评估，以后可每隔2周评估一次，并持续到治疗结束。从老年人临床心理所积累的资料看，一次的心理护理时间，2个月左右较为理想。

第二节　康复护理

一、康复护理的定义、目的和特点

（一）康复护理定义

康复护理学是以康复医学和护理学理论为基础的，研究促进伤、病、残者的生理、心理康复的护理理论、知识、技能的一门学科。康复护理学是康复医学的重要组成部分，是在总的康复医疗计划下，为达到全面康复的目标，与其他康复专业人员共同协作，利用康复护理特有的知识和技能对康复对象进行护理，减轻残疾对患者的影响，最终使他们重返社会，并提高他们的生活质量。

（二）康复护理目的

康复护理主要通过实施各种康复护理技术和护理过程，使康复护理对象残余功能得到维持和强化，替代功能得到开发和训练，帮助康复对象提高和改善生活自理能力，提高生活质量；预防并发症和继发性损害，为康复功能锻炼打下良好的基础；重建患者心身平衡，尽早以与正常人同样的状态重返家庭和社会。

（三）康复护理方法特点

1. 强调自我护理为主。

2. 要求将"功能评估"和"功能锻炼"的信念坚持于始终。

3. 高度重视心理护理。

4. 团队协作是康复服务的重要环节。

5. 认真做好健康教育和指导。

二、护理院康复护理应用

（一）康复护理对象及范围

1. 对象特点　主要是指伤残老人（先天性和后天性）和有功能障碍而影响正常生活、学习、工作的慢性病患者和老年病患者，近年来一些伤、病者急性期及手术前后（包括器官移植）的患者也列入康复对象的范围，另外，以慢性疲劳为主要症状的亚健康人群也将成为康复护理的对象。

2. 护理院康复护理范围　护理院康复的对象还包括老年退行性病变疾病和慢性病患者，如脑血管意外，以及老年性骨折引起的功能障碍，如股骨颈骨折、脊椎骨折等，此外恶性肿瘤患者、老年性多器官衰竭患者也在广义康复的范围，慢性病主要为：心血管、呼吸系统、神经系统、运动系统、内分泌等系统的疾病。

（二）康复护理基本要求与服务原则

1. 基本要求

（1）制度落实：建立一套比较健全可行的康复科工作制度，培养或引进专业康复医师，根据老年伤残人特点，给予基本的康复训练和康复护理，使老年人生活能力有所提高，生活质量有所改善。定期对康复老人进行评价，及时调整措施，做好康复训练手册的记录、保存。

（2）康复队伍建设：对护理院临床医务人员要进行康复知识培训，形成一支训练有素的康复队伍。康复科配有专职的、有一定康复医学知识与专业技能的医务人员担任康复师。这支康复队伍应热爱本职工作，对本专业要有坚定的信心，有高度的责任心和同情感，由于老年人的认识能力下降、记忆力减退、注意力分散等，老年患者往往不能很好地遵守医嘱和依从医护人员指导。医护人员要认识老年人的心理变化，忠于职守、专心工作，努力提高康复水平，减轻老年患者身心痛苦。要尊重患者的人格，不论是其个人地位或社会经济状况异同，都应一视同仁，热心为其服务。

医护人员言行要有礼貌，举止端庄，不做任何违反道德的不合格操作。应具有团队精神，能与所有医护人员密切合作，协调安排好各种康复治疗时间、内容，保证康复训练的正常进行。

2. 服务原则

（1）功能训练原则：针对老人采取各种方式（含临床药物、器械、心理疏导、行为训练等）来保存及恢复人体功能活动，包括运动、感知、心理、语言交流、日常生活、职业活动和社会生活等方面能力。

（2）全面康复原则：康复的对象不仅是有功能障碍的肢体和器官，而是整体的人，是一个人的生理上、心理上、职业上和社会生活上的整体康复。

（3）尽可能让老年人重返社会：世界卫生组织对健康所下的定义是："在身体上、精神上和社会生活上，处于完全良好状态，而不仅仅是没有病或衰弱。"人们为了能参加社会生活和履行社会职责，需具备以下 6 个方面的基本能力：

①意识清楚，有辨力、辨时、辨方向的能力；

②个人生活自理，在无他人协助状况下完成睡眠、起床、穿衣，穿鞋、洗脸、吃饭、喝水、上厕所等日常生活；

③可以行动（步行或乘交通工具或利用轮椅）；

④可以进行家务劳动或消遣性作业；

⑤可进行社交活动；

⑥有就业能力，以求经济上自给。

这也是康复医疗服务尽可能要求达到的目标。

（三）护理人员在康复中的作用

1. 病情观察者　康复护理人员与老年人接触机会最多，接触时间长，护理人员对老年人功能障碍的情况、心理状况等了解最清楚。护理人员对老年人的病情观察为康复评定、制订康复计划和实施提供了非常重要的依据。

2. 护理实践者　康复护理人员围绕总的康复治疗计划，通过对老年人康复护理评估，对老年人存在的各种健康问题作出判断，根据康复护理程序制订康复护理计划，有目的、有步骤地实施一系列符合老年康复要求的各种专门老年护理活动和功能训练措施。

3. 健康教育者　健康教育必须是有计划地增进健康行为的形成，提供知识、技能与服务以促进行为的改变，使康复对象实行机体上的自我保护，心理上的自我调节，行为生活上的自我控制，人际关系上的自我调整，以便使康复目标全面实现。

4. 治疗协调者　康复治疗强调的是整体康复，它是由康复治疗小组整个团队共同完成的。康复护士将根据老年人病情、治疗的项目、训练时间等与其他康复组成人员进行沟通、交流、协调，使康复过程做到合理、有序、统一、完善。

5. 病房管理者　护理人员不仅要为老年人提供安静、整洁、舒适、安全的住院环境，而且要维护老年人的尊严，充分调动老年人的主观能动性。

6. 心理护理先导者　心理护理是以心理学基本理论为指导的心理康复工作。在康复护理中要充分发挥心理护理的主导作用，以心理康复促进机体功能康复，最后达到全面康复的目的。

（四）护理院康复护理基本技术

1. 物理疗法

（1）物理疗法又称"理疗"，是应用自然界的和人工的各种物理因子（例如声、光、电热、机械及放射能等）作用于人体，以达到防病治病的目的。现代理疗用以治病的物理因子十分广泛，按其性质和能量来源，大体可分为两大类：一类为天然的物理因子，例如阳光、大气、海水、温泉、泥浆等。第二类是人工制造产生的物理因子，例如光、电、磁、声、红外线、紫外线、超声波、放射线、按摩、推拿等，各种物理因子作用于机体会产生多种多样的作用。

（2）物理疗法作用：

①充血消炎；

②镇静止痛；

③促进组织再生；

④促进瘢痕吸收；

⑤其他作用如：对各种疾病引起的软组织损伤、疼痛、肿胀等均有一定的缓解作用。

2. 运动疗法

（1）运动疗法又称"医疗体育"或"体疗"，其把医疗和体育锻炼结合起来，针对不同疾病的特点，进行防病治病。运动疗法包括医疗体操、医疗运动、太极拳、气功、推拿手法等。

（2）运动疗法分类：

①医疗体操：其特点是根据病情和治疗目的，有针对性选择运动治疗内容，在体疗师的指导下实施，运动可作用全身，又可作用于局部，发挥整体作用。

②耐力训练：为一种增强心肺功能和改善新陈代谢为目的的锻炼方法，如散步、医疗步行和慢跑，其又称有氧训练法，是大众乐于接受的康复方法。

③传统方式理疗：中国传统方式的体疗，如气功、太极拳、武术、五禽戏等。特点是利用阴阳五行理论，重视"意、体和气"三者的相互协调。这在我国有悠久的历史根源和深厚的群众基础，对防病 治病、延年益寿确有作用。

3. 作业疗法

（1）作业疗法也称"职业疗法"或"工疗"，适用于慢性病患者、老年患者及伤残人，通过让患者直接利用各种材料、工具及器具，进行与日常生活和工作有关的动作和作业，重点在于增强小关节的灵活性，眼、手的协调性，工作的耐力，创造性和自信心，为患者回归社会创造条件。

（2）作业疗法分类：

①基本作业：用于日常生活自理康复目标所需的作业，如体位移动训练、脱衣穿鞋训练、进食用餐训练、洗脸刷牙训练、简单家务劳动训练。

②创造性作业：评估老年人的智力、体力、病前职业工作的特点和爱好进行安排一些编织、书写、绘画、木工、园艺、刺绣、泥塑等方面的简单又安全的工作让老年人参与。

③休闲性作业：如病房娱乐、文艺活动，根据患者的娱乐特长，演奏乐器、歌唱、说唱、变小魔术和搭积木等，丰富病房气氛，消除不良情绪，调节精神心理。

④教育性作业：医务人员定期或不定期举办健康卫生讲座，让老年人了解自己的病情，掌握治疗方法，自我护理，也可学习其他的科技知识和历史、自然等方面的知识。

4. 心理治疗

（1）心理治疗指应用心理学的理论和方法，对各种心理障碍进行干预和疏导，目的是帮助老年人改变不良的行为和心理障碍，不健康的思想和情感，并对各种病态心理进行矫治。

（2）心理疗法内容：

①心理开导；

②心理暗示；

③行为疗法；

④情感疗法。

5. 传统康复治疗

（1）中国传统康复医学是在中医学基础理论指导下，具有独特的康复理论与治疗方法的一门医学学科，经历二千多年的临床实践，逐渐发展形成具有中国特色，内外结合，辨证论治，整体观念的中国康复医学，主要有中药、按摩、气功、针灸、运动、矿泉疗法、气功疗法、食物疗法、推拿、心理疗法，乃至支具、助力器等全方位的康复医疗技术。能调节神经系统和内脏功能，改善血液与淋巴循环，修复创伤组织，改善肌肉功能状态，消除肌肉疲劳，同时具有调和阴阳、顺畅气血、调理脏腑、补养精气等作用。

（2）传统康复治疗主要内容

①药物：主要有强身健补的中药，汤剂、丸剂、外擦剂、喷剂等；

②针灸；

③气功；

④推拿；

⑤其他：武术、功法、健身操等，如五禽戏、八段锦、十八功、太极拳等。

6. 食疗

（1）食疗是指食物在体内经过消化、吸收、代谢、供给了机体营养，促进机体生长发育、益智健体，抗衰防病，益寿延年的综合过程。在摄取的食物中，机体得到了蛋白质、脂肪、糖类（碳水化合物）等主要营养物质。为了生活和生存机体必须不断摄取营养以维持正常生理、生化、免疫功能，以及生长发育、新陈代谢等生命活动，这些摄入的物质，也可以起到防御和治疗疾病的作用，这个作用就称之为食疗。

（2）食疗分类：

①补益类：基本上属于营养和食补的范畴。富有滋补、强壮、抗衰老、益寿之意。例如：枸杞酒、人参粥、莲子粥、黄芪粥等。

②活血化瘀、益气养阴类：属于食疗范畴，具有活血化瘀、益气养阴、通脉止痛、升清阳、平肝祛风等各方面作用。例如：山楂粥、菊花粥、葛根粉粥等。

③生津止咳类：基本属于食补、营养范畴。有清热、滋阴润燥、益气健脾、生津止渴作用，有益于消渴患者的恢复。例如：五汁安中饮、猪肝丸、梅子丸。

④祛风除湿、通络止痛类：可用于风寒温痹、关节不利、腰膝无力等。例如：五加皮酒、川芎肉桂汤。

⑤养血安神类：属食补、营养范畴。有养心安神、养血镇静、强身健脑作用。例如：桃仁粥、大枣粥、龙眼粥、猪心粥等

⑥润燥通便类：例如：紫苏麻仁粥、牛乳粥、山药黄肉粥。

7. 轮椅训练

（1）轮椅是康复患者很重要的代步工具，日常生活的许多动作都需要借助轮椅完成，如床——轮椅——如厕——训练台的转移等。护士要教会患者如何使用。

（2）床——轮椅之间的转移：

①轮椅与床之间的转移是一种复杂的转移动作，也是老年人进行移动活动的第一步。在参与轮椅——床转移的护理过程中应遵循安全、快捷、实用的原则来指导、帮助老年人完成这一动作。

②床与轮椅独立转移基本条件：有较好的双上肢或双下肢肌力；要有良好的躯干控制能力；要有一定的转移技巧，必要时还需要辅助工具。

（3）使用轮椅的注意事项：

①根据老年人不同体型、不同病痛来正确选择适合老年人自己使用的轮椅。

②使用前全面检查轮椅各个部件的性能，以保障使用老年人的安全。

③乘坐轮椅的老年人在站起之前，应先将轮椅的闸制动，以防轮椅移动导致跌伤。

④推乘坐轮椅的老年人下坡时，应倒向行驶，以保证安全。

⑤长时间使用轮椅的老年人，应佩戴无指手套，以防止轮圈对手掌的摩擦。

⑥长时间乘坐轮椅的老年人，要特别注意压疮的预防，应保持轮椅座面的清洁、干燥、柔软、舒适。定时进行臀部减压，每30分钟抬臀一次，每次3～5秒。

⑦高位截瘫乘坐轮椅者，必须有专人保护。

8. 其他　针对性特殊康复治疗如：护理专业技术有体位的转移、放松训练、关节活动能力训练、吞咽训练、膀胱训练、排便训练等。

三、护理院常见疾病的康复护理

（一）脑卒中的康复护理

1. 概述　脑卒中即脑血管意外（cerebral vascular accident，CVA），又称卒中（stroke），俗称中风。是一组由不同病因引起的急性脑血管循环障碍（痉挛、闭塞或破裂）导致的持续性（＞24h）、局灶性或弥漫性神经功能缺损为特征的临床综合征。脑卒中的存活者中有70％～80％留有不同程度的功能障碍。对脑卒中患者进行康复治疗和护理，在改善脑卒中患者的运动、感觉、言语、认知功能及吞咽功能障碍，改善和恢复其日常生活自理和工作能力，减轻社会及家庭负担，使其最大限度的回归社会具有重要意义。

2. 主要功能障碍的评定　脑卒中患者可出现各种各样的功能障碍，与病变的性质、部位、范围等因素密切相关，康复评定包括：

（1）活动功能及工作和社会活动能力：包括个人日常生活功能、工作能力评定，参与社会活动情况等。

（2）功能：评估患者的意识状态及对事物的注意、识别、记忆、理解和思维执行能力是否出现障碍。

①意识障碍评定：指大脑皮质的意识水平受损，认识活动的完整性降低。临床上可通过患者的睁眼反应、言语反应，对运动的反应、瞳孔对光反射等来判断意识障碍的程度。根据临床表现可分为嗜睡、昏睡和昏迷。意识状态是更高级的精神活动和认识活动的基础，意识状态的下降会降低认识活动的完整性。

②智力障碍评定：智力也称智能，是学习能力、保持知识、推理和应付新情景的能

19

力，它表现了人的认识事物方面的各种能力，即观察力、注意力、记忆力、思维能力及想象能力的综合，其核心成分是抽象思维能力和创造性解决问题的能力。脑卒中可引起记忆力、定向力、计算力等思维能力的减退和智力低下。

3. 康复措施　脑卒中的康复应从急性期开始，一般在患者生命体征稳定、神经功能缺损症状不再发展后 48 小时开始康复治疗。对蛛网膜下隙出血（尤其是未行手术治疗者）和脑栓塞患者，由于近期再发的可能性大，应该注意观察，谨慎康复训练。

康复目标是通过以物理疗法、作业疗法为主的综合措施，最大限度地促进功能障碍的恢复，防止废用和误用综合征，减轻后遗症；充分强化和发挥残余功能，通过代偿和替代工具，以争取患者达到生活自理。

（1）瘫痪期的康复：是指发病开始 2～4 周内（脑出血 2～3 周，脑梗死 1～2 周），患者在接受神经内科常规治疗的同时，生命体征稳定后 1 周内应尽快开展康复治疗，以物理疗法为主。此期患者的偏瘫侧肢体主要表现为迟缓性瘫痪，无随意的肌肉收缩，个别仅出现细微的联合反应。早期康复的基本目的是防止日后出现严重影响康复进程的并发症及继发性损伤，如肿胀、肌肉挛缩、关节活动受限等，争取功能得到尽早的改善。

①康复目标：防治并发症（如压疮、肺炎、尿路感染、肩手综合征等）、失用综合征（如骨质疏松、肌萎缩、关节挛缩等）和误用综合征（如关节肌肉损伤和痉挛加重等）；从床上被动活动尽快过渡到主动运动；独立完成仰卧位到床边坐位转换；初步达到坐位平衡；调控心理状态，争取患者配合治疗；开始床上生活自理训练，改善床上生活自理能力。

②康复护理：一般在软瘫期后 2～3 周开始，肢体开始出现痉挛并逐渐加重。一般持续 3 个月左右。

此期的康复护理目标：抑制痉挛与共同运动模式、诱发分离运动、促进正常运动模式形成；促进和改善偏瘫肢体运动的独立性和协调性；达到坐位平衡；初步达到站位平衡；达到治疗性步行能力；改善床椅、如厕转移、室内步行、个人卫生等日常生活能力。

（2）恢复期的康复：发病后第 4～6 个月，一些患者仍有肌肉痉挛运动失调，所以部分治疗方法与前期相同。恢复后期及后遗症期在社区或家庭中进行康复治疗，由社区家庭病床医师及治疗师上门指导并帮助患者进行必要的功能训练，包括辅助器具训练，同时加强康复护理，预防并发症的发生。此期患者可以在很大程度上使用患侧肢体。康复训练的主要目的在于如何使患者更加自如地使用患侧，如何更好地在日常生活中应用通过训练掌握的技能，提高各种家庭日常生活能力，在保证运动质量的基础上提高速度，最大限度提高生活质量。

康复目标：抑制痉挛与运动失调、修正错误运动模式；改善和促进精细与技巧运动；改善和提高速度运动；提高实用性步行能力；熟练掌握活动技能，提高生活质量。

康复治疗方法：主要采用神经促进技术、作业治疗、物理治疗、言语治疗、支具、矫形器及心理疏导等。

（3）后遗症期的康复：经过前几期康复治疗，大多数患者 6 个月内神经功能已恢复至较高水平，但是程度不同地留有各种后遗症，如瘫痪、痉挛、挛缩畸形、姿势异常等，还有极少部分患者呈持续软瘫状态。一般认为发病 6 个月后即为后遗症期，但言语和认知功能在发病后 1～2 年都还会有不同程度的恢复。对后遗症期患者除继续进行肢体功能提高的康复治疗，对手功能恢复较差者，继续进行利手交换训练，还应将重点放在整体水平的改善上，通过使用代偿性技术、环境改造和职业治疗尽可能使患者回归家庭、社会或工作岗位。

由于患者发病后时间较短，一般一时不能接受现实，所以常有否认、拒绝、恐惧、焦虑、抑郁等多种心理障碍。为了能使患者认清现实，配合康复治疗，故必须对患者进行心理治疗。

（二）冠心病的康复护理

1. 概述　冠心病是冠状动脉粥样硬化性心脏病（coronary atherosclerotic heart disease）的简称，也称为缺血性心脏病，是由于冠状动脉粥样硬化，使血管腔狭窄、阻塞，引起心肌缺血、缺氧的心脏病，其基本病变是心肌供血不足。病理生理核心是心肌耗氧和供氧失去平衡。

2. 主要功能障碍评定　冠心病主要影响的是患者的体力而不是肢体的功能。造成患者的残疾往往往不像瘫痪这样直观。与残疾相关的因素包括低水平的耗氧运动能力、肌力下降和高抑郁评分。患者自我感觉的活动无力不一定与实际体力不足相符。冠心病对患者功能的影响可以通过以下方面的评定来衡量。

（1）冠心病患者往往减少体力活动，从而降低心血管系统适应性，导致循环功能降低。主要表现在血容量减少，回心血量增加；心脏前负荷增大，心肌耗氧量相对增加；血流较缓慢，血液黏滞性相对增加。这种心血管功能衰退只有通过适当的运动训练才能解决。血管功能障碍可导致肺循环功能障碍，使肺血管和肺泡气体交换的效率降低、吸氧能力下降，诱发或加重缺氧症状。冠心病患者在卧床休息时，因膈肌活动降低，可发生通气及换气功能障碍。

（2）脂质代谢和糖代谢障碍，表现为血胆固醇和三酰甘油（甘油三酯）增高，高密度脂蛋白胆固醇降低。脂肪和能量物质摄入过多而缺乏运动是基本原因。缺乏运动还可导致胰岛素抵抗，除了引起糖代谢障碍外，还可促使形成高胰岛素血症和血脂升高。

（3）由于患者经常出现心绞痛、心律失常等，同时伴有一些相关的危险因素存在，患者随时有发生心肌梗死的可能，这造成患者极大的心理压力和精神负担，出现情绪上的不稳定。此外，长期的卧床制动往往增加患者的恐惧、焦虑和消极情绪，均不利于患者的康复。

3. 康复治疗护理措施

（1）急性期：指急性阶段住院患者的康复。急性心肌梗死 2 周以内，冠状动脉分流术和冠状动脉气囊腔内成形术后早期为冠心病Ⅰ期康复。发达国家此期已经缩短到 3～7 天。

康复目标：争取尽早生活自理、早期离床并尽早出院，并且从监视下的活动过渡到家中无监视和安全的活动。低水平运动试验阴性，可以按正常节奏连续行走 100 米或上下 1～2 层楼而无症状和体征。能够适应家庭生活，使患者理解冠心病的危险因素及注意事项。

目前在国内外比较一致的急性心肌梗死后康复程序，主要是规定患者每天所做运动的内容（包括日常生活练习、大小便处理等），并根据活动时的心率、血压反应和症状改变来调节训练进度。

（2）恢复期：即出院期的心脏病康复。病程的 2～12 周一般为恢复初期（冠心病Ⅱ期）。患者出院至病情稳定，时间为 5～6 周。心肌梗死瘢痕形成需要 6 周左右的时间，在心肌瘢痕形成之前，病情仍然有恶化的可能性，较大强度的运动有一定的危险性。因此在此期患者的体力活动要保持适当，逐步过渡到适宜的家庭活动，等待病情完全稳定，准备参加后期康复锻炼。对体力活动没有更高要求的患者可停留在此期。

康复目标：主要是保持并进一步改善出院时的心功能水平，逐步使生活完全自理，直至恢复正常的社会生活，提高生活质量。逐步恢复一般日常活动能力，包括轻度家务劳动、娱乐活动等。

康复方案：包括室内外散步、医疗体操（如降压舒心操、太极拳等）、气功（以静功为主）、家庭卫生、厨房活动、园艺活动或在邻近区域购物、作业治疗。患者最常用的锻炼方法是行走，包括户内外行走，须每天进行。行走可逐渐增强其耐力，从 15～30 分钟开始，在可耐受的情况下逐渐增加行走速度。此阶段应在医院门诊康复科监护下进行，这种有氧运动锻炼，活动强度为最大心率的 40％～50％，一般活动无需医生监测。目前国内尚无成熟的这一时期的康复程序，康复治疗应根据患者的年龄、身体基本素质以及心功能状况制订相应的计划，在同等运动量持续 1 周康复治疗中，患者无任何不良反应，可适当增加运动量。如增加运动量后出现异常反应时，应退回原运动量，一般运动量取该患者运动试验能达到的最大心率的 75％～85％。在进行较大强度活动时可采用远程心电图监护系统监测，或由有经验的康复治疗人员观察数次康复治疗过程，以确立安全性。对于没有异常表现的患者，可以通过自我监护或在家属的帮助下过渡到无监护活动，应安全稳步地提高运动负荷。

（3）稳定期：冠心病的康复重点放在此期（冠心病Ⅲ期），前 2 期的康复治疗目的在于提高患者的日常生活能力，为此期康复奠定基础。康复程序一般为 2～3 个月，自我锻炼应该持续终生。康复治疗以等张和节律性的有氧运动训练为主，通过训练后，患者的临床症状有明显改善。一般认为，运动训练可以使外周骨骼肌和自主神经系统产生适应性而改善外周和中心血流动力学和心功能，提高人体的运动能力。此外，有氧运动可降低冠心病的危险性，控制血压、血脂、血糖，改善糖耐量，改善心理状态，恢复发病前的生活和工作。

康复目标是巩固前期康复成果，控制危险因素，改善或提高心血管功能和身体活动能力，最大限度地恢复其生活与工作。此期可以在康复中心完成，也可以在社区进行。

（4）Ⅲ期康复基本原则：包括个体化原则、循序渐进原则、持之以恒原则、兴趣性原则和全面性的原则。

（三）老年骨质疏松症的康复护理

1. 概述　骨质疏松的英文原意是"骨头多孔"，是指以骨量减少、骨组织显微结构退化为特征，以致骨的脆性增高而骨折危险性增加的一种全身性骨病。骨质疏松患者可悄然发生腰椎压缩性骨折，或在不大的外力下发生桡骨远端、股骨近端和肱骨上端骨折。骨折是骨质疏松症最严重的后果。主要表现为老年人全身不明原因的疼痛、脊柱弯曲、驼背、四肢长骨及肌肉无规律的酸痛、钙沉积、骨质退行性病变、骨关节病、肌肉萎缩、骨折以及骨折后并发症。

2. 主要功能障碍及评定

骨质疏松一般多无症状，在 X 线摄片时偶尔发现椎体压缩性骨折；有的椎体压缩性骨折后，立即有急剧锐痛，大部分患者无明确外伤史，可发生在咳嗽或打喷嚏后，不给特殊治疗 3～4 周后疼痛可逐渐缓解，残留背部慢性深部广泛性钝痛，伴全身乏力等。

(1) 骨痛：骨痛是骨质疏松症、骨关节病患者的主要临床表现，约 60％骨质疏松症患者存在不同程度骨痛。原发性骨质疏松症常以骨痛为主要临床表现。骨痛可发生于不同部位和不同程度，常见的部位是腰背疼痛，约占 67％，腰背伴四肢酸痛占 9％，伴双下肢麻木感占 4％。骨质疏松患者的疼痛多呈胀痛、酸痛、持续性疼痛，有突发性加剧。骨质疏松性骨痛多在久坐、久立、久卧等长时间保持某一固定姿势或劳累时疼痛加剧，休息后缓解，但休息过久疼痛又加重。另一特点是由安静状态开始活动时会出现明显的腰背痛，活动后缓解，但活动过久疼痛又加重。部分患者可出现腓肠肌阵发性痉挛，俗称"小腿抽筋"。男性患者部分骨痛不明显，常表现为全身乏力、双下肢行走时疲乏、体力下降、精力不足等。

(2) 骨折：多数骨质疏松症患者无明显特征性或自觉性症状和体征，骨折往往是骨质疏松症的首发症状或就医原因。骨质疏松症患者发生骨折的概率为 20％左右，最常见的是椎体压缩性骨折、髋部骨折、桡骨远端及少数肱骨近端骨折，骨折常在扭转身体、肢体活动时发生，发生在踝部及髌骨、肋骨等部位较少见。椎体压缩性骨折多发生于胸、腰段，表现为突然腰背锐痛，脊柱后凸，不能翻身侧转，局部叩击痛，其骨折形态有：楔形骨折即椎体前缘高度减低为后缘高度的 20％以上；平行压缩骨折即前后缘高度均减低；后缘减低更多，即病变椎体后缘高度比相邻无病变椎体后缘高度明显减低；双凹畸形也称鱼椎样变，椎体上下终板向椎体内凹入即中间高度减低 20％以上，而前后缘高度基本无异常。髋部骨折（转子间、股骨颈）。股骨颈既是松质骨丰富又是体重由躯干走向股骨干的负重骨骼，故最易发生骨折。桡骨远端骨折：该处以松质骨为主，明显受骨质疏松的病理影响，其间接暴力（如摔倒、手掌触地）均可致该处骨折。

(3) 活动功能：康复工作的主要任务是针对某些功能障碍进行相应的训练。对于功能障碍的评估是骨质疏松症康复重要的、必不可少的内容。由于疼痛、骨折及心理因素、环境因素导致的功能障碍都成为我们研究的对象。对于骨质疏松症患者功能的各个方面都提供了很好的评估途径。此外，除一些公认的、成熟的功能量表之外，我们还可以根据患者的具体情况来编制一些简单的量表，以便更好地对患者的一些特殊情况进行观察和评估。

改良 Barthel 指数，总分 0～100 分；＞60 分：生活基本自理；40～60 分：需帮助；20～40 分：需很大帮助；＜20 分：完全需帮助。

功能独立性测评（FIM），包括自理活动、括约肌控制、转移、行进、交流、社会认知 6 个方面，共 18 项，每项最高分 7 分，最低分 1 分。共 126 分。

(4) 骨量和骨质量的测定：骨量是诊断骨质疏松的重要指标，也是影响骨折发生率的重要指标。目前广为使用的评定方法是双能 X 线检查（dual‐energy X‐ray absorp‐tiomeiry）。WHO 将骨质疏松的诊断标准定为低于正常标准 2.5 个标准差以上。

3. 康复治疗护理措施

（1）对无骨质疏松性骨折的单纯骨质疏松症，康复治疗的目标主要是缓解或控制疼痛，防止因疼痛而运动减少引起的退行综合征，防止跌倒、继发性骨折，降低骨折发生率，控制病情发展。绝经后骨质疏松症主要是降低骨转换率。老年性骨质疏松症主要是抑制骨吸收，减缓骨量丢失，改善和恢复肢体运动功能，改善日常生活活动能力和心理障碍。

（2）对于骨质疏松性骨折患者，康复治疗的目标主要是消炎止痛、促进骨折愈合，防止骨折长期卧床引起的退行性综合征。控制病情发展主要是促进骨形成、抑制骨吸收、减缓骨量丢失，防止跌倒、再骨折，降低再骨折发生率，改善和恢复肢体运动功能，改善日常生活活动能力、职业活动能力和心理障碍，提高生活质量。

（3）急性期：对于因脊柱压缩性骨折而引起的腰背部疼痛患者，早期要安静卧床，并尽可能争取尽快离床，因为在卧床过程中骨质疏松也在进展，同时易引起肌力低下等并发症的发生。由卧位到坐位起来的时候，由于没注意而使躯干屈曲增加了疼痛，为此要保持躯干像棍子样笔直由他人帮助坐起来，或是经过侧卧位的步骤坐起来，或是着装塑料背心。急性期的疼痛治愈以后，就要脱下塑料背心缓慢地进行躯干肌肉的锻炼，有人对脱下塑料背心感到不安，盲目继续着装塑料背心对改善躯干肌力不利，一般认为在患者出门办事或是劳动时穿着塑料背心，平时不穿为好。

（4）稳定期：坚持运动，适度的负重运动能增加骨量，如果运动量减少，骨质则容易流失。很多长期卧床的老人尽管补充钙和维生素 D，但他们的骨质疏松仍会继续发展，就是因为缺乏运动的原因。研究表明，适当的运动有助于防治骨质疏松，骨质疏松的患者在进行锻炼时，一定要注意循序渐进，持之以恒，盲目进行剧烈运动有可能会造成身体伤害，甚至引起骨折，同时要预防摔跤、跌倒。

（5）饮食与药物：饮食营养主要是坚持食用富含钙、低盐和适量蛋白质的均衡饮食。适量的蛋白质摄入是确保骨基质胶原成分来源的重要方法，对骨的再建提供了重要的营养素。能量供应与个人生理需要相适应。能量的摄入应与本人年龄、性别、生理需要、生活劳动情况等相适应，要相应保持适宜体重。蛋白质是构成骨基质的主要原料，长期蛋白质缺乏易造成血浆蛋白降低，骨基质合成不足，新骨生成落后和缺钙，加快骨质疏松。适量的蛋白质可增加钙质的吸收与储存，有利于骨骼生长和延缓骨质疏松的发生。适量而平衡的无机盐和维生素摄入对于纠正骨质疏松也是必须的，几乎所有的天然食物中都有磷，含磷丰富的食物有：可可粉、鱼粉、花生粉、全谷粉、禽肉、南瓜子、西葫芦籽等，肉、禽、鱼类含磷较多，其含量比钙多 12～20 倍，大米中磷的含量比钙多 6～18 倍。骨的生长与代谢受多种维生素的影响，其中与维生素 C、K、D、A 的关系最为密切。维生素 D 能调节钙、磷代谢，促进钙、磷吸收和骨胶原的合成，是骨骼形成过程中不可缺少的物质，维生素 D 缺乏影响骨质的生成与正常矿化，其天然来源为动物肝、鱼子、蛋黄、黄油以及鱼肝油。老年人吃上述食物不多，户外活动更少，胃肠功能较差，肝、肾对维生素 D 的转化功能减退，日照不足使维生素 D 的摄入和转化不足，因此，在补钙的同时，应多晒太阳和补充相应剂量的维生素 D，以利钙的吸收。

24

（四）阿尔茨海默病的康复护理

1. 概述　老年期痴呆（dementia in elderly）是指于老年期发生的痴呆。根据其发病机制，又可分为：阿尔茨海默病（Alzheimer disease，AD），约占痴呆病例的 50%；血管性痴呆（vasculardementia，VD），约占 20%；混合性痴呆（mixed dementia，MD），约占 20%；其他痴呆，包括各种脑病、颅内感染、脑外伤、脑肿瘤、中毒、内分泌代谢疾病等，约占 10%。

2. 主要功能障碍评定

（1）功能：此为 AD 的特征性临床表现，主要表现为患者的记忆、学习新知识、熟练运用技能及社交能力下降。其中记忆功能受损往往是患者最早出现的症状，表现为经历过的事很快就遗忘、刚放置的物品不知在何处、当天发生的事不能回忆等，影响患者的日常生活。初期累及近事记忆功能，随着疾病的发展，远事记忆功能也受累。渐渐地，患者出现语言功能障碍，不能讲出熟悉的人名、物名，找词困难，不能讲出完整的语句，社交能力下降，严重时可致完全失语。患者不能完成一些简单的动作，如伸舌、闭目或划火柴、点烟等。生活自理能力下降，如不能刷牙、梳头、脱袜，穿衣时不能将手伸进袖子。有人将痴呆的认知障碍归纳为：失语（丧失语言和发音能力）、失用（失去使用物品的能力）、失认（不能认出物体及人的面孔和名字）或执行功能的错乱。判断、推理和认知功能障碍，往往缓慢发生、持续进展，早期时易被患者家人忽略。

（2）症状：患者可逐步出现定向力障碍，表现为时间、地点和人物定向障碍，如不知"今天是几月几日""现在是什么季节"；不知"这里是什么地方"以及正在与自己讲话的人是"什么人"等。部分患者受记忆障碍的影响，会出现妄想，如"子女偷了自己的东西""周围有人跟踪自己"等以被害为内容的妄想。患者可能出现幻觉，如幻听、幻视、幻嗅、幻触等。也有患者出现抑郁、情感淡漠、焦虑、兴奋和欣快等，以及睡眠障碍、注意力涣散、主动性减少，人格改变亦为本病常见症状，患者变得多疑、情绪化、办事疏忽、自私、吝啬或生活挥霍，有时甚至偷盗。可表现出攻击性，如咆哮、威胁他人、暴力行为等。患者在疾病早期可无异常体征，疾病进展到一定时期，出现步履不稳和步幅减小，可查及吸吮反射、抓握反射，以及强直、运动减少等锥体外系受累的征象，晚期显示缄默和去皮质状态。整个病程经历 5 年以上，可达 7～11 年之久。

（3）自理能力：疾病早期日常生活能力逐步减退（如易于迷路）。此期，患者的判断能力基本正常，尚未累及运动系统，保持基本的生活自理能力，一般不需特别照顾。疾病慢慢加重，大脑皮质的功能全面受损，完全不能学习和回忆新信息，远事记忆力受损但未完全丧失，注意力不集中，有明显的定向力障碍，不能进行简单的计算，极简单的工作无法完成，日常生活中的梳洗、进食、穿衣和大小便也不能完成，出现失语、失用、失认和失写，此时，患者不能独立生活，需要特别照顾。病情的终末期，患者生活完全不能自理，大小便失去控制，卧床不起，智能完全崩溃。此期患者可能因为不会吞咽，造成营养不良和体重下降，最终患者常因感染及多器官功能衰竭而死亡。

3. 康复治疗护理措施

老年期痴呆患者目前存在 2 种护理形式：家庭护理和住院护理。如患者亲属选择家庭护理形式，应告知其基本的护理原则，如在患者生活环境中提供明显的提示性标志，如常用物品的名称、卧室和厕所的位置等；要简单明了地回答患者的提问，避免模棱两可；鼓励患者适当活动；与患者保持言语上的交流；定期与医生联系以获得帮助和建议。由于老年期痴呆患者对家庭造成的负担很重，尤其是中、重期患者对家庭的影响较大，取消家庭护理而改为集中的住院护理形式将是一个趋势。

（1）护理目标：由于痴呆为进行性发展疾病，护理目标的制订应着眼于保持病情现状，不使其恶化，避免自杀危险。患者能够减少或不发生外伤，也使照顾者和周围人不被患者所伤害、患者所处环境设施不受其暴力破坏。让患者最大程度保持生活自理能力。

（2）护理措施：评估患者的自杀风险，患者的情绪是否低落。对于疾病早期、情绪低落、家人支持少、有能力使用自杀工具（锐器、绳索、有毒物品）的患者，应会同其家人，安排专人看护，及时采取有效措施，消除患者周围不安全因素。

对于智能损害较严重、有定向力障碍的患者，外出时应安排专人陪护，在其口袋等部位放入联系方法，以备不测。患者周围环境设置应简洁、有明显标志，减少行进障碍物。与有暴力攻击可能的患者接触时，应注意自己的言语举止，不可与之发生争吵，和患者家属及患者身边的其他人也应作此交待，防止患者攻击，避免让患者单独外出。对于常用物品，应标出其名称，于患者醒目处贴上提醒的标签，提示其卧室及厕所的位置以及日常应完成之事，如患者尚有书写能力，应训练其使用备忘录。

（五）尿潴留的康复护理

1. 概述　尿潴留是指尿液在膀胱内不能排出，可分为急性和慢性。尿潴留在老年人中并不少见，它给老年人的健康带来的危害不容忽视。引起老年人尿潴留的常见原因可分为机械性、神经源性、药物性和其他原因。

2. 尿潴留的评估

（1）状况：在进行评估时，应注意患者的年龄、性别，详细询问排尿情况，如是否存在排尿费力、尿流分叉、排尿中断、夜尿次数增多等，排尿时是否需依靠增加腹压才能将尿液排出等，还应询问过去病史，尤其是可能引起尿潴留的相关诱因，如是否疲劳、发生感染、饮酒、服用引起尿潴留的药物等。此外，还应评估老年人对于出现尿潴留症状的反应，尿潴留对老年人日常生活的影响程度及患者家属对其支持程度。一般来说，急性尿潴留的患者可表现出下腹部胀痛，有强烈的尿意却无法排尿。体检可发现下腹正中隆起，触诊表面光滑而有弹性，叩诊呈浊音。若导尿或耻骨上膀胱穿刺可引流出大量尿液，且患者症状立即缓解，肿块消失可证实诊断。

（2）实验室检查：B超检查可测量膀胱内残余尿量，B超探得大量液性暗区可进一步证实。当成年人的残余尿量大于 150ml 时，提示存在着严重梗阻，必须采取措施进行处理，B超检查还有助于进行尿潴留的病因诊断，如男性患者是否存在前列腺增生等。其他检查如膀胱尿道造影及膀胱镜检可显示尿道的狭窄、结石、异物等；尿流动力学检查，可提示患者逼尿肌括约肌的功能及是否存在协调失调等。

（3）关联疾病：由于尿潴留只是一种临床症状，因而病因诊断非常重要。在体检时应注意尿道口有无狭窄，直肠指检不仅可发现男性有无前列腺增生，而且有助于了解有无直肠肿瘤或粪便嵌塞，同时还可感受肛门括约肌的肌张力情况，若其出现减退或增加，可提示运动神经元的损伤情况。女性的盆腔检查有利于对盆腔肌肉的力量、阴道的变化、是否存在盆腔器官膨出、括约肌活动的异常情况等，对此作出评估。

3. 尿潴留老年人的治疗和护理

（1）排尿：急性尿潴留急诊时，治疗重点在于尽快排空膀胱中的尿液。首先应去除患者的紧张情绪，可通过物理疗法，如按摩膀胱区、下腹部热敷、温热生理盐水低压灌肠等，缓解尿道括约肌痉挛，增强膀胱逼尿肌功能，尽量让患者自行排尿。中西医结合治疗时，还可针刺患者相关穴位，如关元、中极、三阴交等促其排尿。

经过上述处理后，仍不能自行排尿的患者，应及时插导尿管或行耻骨上膀胱穿刺引流尿液。导尿时应选用管径较小的导尿管，前列腺增生或尿道狭窄的患者，最好由泌尿外科医生操作插入导尿管，若仍不能插入，可采用耻骨上膀胱穿刺来解除急性尿潴留。在放出膀胱内潴留的尿液时，应注意控制速度，不可过快，对极度充盈的膀胱，应分次放出尿液，每次300～500ml，避免患者在一次放出大量尿液后出现出冷汗、面色苍白、低血压、膀胱出血等情况。对于尿潴留时间短，膀胱扩张不严重，导尿后排尿功能可以恢复的患者，可不保留导尿管；反之则应留置导尿接引流袋，留置导尿至少1周。

对慢性尿潴留的患者，可告知其养成二次排尿的习惯，这对于逼尿肌收缩无力的患者有一定效果。嘱患者在排尿后，站或坐2～5分钟再次排尿，这样做可增加膀胱的排尿效应，减少残尿。此外，定期排尿也可用于排尿次数较少或膀胱感觉缺失的人。通常先让患者做1～3日排尿情况记录，然后以每次15～30分钟的速率减少排尿间隔，直至达到每4～6小时排尿1次的目的。对二次排尿和定期排尿无反应的患者可采用间歇导尿或留置导尿的方法治疗。

（2）导尿护理：老年人发生急性尿潴留时，由于症状重，患者及家属常常会感到非常恐慌。作为护理人员应尽量稳定其情绪，和医生一起尽快地采取措施解除尿潴留。护士在给慢性尿潴留患者进行卫生健康宣教时，一方面要使其对自己的病情加以重视，另一方面，应注意不可造成患者过度紧张，告诉患者只要注意病情观察，定期随访，肾功能损害等严重的并发症是可以避免的。

（3）康复指导：

①护理人员应定期随访，教育患者积极治疗引起尿潴留的原发病，定期体检，避免疾病进展引起肾功能损害等严重后果，还应告诉患者及家属切不可因为尿潴留而限制饮水，否则可能加重尿路感染、尿路结石等并发症，但饮水时应注意计划性，不可一次摄入过多水分，否则可能诱发尿潴留。教会患者或家属诱发排尿的方法：如听流水声，刺激肛门、大腿内侧轻叩击下腹部靠会阴处等，此外让患者明确咖啡或热茶等饮料中含有较高的咖啡因，能够刺激排尿和平滑肌收缩，有助于排尿，病情允许的患者在盆浴或洗热水澡后应立即排尿。

②尿潴留往往由于各种原因诱发，因而诱因预防显得格外重要。护理人员应全面评估患者尿潴留的类型及可能的诱发因素，从而有针对性地开展宣教。在尿潴留的病因中，前列腺增生占了很大比重，这类患者常反复发生急性尿潴留，要告诉患者饮食宜清淡，忌辛辣刺激的食物，戒烟戒酒，养成良好生活习惯，不可久坐也不能过劳，防止便秘和憋尿。对于药物引起者、可写下药名，告诉患者今后应禁用或慎用该类药物。

③留置导尿的护理很重要，许多慢性尿潴留患者通常通过留置导尿管进行治疗，应选择对尿路刺激小、大小合适的硅胶导管。导尿时的无菌操作非常重要，可有效避免泌尿系统感染。护士应告诉院外治疗的患者和其家属加强导尿管的清洁护理，保持尿道口及周围皮肤的清洁，定时用生理盐水等擦拭去除分泌物，保持导尿管的通畅，防止扭曲受压，当患者下床活动时注意集尿袋的高度不应超过耻骨联合的水平，保证集尿系统的封闭性。患者应多饮水，口服维生素 C 酸化尿液，可减少尿路感染、结石的发生率。定期去医院更换导尿管以防导尿管堵塞或与组织粘连。留置导尿期间，应间歇开放引流和训练逼尿肌功能，每 4～6 小时开放 1 次，可预防膀胱萎缩。从根本上讲，为减少尿路感染的发生率，还是应该积极治疗原发病，尽量减少留置导尿管的时间。间歇导尿的方法可有效减少尿路感染的发生率。

（六）尿失禁的康复护理

1. 概述　尿失禁是指尿液不能控制而自行排出。尿失禁并不是一种独立的疾病，而是某些疾患累及膀胱功能的结果。在美国，患尿失禁的人数超过 1700 万，其中绝大多数是老年人，其尿失禁发生率高于 50%。在我国，尿失禁同样是一常见疾患。国内一项多区域调查表明，中国女性尿失禁发生率为 30.9%。尽管对于大多数老年人而言，尿失禁并不威胁生命，但会带来诸多不良后果，如尿路感染、接触性皮炎、皮肤感染、压疮，以及给患者造成的心理上的困窘，严重影响了他们的日常生活质量和身心健康。

2. 主要功能障碍评估　应该正确评估尿失禁患者症状，以及尿失禁所带来的对患者生活质量的影响，以便进行专业的护理。尿失禁的评估应包括病史询问、患者生活环境和习惯的评估、全面体检、实验室检查、尿流动力学检查等。

（1）病史：应使用容易被老年人理解和接受的语言，首先确定老年人是否患有尿失禁，如："在去厕所之前，你能否控制住自己的小便，是否使用床垫"等。收集的病史还应包括老年人过去和目前的健康状况，疾病及治疗情况，用药史，过去手术史，性生活史，卫生习惯，生育史，水分摄入量，大便的习惯等。如果患者无法确切提供和尿失禁发生有关的诱因，护理人员可指导他们以日记的形式记录自己每天的排尿情况（包括能否控制排尿，排尿频率，尿液的颜色、量，排尿是否顺畅及伴随症状等）、饮水的量和安排、大便习惯等，这些客观的记录可以提供关于患者尿失禁情况的重要信息。

（2）生活状况：还应评估老年人的生活情况，尤其是排尿环境，如距离厕所的远近；厕所的设计是否合理、照明是否充足、通往厕所的道路是否方便、光线是否良好；使用哪几种方式排尿，如坐式马桶、蹲式马桶、便盆、尿壶等；老年人的自理程度，是否独自居住或与家人同住等。

（3）体检：全身的体格检查，如下腹部有无包块，膝关节、髋关节的活动度等；女性泌尿生殖系统的检查，如会阴部的外观、有无子宫脱垂及阴道黏膜的变化；神经系统的检查，直肠指诊确定括约肌的功能，骨盆底肌肉的评估。

（4）实验室检查：进行尿液检查、血液检查、肾功能等检查，B 超检查可测定膀胱内的残余尿量。通过泌尿系统的造影检查确定是否存在泌尿系统的其他疾病。尿流动力学检查对尿失禁患者非常重要，可测定括约肌的功能、膀胱压力、排尿过程中尿道内的压力变化、患者的残余尿量等，并收集数据，从而鉴别尿失禁的类型。

3. 康复治疗护理措施

（1）药物治疗：老年人尿失禁可针对引起尿失禁的病因进行药物治疗。如处于围绝经期（更年期）的女性在医生指导下使用雌激素替代疗法，口服或阴道内局部使用雌激素，治疗老年萎缩性阴道炎。抗胆碱能药、解痉药和钙离子通道拮抗剂可以治疗膀胱逼尿肌张力不稳定。肾上腺素受体激动剂主要作用在于收缩尿道平滑肌、增加膀胱流出道的阻力，可治疗老年患者的压力性尿失禁。感染引起的急迫性尿失禁患者需要使用抗生素等。用药时要指导老年人使用合适的药物剂量，认真观察药物的副作用，并且给予正确的用药指导。比如高血压患者使用肾上腺素能药物时，要注意患者是否有头晕等现象的发生，并及时测量血压，抗胆碱能药物的副作用为口干、便秘、精神错乱等，这些副作用可能进一步加重尿失禁。

（2）行为治疗：行为治疗包括骨盆底肌肉运动、膀胱训练、排尿习惯训练等，由于此类治疗方法无副作用，能有效地治疗患者的尿失禁症状，因而成为压力性尿失禁、急迫性尿失禁及其他混合性尿失禁患者的首选治疗方法，包括：骨盆底肌肉运动、膀胱再训练、排尿习惯的训练、间歇性导尿等。

（3）心理护理：老年尿失禁患者大多由家庭成员照料，有的老年患者不但生活上的要求得不到满足，社会上许多人也常常因尿失禁患者发出的不良气味歧视他们。因此，许多尿失禁的老年人常常被一些负性的情绪所困扰，如恐惧、悲观、被抛弃感、自尊心和自信心受到打击等。不少老年人尽量减少外出甚至拒绝参加社交活动，不愿意与人沟通，脾气暴躁，企图用否认或掩盖尿失禁的事实来维持自尊。护理人员应充分理解患者，要特别注意保护患者个人隐私，替他们保守秘密，并评估不同患者的家庭和个人背景，有针对性地开展护理。同时，尊重患者，及时肯定和鼓励患者可以通过积极的治疗而逐渐好转，从而增强他们的自信心，帮助他们勇敢地恢复社会交往。护士还应加强和患者家属的沟通和联系，使患者取得家庭的支持，从而更好地康复。

（4）理疗和手术治疗：非手术治疗无法达到满意的疗效时，可采用手术治疗。耻骨后尿道悬吊术和悬吊带术是手术治疗女性压力性尿失禁的有效和首选方法。该手术是利用人体自身筋膜如腹直肌鞘或人造纤维织物将近段尿道悬吊于耻骨后，以达到增加尿道关闭压治疗尿失禁的目的，人工尿道括约肌（AUS）被认为是治疗括约肌功能缺陷型尿失禁（如前列腺术后尿失禁）的有效方法之一。其他治疗和护理尿失禁的方法还包括采用电刺激辅助患者进行盆底肌肉的锻炼，使用子宫托及阴道塞抬高膀胱颈部治疗压力性尿失禁。对于无尿意而出现尿失禁的患者，可推荐其使用集尿器；压力性尿失禁的女性患者可使用一次性尿垫；行动不便的老人无法去厕所，移动式的便器是较好的选择。

（5）健康指导：诱因的防治对于尿失禁患者来说意义重大，尤其是对于一些暂时性尿失禁患者，去除诱因可达到治疗和预防症状发生的目的。如夜间减少水分摄入，使患者有良好的睡眠，告诉老年人禁用或慎用可能引起尿失禁的药物；患有尿路感染的老年人应积极服用抗菌药物控制尿路感染等。告诉家属尽量将老年人的卧室安排在靠近卫生间的位置，马桶旁和走道应设置扶手并保持过道的通畅，避免使用小块的地毯，卫生间内可放置防滑垫，夜间最好保留适当的照明或将照明开关设计在老年人随手可触及的位置，这样的安排可以让老年人有尿意时尽快去厕所排尿并防止摔跤等意外的发生。此外，房间的舒适整洁、空气清新有利于老年人保持身心舒适。

（6）防止并发症：尿失禁的老年患者由于行动不便，无法及时排尿，不能及时更换尿湿的衣裤，会阴部、臀部皮肤常常呈潮湿的状态，极易溃疡、破损，甚至发生压疮，伤口形成后容易感染不愈。因此，护理人员应及时为老人更换被褥衣服，保持皮肤的清洁干燥，避免此类并发症的发生。

（七）慢性阻塞性肺部疾病的康复护理

1. 概述　慢性阻塞性肺病（chronic obstructive pulmonary disease，COPD）表现为气流不完全可逆性受限，并可呈进行性发展的肺部疾病，是由于慢性支气管炎、慢性肺气肿致终末细支气管远端（呼吸细支气管、肺泡管、肺泡囊和肺泡）的气道弹性降低、过度膨胀、充气和肺容量增大，并伴有气道壁破坏的病理性疾病。临床表现主要为咳嗽、咳痰、气急、呼吸困难，严重时因缺氧并发呼吸衰竭、肺心病、肺性脑病等，该疾病是严重危害老年人健康的常见慢性病。

2. 主要功能障碍及评定

（1）临床表现：

①慢性咳嗽通常为首发症状，随病情进展可终身不愈，常晨间咳嗽明显，夜间有阵咳或排痰。咳痰一般为白色黏液或浆液性泡沫痰，偶可带血丝，清晨排痰较多。急性发作期或合并感染时痰量增多，可有脓性痰。

②气短或呼吸困难是COPD的标志性症状，早期在劳力时出现，后逐渐加重，以致在日常活动甚至休息时也感气短。部分患者，特别是重度患者或病情急性加重时有喘息，胸部紧闷感通常于劳力后发生，与呼吸费力、肋间肌等容性收缩有关。

③本病晚期患者常有体重下降、食欲减退、精神抑郁、焦虑等，合并慢性呼吸衰竭、自发性气胸、慢性肺源性心脏病等并发症时，可出现相应症状。

早期可无异常体征，随疾病进展会出现桶状胸，呼吸浅快，严重者可有缩唇呼吸等；触觉语音震颤减弱或消失，叩诊呈过清音，心浊音界缩小，肺下界和肝浊音界下降，两肺呼吸音减弱、呼气延长，部分患者可闻及干性啰音和（或）湿性啰音。

（2）辅助检查：

① 肺功能检查是判断气流受限的主要客观指标，对COPD诊断、严重程度评价、疾病进展、预后及治疗反应等有重要意义。包括：第一秒用力呼气容积（FEV1）占用力肺活量（FVC）百分比，即FEV1/FVC是评价气流全限的一项敏感指标；肺总量（TLC）、功能残气量（FRC）和残气量（RV）增高，肺活量减低，表明肺过度充气。

② 患病早期X线胸片可无变化，以后可出现肺纹理增粗、紊乱等非特异性改变，也可出现肺气肿改变。X线胸片改变对本病的诊断特异性不高，主要用于鉴别诊断和确定并发症。

③ 血气检查：对确定发生低氧血症、高碳酸血症、酸碱平衡失调以及判断呼吸衰竭的类型均有重要价值。

3. 康复治疗护理措施

（1）一般护理：COPD的预防主要是避免发病的高发因素、急性加重诱发因素以及增强机体免疫力。戒烟是预防本病的重要措施，也是最简单易行的措施，在疾病的任何阶段戒烟，都有益于防止 COPD 的发生和发展。因此指导帮助老年人戒烟，控制职业和环境污染，减少有害气体或颗粒的吸入，可有效减轻气道和肺的异常炎症反应。室内经常开窗通风，保持室内空气清新，温度和湿度合适。要求鼓励老年人加强体育锻炼，增强体质，提高机体免疫能力，可帮助改善机体状况。此外对有过 COPD 高危因素的老年人，应定期进行肺功能监测，以早期发现 COPD 并及早干预。

呼吸功能锻炼是非常重要的，COPD 患者需要增加呼吸频率来代偿呼吸困难、且常为胸式呼吸，有效性低，患者易疲劳。因此，应当指导患者进行缩唇呼吸、腹式呼吸等呼吸锻炼，以增强呼吸肌肌力和耐力，改善呼吸功能。

呼吸功能的增加可使热量和蛋白质消耗增多，导致患者营养不良。要评估患者的饮食形态和喜好，了解可能引起食欲缺乏的原因，针对原因协助改善。给予易咀嚼易消化的食物，避免吃易产气、过冷、过热的食物或饮料，注意避免过度进食，过多的热量容易造成呼吸功能的负荷。

COPD 病程长、反复发作，使患者的生活规律发生很大的改变、生活质量得不到保证。患者容易产生悲观、孤独等变化，可表现为拒绝治疗、厌世和乱发脾气，此时，应充分理解患者的异常表现，耐心与患者沟通，了解患者的具体想法，与患者及其家属共同制订和实施康复计划，消除患者悲观情绪，增强战胜疾病的信心。

最后，健康教育也十分重要，让患者及其家属了解本病的相关知识，识别使病情恶化的因素；避免和呼吸道感染患者接触，在呼吸道传染病的流行期间，尽量避免去人群密集的公共场所。指导患者要根据气候变化，及时增减衣物，避免受凉感冒。使患者理解康复锻炼的意义，充分发挥患者进行康复的主观能动性，制订个体化的锻炼计划，选择空气新鲜、安静的环境，进行步行、慢跑、气功等体育锻炼。

（2）急性加重期治疗：根据病情严重程度决定门诊或住院治疗。支气管舒张药物的使用同稳定期，有严重喘息症状者可给予较大剂量雾化吸入治疗。发生低氧血症者可以鼻导管或面罩吸氧，一般吸氧浓度为 28%～30%，应避免吸入氧浓度过高而引起二氧化碳潴留。根据病原菌种类及药物敏感试验，选择抗生素积极治疗，出现持续气道阻塞可使用糖皮质激素。

（3）稳定期治疗：应避免诱发本病的因素，可适当使用支气管舒张药，常见的有肾上腺素受体激动剂（如沙丁胺醇气雾剂等）、抗胆碱药以及茶碱类药物（氨茶碱等）。可短期按需应用以暂时缓解症状，也可长期规则使用以起到预防和缓解的作用。当痰不易咳出者可应用祛痰药。长期家庭氧疗对血流动力学、运动能力、肺功能和精神状态均会产生有益影响，对慢性呼吸衰竭患者可提高其生活质量和生存率。

（八）糖尿病的康复护理

1. 概述　糖尿病（diabetes mellitus）是一种由遗传因素和环境因素相互作用所致，以持续性血糖升高为特征的代谢障碍性疾病。糖尿病患者由于胰岛素分泌和（或）胰岛素作用的缺陷，可引起碳水化合物、蛋白质和脂肪等代谢异常。长期高血糖可引起眼、肾、心脑血管及周围神经等组织器官多系统损害，病情严重或应激时可发生糖尿病酮症酸中毒或非酮症高渗性昏迷等急性并发症。

糖尿病是常见病和多发病，随着人口老龄化及生活水平的提高，糖尿病的发病率呈逐年上升趋势。糖尿病已被公认为继心脑血管疾病、肿瘤之后的第三大"健康杀手"，严重影响人类的身体健康及生命安全。

2. 主要功能障碍及评定

（1）血糖控制：实验室检查在糖尿病诊断、治疗及监测中必不可少，主要是血液检查和尿液检查。血液检查包括血糖、口服糖耐量试验、糖化血红蛋白、胰岛素释放试验、C肽释放试验及血脂、肝肾功能等。尿液检查则主要是尿糖、尿酮体、尿白蛋白排出量及肾小管受损指标等。

（2）残损程度：糖尿病的残损评估主要针对其慢性并发症导致的相应器官功能障碍的评估，是制订康复方案和调整临床治疗方案的依据。

① 糖尿病引起眼部并发症的原因是长期的高血糖引起血管的损害所致。糖尿病眼部并发症种类多、危害大，主要有白内障、糖尿病视网膜病变、视网膜中央静脉闭塞、视网膜中央动脉闭塞和新生血管性青光眼等。患者出现视力降低，严重者可失明，给日常生活活动和职业活动带来困难。研究表明，糖尿病病程5年以上者，就可出现眼部并发症；病程超过10年的或血糖控制不佳的晚期糖尿病患者，100%会伴有不同程度的眼部病变。

② 糖尿病肾病是糖尿病主要的微血管并发症，大多表现为糖尿病性肾小球硬化症，是一种以血管损害为主的肾小球病变。早期肾体积增大，肾小球滤过率增加，以后逐渐出现间歇蛋白尿或微量白蛋白尿，随着病程延长出现持续蛋白尿、高血压、肾小球滤过率降低，进而发生肾功能不全、尿毒症。

③ 糖尿病心、脑血管病变是糖尿病致死的最主要原因，包括冠状动脉、脑血管及外周血管等大血管损害。心脏病变以冠心病多见，脑血管病以缺血性脑血管病最为常见，外周血管病变则引起间歇性跛行和下肢坏疽等。在男性，糖尿病合并冠心病、脑血管病、周围血管疾病的发生率约为非糖尿患者群的2.5倍，而在女性则高达3.5～4.5倍。

④ 糖尿病神经病变是糖尿病常见并发症，其患病率占糖尿病患者的50%以上，会严重影响患者的日常生活活动和职业活动的参与能力。糖尿病的神经病变可累及中枢神经和周围神经，以后者多见，常侵犯感觉神经、运动神经和自主神经。糖尿病神经病变临床表现多样化，可累及全身各个系统。合并躯体神经损害时会出现对称性的末梢感觉异常和肌肉营养不良甚至萎缩等；合并自主神经损害时主要影响心血管系统、消化系统、泌尿生殖系统等功能。

⑤ 糖尿病足是下肢远端神经异常和不同程度的周围血管病变相关的足部感染、溃疡和（或）深部组织破坏。糖尿病足的发病主要与糖尿病的神经病变、血管病变和感染三大因素有关，主要表现为足部麻木变凉、皮肤肿胀、感觉减退、疼痛、溃疡及坏疽、抗感染力下降、伤口愈合缓慢、有时甚至无法愈合而截肢。

（3）残疾和残障：糖尿病的残疾评估可以通过运动耐力评定、日常活动能力评定及功能独立性评定等来了解患者能力受限的程度及功能状态，为制订康复目标和方案提供依据，糖尿病的残障评估可以针对患者的社会交往能力、就业能力进行评估，对影响患者工作和社会交往的各种因素进行评价和分析。

3. 康复治疗护理措施　绝大多数糖尿病是一种慢性终身性疾病，患者需要坚持长期合理的治疗和护理措施。国际糖尿病联盟将糖尿病的基本治疗措施列为饮食治疗、运动治疗、药物治疗、糖尿病教育和自我血糖监测五项内容。

（1）生活护理：糖尿病患者日常生括中，生活护理的质量十分重要。生活护理的内容包括口腔护理、皮肤护理、足部护理及安全护理。生活护理工作的关键既取决于医务人员的教育指导，更取决于患者、家属的认识、了解和配合。

（2）饮食控制：饮食疗法是糖尿病的基本治疗措施之一，是糖尿病任何阶段预防和控制手段中不可缺少的组成部分。糖尿病饮食目的是控制热量的摄入，减轻胰岛细胞的负担，控制血糖升高以减轻症状、延缓合并症的发生与发展。

① 饮食疗法的原则：

严格控制每日总热量；

合理搭配三大营养素；

充足的膳食纤维，适量的维生素及微量元素；

定时定量进餐，荤素搭配，避免零食；

适宜的烹调方法。

② 严格控制每日的总热量：糖尿病饮食治疗的首要措施是控制每日总热量，能维持标准体重为宜。按患者的性别、年龄和身高计算标准体重，然后根据标准体重和工作量、性质来计算每日所需的总热量。肥胖者应严格限制总热量，而消瘦者应适当放宽总热量。

③ 合理搭配三大营养素：糖类（碳水化合物）的控制要合理，适量的糖类有利于提高胰岛素的敏感性和改善葡萄糖耐量，因此糖类可占总热量的 50%～60%，即进食量以 200～350g/d 为宜。应严格限制单糖及双糖的摄入，因其易于水解，吸收迅速，容易使血糖快速升高。谷类是日常生活中糖类的主要来源，其他食物如乳、豆、蔬菜、水果等也含有一定数量的糖类；蛋白质摄入量宜接近正常人，占总热量的 15%～20%，即每日每公斤体重 1.0g 左右为宜，并应以肉、蛋、乳、豆等优质蛋白质为主。肝、肾衰竭者必须减少蛋白质的摄入量；较低的血脂水平能够延缓和防止糖尿病并发症的发生与发展，脂肪摄入量占总热量的 25%～30%，即每日每公斤体重 0.6～1.0g 为宜。以不饱和脂肪酸（植物性脂肪）为主，饱和脂肪酸（动物性脂肪）不宜超过 1/3，适当控制高胆固醇食物，胆固醇摄入宜低于 300mg/d。

④ 充足的膳食纤维，适量的维生素及微量元素：高纤维素饮食可延缓和减少葡萄糖经肠道的吸收，使餐后血糖降低，提倡糖尿病患者食用荞麦、燕麦、玉米、海藻类、绿色蔬菜等高纤维素食物。维生素是人体代谢中必不可少的营养物质，微量元素与糖尿病关系比较密切。糖尿病患者只要注意经常变换食物，摄取各类食品，就可避免维生素和微量元素的缺乏。

⑤ 一日三餐定时定量，荤素搭配，避免零食，提倡少吃多餐，每日不少于三餐，既保证营养物质的吸收，又减轻胰腺负担。避免煎、炸、烤，提倡煮、炖、蒸、凉拌的烹调方法。

（3）运动锻炼：运动疗法也是糖尿病治疗的基本措施之一。适当的运动不仅有利于糖尿病的治疗，并且是早期预防的重要措施。运动可以增强周围组织对胰岛素的敏感性，加速脂肪分解，有利于控制体重，改善脂类代谢，达到良好控制血糖的目的。同时，运动还可以改善神经系统和心肺功能，促进全身代谢，增强免疫力。

提倡有氧运动。糖尿病患者合适的运动方式有步行、慢跑、游泳、划船、自行车、有氧体操等。适当的球类活动、太极拳、太极剑、原地跑或登楼梯等也是简单可行的运动锻炼方法。提倡低、中等强度以下的运动锻炼，遵循个体化的差异和由轻到强的原则。每次运动的时间可自 10 分钟开始，逐步延长至 30～40 分钟，一般不超过 60 分钟。因为运动时间过短达不到体内代谢效应，而运动时间过长，再加上运动强度过大时，易产生疲劳，加重病情。一般认为每周运动锻炼 3～4 次较为合理，也可以根据每次运动量的大小调整运动次数。运动间歇超过 3～4 天，则运动锻炼的效果及运动蓄积效应将减少，故运动疗法实施每周必须在 3 次以上。

（4）并发症护理：

① 糖尿病酮症酸中毒、高渗性非酮症糖尿病昏迷护理措施：重症护理，严密观察生命体征变化，迅速建立输液途径，有效保持血容量，熟练运用输液泵保证液体的供接，详细记录出入液量及 中心静脉压；注意观察神志、呼吸情况，注意心电图的变化；保持呼吸的通畅吸氧，昏迷患者注意吸痰、翻身捶背，防止窒息；密切观察水电解质失衡及脱水现象（如眼球凹陷、唇裂、皮肤、口腔黏膜干燥，感觉异常、麻痹等）；定期进行血糖、血酮、尿糖、尿酮、血气分析及电解质检测；做好口腔、皮肤护理，预防压疮及注意患者的安全防范；逐步纠正酮症酸中毒和高渗的状况；随时观察并判断，处理可能出现的失水、水中毒、脑缺氧、低血钾、高血钾、肾衰竭、颅内高压和肺部感染等并发症。

② 指导患者认识低血糖反应发生的原因、表现及处理方法；及时进行血糖监测及补充糖的摄入；重症低血糖反应立即静脉推注 50％葡萄糖液 40ml，肌内注射胰高血糖素 1mg 或补充糖皮质激素等；低血糖昏迷者，按昏迷患者常规处理。

③ 糖尿病心血管病变护理措施：低脂、低胆固醇饮食，限制动物油的食用，注意水果、蔬菜的合理搭配；肥胖患者注意体育锻炼，减轻并保持理想的体重；严格控制血糖，定时进行血糖检测；坚持科学合理的生活，保持情绪的稳定，注意劳逸结合；帮助患者戒烟、忌酒。

④ 糖尿病足的病因复杂，康复也较特殊。在社区和医疗中心，足部护理服务可以使足溃疡、感染和截肢发生率明显降低。因此，认识和做好足的自我护理是糖尿病患者生活质量的重要环节。但这些工作都必须配合糖尿病教育并有患者自身的积极参与，才能取得更好效果。糖尿病足护理措施有：定期检查足部皮肤，以早期发现茧、鸡眼、裂缝、红肿、擦伤、溃疡等现象，定期检查有无神经病变尤其是感觉神经减退，有无周围血管病变包括足部皮肤色泽、温度及足背动脉弹性和温度等。寒日每天以温水浸泡双脚两次，每次时间不宜超过 15 分钟，水温不宜超过 40℃。一般情况下可用中性肥皂加以清洗，洗后用柔软的干毛巾揩干脚趾间。及时修剪足指甲，但要避免碰伤出血造成感染。每天更换清洁袜，选择柔软舒适的鞋袜，最好穿厚底布鞋及棉毛袜。冬天注意保暖，但不能使用电热毯或其他代用品或足直接接触暖气等。

⑤ 糖尿病并发肾病患者的处理：给予低盐、优质蛋白饮食；注意休息，避免过度活动或劳累过度；加强皮肤护理，预防皮肤感染或皮肤烫伤；进行心理疏导，帮助患者克服悲观消极情绪，保持稳定状态以配合治疗；注意观察药物的不良反应及副作用；指导监测肾功能变化，制订合适诊治方案。

⑥ 康复教育：康复教育是糖尿病防治的核心，贯穿于糖尿病诊治的整个过程。通过糖尿病的康复教育，把疾病的防治知识教给患者，充分发挥患者的主观能动性，积极配合医护人员，进行自我管理，自觉地执行康复治疗方案，康复教育的对象包括一般人群的宣传教育、糖尿病专业医护人员、糖尿病患者及其家属的教育等。康复教育的内容有：糖尿病基本知识和慢性并发症的发生及危害；饮食疗法指导，包括饮食治疗的意义、方法和注意事项；运动疗法指导，包括运动治疗的意义、方法和注意事项；药物介绍，如口服降糖药的种类、适应证、不良反应和服用方法；血糖的自我监测，紧急情况处理，如低血糖等；心理咨询，正确认识疾病，怎样树立战胜疾病的信心。

第三节　临终关怀服务

一、护理院临终关怀病区（病房）的组织管理

（一）注册登记、准入和执业管理

1. 政策依据

（1）1994 年 2 月 26 日颁布的中华人民共和国国务院令第 149 号《医疗机构管理条例》以及同年卫生部第 35 号令《医疗机构管理条例实施细则》。

（2）卫生部、国家中医药管理局关于印发《城市社区卫生服务机构管理办法（试行）》的通知（卫妇社发〔2006〕239 号）。

（3）卫生部关于印发《护理院基本标准（2011 年版）》的通知（卫医政发〔2011〕21 号，自 2011 年 10 月 31 日起实施）。

（4）上海市人民政府韩正市长 2012 年 1 月 11 日在上海市十三届人大五次会议所作的政府工作报告明确提出开展社区临终关怀服务。

（5）上海市人民政府确定 2012 年 11 件实事，其中包括为肿瘤晚期患者提供居家和住院相结合的临终关怀服务，在每区（县）各设一处临终关怀病房。

2. 注册登记和准入执业

根据《医疗机构管理条例实施细则》要求向当地卫生行政管理部门提交材料：

（1）临终关怀科申请审核表；

（2）医疗机构专业证；

（3）法人代表证书；

（4）临终关怀科注册基本条件；

（5）临终关怀科执业医师和注册护士证明的相关材料；

（6）临终关怀科包括门诊、病房和居家服务的相关工作制度及岗位职责等相关材料。

（二）临终病房的组织管理

1. 临终病房组织机构的特点

（1）安宁护理组织机构特点：

①有明确的组织结构图及管理层次。

②有明确的职权及责任范围。

③能以独特而有效的方法满足临终患者及家属的需求。

④组织机构既有纵向的垂直系统，又有横向的支持组织的联系。

（2）一个理想的临终病房组织机构还应包括以下几个方面：

①完整的全天候 24 小时服务的安宁护理计划，隶属于一个健全的医疗卫生机构（老年护理院或社区卫生服务中心）。

②有安宁病房；有社会护理队伍；同时有能力、有计划对社区家庭病床医师和护士进行教育训练，以及有容易联络的安宁护理专家照会系统。

③临终病房应该设在老年护理院、社区，安宁护理专家系统应在肿瘤医院和三级医院及癌症中心，同时彼此联合进行教育训练与医术研究。

④住院的临终病房应该位于老年护理院或社区卫生服务中心，接受其他医院或家庭无法处理的严重生理或心理问题的临终患者。

⑤临终病房的管理者应该是安宁护理和缓和医疗的专家，有能力合作社区服务及建立学术研究与教育训练基地。

⑥临终病房应有完整健全的管理制度和运作机制。

⑦理想的临终病房还需要得到卫生部门的支持，而且要得到医疗保险部门允许。必须要让决策部门了解提供这些符合人性需求的照顾服务，不但不会增加医疗开支，反而可以减少昂贵的住院及监护患者费用，减少医保负担与亏损。

2. 临终病房组织管理

（1）临终病房主管与其经营部门及卫生行政部门的成员间应建立沟通，如定期开会以交换意见。

（2）执行国家卫生政策。

（3）从事临终护理专业人员应具备国家认可的学历和执业资格，并应有临终护理机构与之签订聘用合同及由该组织赋予其职权。

（4）每年应有书面目标，并对既定目标进行绩效评价。

（5）实行年度运营、收支的计划或概算。

（6）临终病房的主管应提供充分的资源与支援，负有检查、督办和落实安宁护理管理计划的职责。

3. 临终病房的规范政策

（1）对临终护理病房制订统一的规范、制度、职责及操作规程。

（2）临终病区（房）标准化作业。

（3）护理住院环境及安全政策。

（4）护理专业人员服务及品质保证整合政策。

（5）病区（房）工作人员职责。

（6）临终护理病区（房）各项规章制度。

（7）临终护理病区（房）质量标准及评价考核。

（三）临终病房制度管理

1. 临终病房制度管理的重要性

（1）临终关怀制度管理是临终关怀机构管理的重要组成部分，临终关怀制度管理是使管理能够有效进行的保证，是客观工作规律的反映，它不仅是临终关怀专业人员进行临终关怀活动的准则，而且是保护晚期患者利益的重要措施。

（2）临终关怀的规章制度保证了临终病房正常的工作秩序，提高临终关怀的质量，对临终患者尊严、舒适的死亡起重要的保证作用。

（3）临终关怀规章制度是检查评价其工作的重要依据，也是临终关怀教学和培养医护人员的重要内容。

（4）临终关怀规章制度是临终病房工作的规范，其对从事临终关怀工作人员具有约束力，规章制度是使临终关怀管理工作达标（管理制度化、操作常规化、工作规范化、设置规格化）的基础。

2. 临终病房规章制度的建立原则与实施

（1）建立临终病房规章制度，掌握临终病房工作的程序和全过程，以及目的、质量要求、执行者的岗位职责及应具备的条件是建立临终病房规章制度的基础。

（2）规章制度的文字简明扼要，临终病房工作各项制度种类繁多，有关制度、常规、操作规程均需临终护理工作人员掌握执行才能发挥对临终关怀保护的作用。

（3）制订临终病房规章制度的基本原则：健全的临终关怀病房制度与管理是发挥临终病房急性功能和提高临终者生命质量的重要保证。制度与管理的好坏直接影响临终病房的护理和医疗质量，因此，必须加强制度建设和质量管理。临终病房质量管理的基本原则是依据管理学和临终医学及护理学的三重特点确定的，主要包括以下几个方面：

①以临终患者及其家属为中心的原则：临终病房各项护理医疗制度均以患者及其家属的利益为出发点和归宿点，体现"以人为本"的基本思想，按照生理-心理-社会的医学模式，制订规章制度。

②质量第一的原则。

③标准化原则：是科学管理的重要技术方法，是一个包括制订标准、贯彻标准并进而修改标准的全部活动过程。

④数据为依据的原则：在临终病房制度管理中，要突出量化管理的概念，注重数据收集，依据能够确切反映客观实际的数字和资料，利用各种评价表对临终患者的病情进行分析评估，总结经验教训，并据此采用更为有效的管理方法。

⑤制订规章制度应结合实际情况，使之更具体化和实用性。

临终关怀机构的规章制度应以国家方针政策和规章制度为准绳，不得与之违背或抵触。

所制订的规章制度和临终关怀技术操作常规，应力求标准化和量化。

执行中发现上级颁布的规章制度有缺陷或不完善之处，应按规定逐级上报，提出修改意见。

3. 临终病房规章制度的主要内容

（1）临终病房工作制度，包括标准化作业和质量管理制度；

（2）临终病房各级医护人员岗位责任制与岗位职责；

（3）临终护理与医疗常规及技术操作规范；

（4）临终病房社会工作管理制度；

（5）临终病房排班制度、交接班制度、探视制度、临终病房病案管理制度、培训和继续教育制度以及消毒隔离制度。

（6）其他：临终病房会议制度，临终病房大事记等。

4. 临终病房岗位责任制与岗位职责

岗位责任制与岗位职责是临终病房管理工作中的重要制度之一。它明确了病房各级临终关怀工作人员职责，并根据分工不同，科学地、具体地、有顺序地将各类人员的职责、工作固定到人，从而提高临终病房工作效率和服务质量。

（四）临终病房工作岗位说明表

1. 临终病区（房）主任岗位说明表

一、基本资料			
岗位名称	主任		
所属部门	临终关怀科		
二、工作内容			
（一）工作概述 在院长的的领导下，负责临终关怀科的医疗、护理、行政管理及科研等工作。			
（二）工作职责 1. 主持临终关怀科的工作，编制本科工作目标方案。 2. 组织制订本科的年度（季度）工作计划，并进行督促、检查，保证各项任务圆满完成。 3. 合理安排医护人员工作，指导、检查医护人员目标计划制订并考核完成情况。 4. 积极参加社区卫生服务中心开展的各项活动，协助中心管理部门管理好临终关怀科的工作。 5. 定期召开会议，协调各科室关系，检查督促医务人员贯彻各项规章制度、医疗常规和技术操作规程，不断提高医质量，严防并及时处理差错事故。			
（三）工作关系			
岗位工作关系	内部关系	监督带教	医师、护士
		请示上报	院长
	外部关系	各业务科室和相关职能科室	
三、任务资格			
（一）基本要求			
性别年龄要求	性别：不限 年龄：男 60 岁/女 55 岁以下		

教育要求	学历要求：大专或以上学历
	专业要求：全科医学专业
从业资格要求	执业资格：执业医师 工作经验： 1. 具有从事全科医学专业 3 年以上工作经历； 2. 具有一定的行政管理能力； 3. 具有较高缓和医疗理论素养与丰富的临终关怀实践经验； 4. 具备对本科室主要治疗方案作出最终决策的能力。

（二）基本素质要求

掌握医院管理、社区卫生服务管理等相关知识和技能。

身体健康，恪尽职守，具有良好的职业道德素质和团队合作精神。

具有较强的组织协调能力，沟通能力，分析和解决问题的能力。

（三）培训要求

医院管理、社区卫生服务管理业务。

心理学和相关法律法规知识的培训。

临终关怀、姑息医学专业相关知识的培训。

四、工作权限

对临终关怀科行政业务的代表权。

本科行政管理指挥权和科室行政事务矛盾的裁决权。

制度执行及科内工作监督、检查权。

科室医护人员的管理考核权和奖、罚、升、降、调的建议权。

科室购置新设备以及新药的申请权。

五、协调关系

与上级管理机构之间的关系协调。

本科室与院内各部门间关系的协调。

本科室内部医护人员的关系协调

六、绩效考核要点

医院各项指令的贯彻执行能力，工作规划能力，工作综合协调能力，监督检查督办能力。

临终关怀科宣传效果、认知普及程度。

本科室总体的工作效率，任务目标完成情况等。

2. 临终病区（房）护士长岗位说明表

一、基本资料	
岗位名称	护士长
所属部门	临终关怀科病房
二、工作内容	

（一）工作概述

在科主任的领导下，负责临终关怀科病房的护理、教学、科研、管理等工作。

（二）工作职责

1. 根据科内护理工作质量标准、工作计划，负责制订本科室具体工作计划，组织实施、检查与总结。

2. 督促护理人员严格执行各项规章制度、职业道德规范和技术操作规程，加强护理安全管理。

3. 参加科室查房、死亡病例讨论。

4. 组织科内的护理人员定期进行业务学习，认真落实护理人员规范化培训与继续教育计划。

5. 组织技术操作考核、业务考试，提高护理人员理论水平和技能。

6. 了解临终关怀和姑息医学方面的新进展，积极开展科研及组织技术革新工作，总结经验，撰写论文。

7. 加强医护沟通，充分了解医生对护理工作的要求。

（三）工作关系

岗位工作关系	内部关系	监督带教	临终关怀护士
		请示上报	科主任
	外部关系	各业务科室和相关的职能科室	

三、任务资格

（一）基本要求

性别年龄要求	性别：不限 年龄：男 60 岁/女 55 岁以下
教育要求	学历要求：大专或以上学历 专业要求：护理专业
从业资格要求	执业资格：执业护士，并具备护师以上职称 工作经验：具备三年以上临床护理工作经验和一定的管理能力

（二）基本素质要求

1. 身体健康，恪尽职守，具有良好的职业道德素质。

2. 具有良好的团队合作精神，工作踏实肯干、认真负责、细心周到，有一定的创新性，具有服务意识和奉献精神。

3. 较强的组织管理能力、决断能力，良好的沟通、协调能力和人际关系。

（三）知识技能要求

掌握临终关怀科主要病种的相关护理学相关知识。

熟悉与临终关怀护理密切相关学科的理论知识。

熟悉临终关怀科常用护理操作技术。

（四）培训要求

1. 临终关怀、姑息医学专业相关知识与技能的培训。

2. 护理服务技能及沟通技能与心理学知识培训。

3. 护理管理与相关法律、法规知识的培训。

四、工作权限
护理实习人员的带教权。 护理工作质量的监督检查权。 病区护士的管理考核和奖、罚、升、降、调的建议权。
五、协调关系
1. 医护、护患间工作关系的配合与协调。 2. 护理人员内部关系的协调。 3. 与院内相关科室人员、部门的关系的协调。
六、绩效考核要点
医院各项指令贯彻执行情况，各种护理规章制度执行、检查与落实情况。 本科室护理工作量、护理质量与工作效率，护理差错与护理事故发生情况。 工作规划能力，工作综合协调能力，院领导及医护人员对本人管理能力的评价。 较全面了解临终关怀领域国内外的新理论、新技术，并用于护理实践和科学研究的能力。 本人的业务技术水平和服务能力，对临终关怀专业知识和操作技能的掌握。

3. 临终病区（房）护士岗位说明表

一、基本资料	
岗位名称	护士
所属部门	临终关怀科病房
二、工作内容	

（一）工作概述
在护士长的领导下，负责临终关怀科病房的护理、教学、科研过程中的具体工作。
（二）工作职责
1. 安宁护士要24小时提供患者全方面的服务。
2. 做好新患者的入院宣教，24小时内建立《安宁护理计划书》，并与家属签订协议书，于48小时内完成生活质量评估，患者生存期评估。
3. 每日完成《生理问题评估计划及护理记录表》《疼痛评估表》的填写，及时记录患者的动态变化，有异常情况及时与床位医师联系，告知家属。
4. 每日深入病房，加强与患者交流，及时解决患者心理、生理需求，不得以任何理由推诿、冷落患者。
5. 患者处于濒死状态时，及时告知家属，转移到告别室并做好临终护理。
6. 安宁护士每天必须要完成患者的基础护理、生活护理、心理护理工作。
7. 能对答切题的患者，要对其完成一份录音谈话记录，并把录音录制到电脑上。
8. 患者离世后，提供家属哀伤辅导。
9. 24小时内完成死亡小结及《家属对安宁护理工作的评估》的填写。
10. 参与死亡患者的死亡讨论。
11. 负责对志愿者组织及志愿者进行人员标识、建立志愿者个人档案、统一管理；定期对志愿者进行培训教育；组织与协调志愿者服务，对服务情况进行登记；定期总结和完善志愿者对于安宁护理的作用与功能。

（三）工作关系			
岗位工作关系	内部关系	监督带教	实习护士
		请示上报	护士长
	外部关系		各业务科室及相关的职能科室

三、任务资格

（一）基本要求

性别年龄要求	性别：不限 年龄：男60岁/女55岁以下
教育要求	学历要求：大专或以上学历 专业要求：护理专业
从业资格要求	执业资格：执业护士 工作经验：具备两年以上的护理工作经验

（二）知识技能要求

1. 系统接受临终关怀知识与技能培训，三年内临终关怀知识与技能培训时间不少于80学时。
2. 掌握评估患者生命质量的技能，掌握临终关怀科常见病种的基本护理知识和方法，掌握临终关怀科护理常规和护理技术操作规程。
3. 具有良好的沟通能力，提供具有临终关怀特色的咨询指导。

（三）基本素质要求

1. 身体健康，恪尽职守，具有良好的职业道德素质。
2. 具有良好的团队合作精神，工作细心、周到、耐心，具有较强的服务意识和奉献精神。
3. 较强的组织管理能力、决断能力，良好的沟通、协调能力和人际关系。

（四）培训要求

1. 临终关怀、姑息医学专业相关知识与技能的培训。
2. 护理服务技能及沟通技能与心理学知识培训。
3. 护理管理与相关法律法规知识的培训。

四、工作权限

分管病房和患者的管理权。

护理教学和科研的参与权。

合理化建议权。

五、协调关系

1. 与患者及其家属关系的协调。
2. 与本科室医护人员关系的协调。
3. 与相关科室人员业务的关系协调。

六、绩效考核要点

医院和科室各项指令贯彻执行情况。

本岗位护理工作量、护理质量与工作效率，护理差错与护理事故发生情况和任务完成情况。

本人业务知识和技术水平及服务能力，医生和护理人员的评价情况。

4. 临终病区（房）医师岗位说明表

一、基本资料	
岗位名称	医师
所属部门	临终关怀科病房

二、工作内容

（一）工作概述

在科主任的领导下，负责临终关怀科病房的医疗、科研、咨询、心理辅导等工作。

（二）工作职责

1. 按住院病史书写，新患者入院后 24 小时内完成病史外，另书写安宁护理病案中有关医疗治疗的项目。

2. 积极开展临终关怀，对患者进行对症治疗和姑息治疗。

3. 对患者进行体格检查和相应辅助检查，评估患者病情、预期生存期，提出或调整治疗方案。

4. 为患者和家属提供相关咨询、心理辅导等服务。

5. 做好病历书写、处方开具和各种表格的填写与登统工作。

6. 完成交班报告和工作日志，每日核对处方；严格执行麻醉药品的管理和处方制度。

7. 认真执行各项规章制度和技术操作常规，严防差错事故。

8. 加强在职临终关怀知识和姑息医学的学习，不断拓展知识面，提高临终关怀服务技能。

9. 开展科研活动，认真完成科研资料的收集、整理和分析工作。

10. 积极参与安宁护理病例讨论。

（三）工作关系

岗位工作关系	内部关系	监督带教	
		请示上报	主任
	外部关系		

三、任务资格

（一）基本要求

性别年龄要求	性别：不限 年龄：男 60 岁/女 55 岁以下
教育要求	学历要求：本科或以上学历 专业要求：全科医学专业
从业资格要求	执业资格：执业医师 工作经验：具备两年以上的临终关怀从业经验

（二）知识技能

1. 接受过临终关怀专业培训，掌握临终关怀和缓和医疗的基本理论，基础知识和基本操作技能；

2. 熟练掌握临终关怀科室常见病种的生存期评估技术，掌握临终关怀科主要病种诊疗方案（规范）和基本诊疗技能，掌握临终关怀科常用诊疗技术的操作。

（三）基本素质要求

1. 身体健康，恪尽职守，具有良好的职业道德素质。

2. 具有良好的团队合作精神，奉献精神和服务他人的精神。

3. 较强的组织管理能力、决断能力，良好的沟通、协调能力和人际关系。

（四）培训要求

1. 临终关怀、姑息医学专业相关知识的培训。

2. 心理学知识培训。

3. 相关法律法规知识的培训。

四、工作权限

1. 临终关怀科患者的诊疗、处方权。

2. 患者入住临终关怀科病房的筛查权。

3. 新技术、新疗法和科研工作的参与权。

五、协调关系

1. 与医院及有关部门的业务关系的协调。

2. 与本科室医护人员关系的协调。

3. 与门诊患者及其家属的关系协调。

六、绩效考核要点

医院各项指令贯彻执行情况，各种医疗规章制度执行。

良好的职业道德和敬业精神，严格遵守医德规范，认真履行岗位职责。

本人的业务技术水平能力，对临终关怀的基本理论、专业知识、基本操作技能的掌握程度。

（五）告别室管理

1. 告别室的概念　告别室又称关怀室、濒死室、往生室和"蓬莱仙境"室等。告别室氛围应是感情最丰富的宣泄之处。

2. 告别室布局　告别室的设计和配置应充分体现人性、人道、至爱、关怀的特点，屋内宽敞明亮、色彩柔和，摆放一张病床和床头柜、沙发等家具。根据家属要求提供宗教背景音乐和相关偶像的陈设，播送濒死患者喜爱的音乐。告别室内一般不设急救仪器设备，目的是让患者能够安详地离开人世。

3. 告别室管理

（1）护士应陪伴在旁，向遗体鞠躬告别。

（2）对家属做适当的心理支持。

（3）此时的家属或亲友，不应惊动濒死患者，过度悲伤如大声痛哭会增加濒死者的痛苦。安宁护士引导家属向濒死者告别，安排亲友向濒死者说出心里话。临终关怀工作人员应尽最大努力，满足临终者及其家属的要求，使濒死者与家属均无遗憾。当确定濒死患者已死亡后，护士协助家属做好遗体料理，并将遗体护送至太平间。征得临终患者同意后的患者照片、录音、录像等送给家属，作珍贵的留念，以寄托他们的哀思。

二、临终病区（病房）管理

（一）临终病房基本条件与特点

1. 临终病房是安宁护理服务的空间，是临终患者弥留人间的终点，是提供临终者与家属及社会共处的场所，使患者在最后旅程中尽情享受人生。

2. 应具备明亮、宽敞、安静、温暖、舒适的特点。

3. 家庭化开放式病房，有家的感觉和氛围。

4. 宽敞明亮的多功能活动室，可于此召开茶话会，庆祝患者生日活动和各种文艺活动。

5. 家庭式厨房，配有冰箱、微波炉等。

（二）临终病房的优点与作用

临终病房是最温馨的临终者机构。

1. 为临终患者创造优质死亡的条件。

2. 保证临终患者及家属得到最人性的关怀。

3. 减少和限制不必要的医疗资源，降低处理不可逆转的终末期患者的费用。

4. 有利于临终关怀研究和教学。

（三）临终病房标准化管理

1. 临终护理病区（病房）标准化管理。

2. 临终护理质量标准化管理。

3. 临终护理病区（病房）安全管理。

4. 临终病区（病房）设置基本管理。

（四）成功开展临终病房的条件

1. 对"人"的尊重成为安宁护理发展的首要理念。

2. 社会福利制度成为安宁护理发展的后盾。

3. 安宁护理工作发展应与社会及政府密切配合。

4. 重视教育与研究发展。

5. 专人专职。

（五）临终病房的"是"与"不是"

是	不是
提供缓和医疗、心理护理的地方，是家庭病床→老年护理病床→安宁病床联动的照顾方式	等待死亡的地方
安乐活，强调人道主义善终照顾	安乐死
减轻经济负担，因治愈性的检查与治疗已免除	经济负担很重
尊重患者和家属的信仰	不让尊奉宗教偶像
不但有医生、护士，还有社会志愿者、营养师与社会工作者参与照顾	只看到医生与护士

鼓励近亲属及其他亲友与朋友一起来照顾	不需要别人照顾
理念与革新	口号
将患者与家属视为护理的整体	只照顾患者
强调患者心理、生理、病理与社会支持	针对疾病

（六）临终护理病房与一般医院癌末病房照顾比较

安宁护理	一般医院癌末期病患照顾
1. 观念上：强调活得尊严	一般不注重生命的尊严
2. 目的上：提高生命质量	希望延长病患生命
3. 重点上：强调家属与患者，亲情与照顾	强调医疗的重要
4. 方法上：注重团队照顾、社会支持，对患者及家属提供健康死亡教育和训练	只注重医护对疾病的照顾
5. 措施及质量上：强调安宁，在有限生存时间内，强调镇痛，解除不适症状，支持和维持人体生理必需，以及心理支持	不惜一切地强调疾病的尽力医治，甚至对癌末期患者仍送入 ICU（重症监护病房），插管，维持生命
6. 强调：缓和及支持（姑息疗法）	维持治愈性治疗
7. 应用上：自实践之日起，渐被群众所接受，值得推广应用	不可逆转的癌末期患者则浪费医疗资源，增加痛苦，没有尊严

（七）临终病房社会工作管理

1. 临终病房社会工作概述

（1）社会支持是建立在社会网络机构上的各种社会关系，也是人与人之间传递关爱与尊重信息的社会互动过程。良好的社会支持有利于健康，一方面它对临终应激状态下的个体提供保护，可以对应激起缓冲作用；另一方面对维持一般的良好情绪体验具有重要意义。

（2）库伯（Cobb，1976）等学者将社会支持分为 3 类：

①资助支持型：提供身体、金钱、实物及服务性帮助；

②信息支持型：及时提供信息、忠告，解答疑问并具体指导患者解决问题；

③精神支持型：热情照顾患者，尊敬患者感情，对患者的个人感受表示理解并认同，鼓励患者公开表达感受等。

上述三种类型是相互联系的。

（3）社会支持的目的就是提高临终患者临终阶段的生命质量。社会支持除由护士、医师提供外，晚期患者亲友、单位领导和同事、社会工作者和社会志愿者、大中专学生、文艺人士与宗教人士也是社会支持的重要参与者。

2. 社会工作者的组织和协调

（1）社会支持的提供在我国有着广泛的社会需求，社会支持有十分丰富的内涵。

（2）临终病房社会支持建立在社会网络机构上的各种社会关系。

（3）社会支持管理应由安宁病区护士专职负责，应定期对社会护理人员进行培训教育。

（4）应负责对社会工作者登记、组织与协调，发给社会工作者纪念证书，记录社会工作人员个人档案，给予社会工作者标识。

（5）向新闻媒体推荐经本人同意的社会工作人士的事迹。

（6）总结和完善社会支持对于临终关怀的作用与功能，明确社会工作者的角色与任务。

3. 社会支持的内容

（1）传统的社会支持主要利用晚期患者的家庭、亲属、同事或朋友开展工作，社会支持团队包括社会工作者和志愿者，其中晚期患者的家属和至亲好友等与晚期患者有较亲密的关系，能够给晚期患者心理精神方面的支持，有助于减轻或缓解晚期患者对死亡与濒死的恐惧和压力；与此同时所提供的物质方面的资助可缓解患者某些生活矛盾和顾虑。

（2）有关晚期患者的社会支持有 3 方面的内容：

①社会有关组织对临终关怀的重视程度近年来有不断地增加，包括有代表性的民意测验，研究社会网络和社区居民接触的涉及，鼓励和倡议社会支持的具体措施，民间和官方组织或个人定期、不定期对临终患者的慰籍和爱抚。

②当患者和亲属存在各方面的困难，明显影响其获得良好的生存生活质量时，通过社会支持，来防止或减缓生活、经济、物质和其他方面的压力与困难。

③临终患者出现精神、心理的问题，而依靠亲属和医疗机构的力量难以解决，根据具体情况利用社会支持可以最大程度地减少负面影响。社会组织的关心起到了亲属和医疗机构无法起到的照护作用，社会支持的介入有效地提高了患者的生存质量。

三、临终病区（病房）基本标准

（一）卫生部颁发《护理院基本标准（2011 版）》病房要求

1. 科室设置

（1）临床科室：至少设内科、康复医学科、临终关怀科。各科室应根据收治对象的疾病和自理能力等实际情况，划分若干病区，病区包括病室、护士站、治疗室、处置室，必要时设康复治疗室。

（2）临终关怀科应增设家属陪伴室。

2. 病房要求

（1）病房每床净使用面积不少于 5 平方米，每床间距不少于 1 米。每个病室以 2～4 人间为宜。

（2）每个病房应当设置衣物储藏的空间，并宜内设无障碍卫生间，卫生间地面应当满足清洗不渗水和防滑的要求。

（3）设有独立洗澡间，配备符合防滑倒要求的洗澡设施、移动患者的设施等有效安全防护措施。

（4）设有太平间。

3. 病房设备　病房每床单元基本装备应当与二级综合性医院相同，病床应当设有床挡。

（二）2012 年上海市政府实施住院舒缓疗护（临终关怀）项目实施方案中对病房要求的基本标准

1. 舒缓疗护科必须开设不少于 10 张安宁病床，设有家属陪伴室、谈心室、关怀室、沐浴室等辅助设备设施。

2. 全市 17 个区（县）中每个区（县）选取一个基础较好的舒缓疗护（临终关怀）试点，床位 50 张以上、有积极性的社区卫生服务中心（社区卫生服务中心挂牌老年护理医院优先考虑），初步规划 2～3 个病房 10 张床位转制为临终关怀病床，要求试点为 50 张床位以上的挂牌的老年护理医院或社区卫生服务中心，开展病房和居家舒缓疗护（临终关怀）服务。

（三）2012 年上海市社区卫生服务中心临终关怀科基本标准病房要求

1. 临终关怀病房（区）　病室、谈心室、配膳室、医师室、护理站、治疗室、告别室、沐浴室。

2. 床位　根据服务范围和人口及社区卫生服务中心条件合理设置，设临终关怀病床 10 张；根据本区医疗机构设置规划，可设一定数量的以照料管理为主要功能的居家临终关怀病床或家庭病床。

3. 房屋　临终关怀科门诊建筑面积不少于 40 平方米，布局合理、充分体现保护患者隐私，无障碍设计要求，并符合国家卫生学标准。设病床的：每床建筑面积不少于 45 平方米（每床建筑面积＝病区总面积/总床位数）；每床净使用面积不少于 5 平方米；每室必须独立；其他房屋建筑面积满足功能与设备需要。

4. 设备　配备与之相应的病床单元设施和遮隔设施：病历车，担架推车，治疗推车，读片灯、超声雾化器、电动吸引器、胃肠减压器、精神类及麻醉药专用保险柜、敷料柜、药品柜、输液设备、供氧设备等。

5. 社区卫生服务中心临终关怀病房服务设施　舒缓疗护（临终关怀）科必须开设不少于 10 张安宁病床，设有家属陪伴室、谈心室、关怀室、沐浴室等辅助设施设备，开展日间照护、居家临终关怀服务。

（四）2008 年《上海市闸北区社区卫生服务中心临终关怀科建设与管理指南》的病房基本要求

1. 病房

（1）病室，应符合下列规定：

①每床建筑面积不少于 45 平方米；

②平均每床净用面积不少于 5 平方米；

③床边与邻床之间的距离至少 80 厘米；

④床边与墙壁之距离至少 80 厘米；

⑤每床应有床栏及调节高度的装置；

⑥应设 2 人或多人床的病室，应配备床头柜与护理站的紧急呼叫器；

⑦每一病室至多设 4 床。

（2）应设护理站，并具有下列设施设备：

①准备室，工作台及治疗车；

②病历记录，药品及医疗器械存放柜；

③推床；

④轮椅；

⑤污物处理设备。

（3）应有空调设备。

（4）应有活动场所（面谈室），配有电视机、收录机等电化设备。

2．仪器设备　氧气设备、抽吸设备、输液装置、雾化喷雾器、搬运推床、床旁便盆器、床旁洗头器具等。

3．其他

（1）应配置活动室（谈心室）；

（2）谈心室建筑面积不少于 20 平方米。

4．病房的设计

（1）一般设施：

①应按照国家建筑法及其有关法律、法规的规定。

②应符合实用、经济、美观的装修原则，宜选用经济、耐久、功能性好并符合卫生学要求的材料，体现朴素、温馨、幽静的行业特点。

③应设有电梯。但仅使用地面一楼病床者，可以不设电梯。

④病房病室应有自然采光的窗户，宜以自然通风为主。

⑤病房高度：地板至天花板净高至少 2.7 米。

⑥病房走廊净宽至少一米。

⑦无障碍设施设置应符合国家建筑物无障碍设计规范，在走道台阶处，应有推车或轮椅的主用斜坡道并采用防滑材料。

⑧病房的地面、踏脚板、墙裙，其阴阳角宜做成圆角，应便于冲洗，不污染环境。脚踏板、墙裙与墙面平。

⑨配餐室、厕所、浴室等蒸汽溢出和结露房间，应采用牢固、耐用、难玷污、易清洁材料；并采取有效措施使蒸汽排放顺利，房屋地面排水通畅，不出现渗漏。

（2）消防、安全设备：

①应当符合消防法及其有关法律、法规的规定。

②病房走道、楼梯及平台应当有扶手、栏杆。

③楼梯、走道及浴厕防滑地板，并有防滑措施。

④病房浴厕应设有扶手，并配备紧急呼叫系统。

⑤应当配置完善、清晰、醒目的标识系统。

（3）空调设备：应符合与建筑法及其有关法律、法规的规定。

（4）其他：

①临终关怀病床内外环境整洁。

②设太平间者，应设于较隐蔽的位置，与主要建筑适当隔离，并宜单独设置出口；同时应配备遗体冷藏设备。

第三章　爱心护理院概述

本章重点概述

爱心护理院是一项荣誉，而护理院是一级组织，两者在概念上是有区别的。本文以下章节中所提到的规范均指护理院的工作规范。本章就爱心护理院与护理院的关系做重点阐述，并简要介绍护理院的申办程序、申办条件及注销程序。

第一节　爱心护理院与护理院的差异性

一、护理院的概念

卫医政发〔2011〕21号《护理院基本标准》（2011版）对护理院的概念给出了定义：护理院是为患者提供长期医疗护理、康复促进、临终关怀等服务的医疗机构，是医疗服务体系的重要组成部分，它的收治范围是全龄的患者。

二、爱心护理院的概念

爱心护理院的"爱心"是具有特殊定义的，"帮天下儿女尽孝，给世上父母解难，为党和政府分忧"是国家爱心护理工程工作的宗旨。在全国范围内，具有医养条件的医疗机构与养老机构，都要以失能与半失能老年人的生活照料为中心，打破传统养老机构的模式，在解决老年人基本生活的基础上，以提高老年人的生活质量为目的，要求爱心护理院做到"五个统一""六项功能""四项设施"，通过规范医疗服务、康复服务、心理服务、临终关怀服务标准，在养老机构提升服务质量的过程中，让老年人得到应有的尊重和关怀，老年人的子女安心工作，为政府分担快速老龄化带来的困扰。

三、爱心护理院与护理院的统一性与差异性

（一）统一性

1. 机构资质相同，具有医疗资质。

2. 服务对象相同，以收治失能与半失能老年人为主。

3. 服务功能相同，具有医疗服务、康复服务、心理服务、临终关怀服务的"医养"服务功能。

（二）差异性

1. 资质的差异，爱心护理院具有双重资质，具备医疗资质和养老资质；护理院只具备医疗资质。

2. 服务对象的差异，爱心护理院是针对老年人的服务；护理院是针对全龄人的服务。

3. 服务内容的差异，爱心护理院注重老年人的心理服务、临终关怀服务，让老年人真正感受到"爱心"服务带来的生命关怀尊严，泰然面对；护理院的服务内容较广泛，为老年人服务的同时，还要负责低龄患者康复与休养服务。

综上所述，二者是不可分割的整体，在我国老龄化和特殊的人口政策下，这种"医养"结合的养老模式，是今后的发展趋势。

第二节　护理院的申办程序与注销程序

从以上章节的叙述看出，申请兴办护理院，必须取得政府卫生部门的准入许可，还要取得民政部门的准入许可。以下是护理院的申办程序，较具体完整的列出护理院的申办程序和注销程序，供相关者参考。

一、护理院的申办程序

兴建一所护理院需要履行一系列的筹建申报、审批和注册登记等程序，完成这些程序工作后，护理院才能正式兴建、营业。主要包括以下三方面：

(一) 申请医疗机构执业许可

护理院既有养老功能，又有医疗功能，首先须取得卫生部门颁发的医疗卫生执业许可证。根据《医疗机构管理条例》第九条：单位或者个人设置医疗机构，必须经县级以上地方人民政府卫生行政部门审查批准，并取得设置医疗机构批准书，方可向有关部门办理其他手续。

1. 申请设置医疗机构，应当提交下列文件：

(1) 设置申请书。

(2) 设置可行性研究报告。

(3) 申请医疗机构批准书。

(4) 选址报告和建筑设计平面图。

(5) 医疗机构法人或者主要负责人及各科室负责人名录及有关资格证书、执业证书复印件。

(6) 医疗机构房产使用证明书。

(7) 验资证明、资产评估报告。

(8) 医疗机构规章制度。

2. 申请医疗机构执业登记，应当具备下列条件：

(1) 有设置医疗机构批准书。

(2) 符合医疗机构的基本标准。

(3) 有适合的名称、组织机构和场所。

(4) 有与其开展的业务相适应的经费、设施、设备和专业卫生技术人员。

(5) 有相应的规章制度。

(6) 能够独立承担民事责任。

3. 医疗机构的执业登记，由批准其设置的人民政府卫生行政部门办理。单位或者个人设置医疗机构，应当按照以下规定提出设置申请：

（1）床位不满 100 张的医疗机构，向所在地的县级人民政府卫生行政部门申请。

（2）床位在 100 张以上的医疗机构和专科医院，按照省级人民政府卫生行政部门的规定申请。

4. 医疗机构执业登记的主要事项：

（1）名称、地址、主要负责人。

（2）所有制形式。

（3）诊疗科目、床位。

（4）注册资金。

（二）民营医疗机构经营性质的确定

民营医疗机构的经营性质按机构整体划分分为非营利性和营利性。划分的主要依据是医疗机构的经营目的、服务任务，以及执行不同的财政、税收、价格政策和财务会计制度。

非营利性医疗机构是为社会公众利益服务而设立和运营的医疗机构，不以营利为目的，其收入用于弥补医疗服务成本，实际运营中的收支结余用于自身的发展，改善医疗条件、引进技术、开展新的医疗服务项目等。营利性医疗机构是指医疗服务所得收益可用于投资者经济回报的医疗机构。

民营医疗机构在申请医疗机构执业许可登记时可以自主选择营利性或非营利性医院经营性质，经登记机关审核后，在《医疗机构执业许可证》（正、副本）上注明。

1. 非营利性医疗机构的登记与管理

（1）民营医疗机构在申请执业登记时，使用医疗机构规范名称。规范名称为：行政区划名或地名＋字号＋组织形式（医院），专科医院可在"组织形式"前加上"专科名称"。

（2）民办非企业单位登记，根据国务院《民办非企业单位登记管理暂行条例》的规定及民政部、卫生部《关于城镇非营利性医疗机构进行民办非企业单位登记有关问题的通知》（民发〔2007〕253 号）要求，医疗机构取得《医疗机构执业许可证》后，到同级民政部门进行民办非企业单位登记。民政部门对民办非企业单位的登记按照分级负责、双重管理的原则进行监督管理。

（3）对已登记为营利性医疗机构的医院，自愿选择变更为非营利性医疗机构，向核发其《医疗机构执业许可证》的卫生行政部门办理执业变更手续。变更后，进行民办非企业单位登记前，应到工商登记机关办理原企业登记注销手续。

（4）非营利性医疗机构的医疗服务价格执行国家和省的医疗服务价格标准。

（5）非营利性医疗机构的医疗服务价格、药品价格执行明码标价制度。

2. 营利性医疗机构的登记与管理

（1）凡经卫生行政部门登记为营利性经济类型的医疗机构，需办理工商登记方可开展诊疗活动。

（2）民营医疗机构申请登记为营利性的，应当按照《企业名称登记管理规定》《企业名称登记管理实施办法》的规定，到工商登记机关申请企业名称预先核准，取得《企业名称预先核准通知书》后，再到卫生行政部门办理《医疗机构执业许可证》。

（3）营利性医疗机构取得《医疗机构执业许可证》后备齐相应的环保、消防等企业登记所需材料方能申请办理企业注册登记。

（4）凡利用外资的，可申请设立中外合资或者中外合作经营的营利性医疗机构。

（5）营利性医疗机构的医疗服务价格由各医疗机构自主制订医疗服务价格标准。

（6）营利性医疗机构的医疗服务价格、药品价格执行明码标价制度。

（三）申办医疗保险定点资格

护理院的收治对象主要是失能老年人，几乎都有医疗需求。若能成为医疗保险定点机构，则能很大程度地减轻老年人及家属的经济负担。

1. 根据《社会医疗保险定点护理院管理办法》，申请医疗保险定点机构应具备以下条件：

（1）持有卫生行政部门发放的《医疗执业许可证》。

（2）符合定点医疗机构区域设置规划，院址周围半径 2.5 公里内无同类医保定点医疗机构。

（3）遵守国家有关医疗服务管理的法律、法规和标准，有健全和完善的医疗服务管理制度和财务管理制度。

（4）认真执行国家和省、市物价部门规定的医疗服务和药品价格法规和政策，经物价部门监督检查合格。

（5）认真执行市医疗机构药品招标采购的有关规定。

（6）认真执行城镇职工基本医疗保险的有关政策规定，建立与基本医疗保险要求相适应的内部管理制度，并配备必要的管理人员和计算机网络系统。

2. 具备以上条件，愿意承担城镇职工基本医疗保险定点服务的医疗机构，可向市劳动保障行政部门提出书面申请，并提供有关材料。

（1）执业许可证副本。

（2）收费许可证副本。

（3）大型医疗仪器设备清单。

（4）执业医师代码名册。

（5）上一年度业务收支情况和门诊、住院诊疗服务量，以及可承担的医疗服务能力。

（6）药品监督管理和物价部门监督检查合格的证明材料。

（7）医疗保险工作分管领导和专职管理人员名单。

（8）计算机及网络设备清单，负责计算机硬件、软件维护的工程技术人员名单。

3. 社保中心要与定点医疗机构签订医疗保险服务协议，明确双方的责任、权利和义务。协议有效期一般为 1～2 年，协议到期后定点医疗机构应及时与社保中心续签协议，逾期 2 个月仍未续签的，将暂停定点医疗服务。社保中心与定点医疗机构实行计算机联网管理，并负责定点医疗机构医疗保险软件操作人员的业务培训。各定点医疗机构应配备专职医疗保险管理人员，配合社保中心共同做好医疗服务管理工作。定点医疗机构应按要求及时、准确地向社保中心提供参保人员医疗费用的发生情况等有关信息，保证医疗保险软件的正常运行和网络的畅通，保证参保人员的正常就医。

（四）申请社会福利机构

护理院的收治对象主要是老年人，属于社会福利机构。根据《社会福利机构管理暂行办法》，社会福利机构是指国家、社会组织和个人举办的，为老年人、残疾人、孤儿和弃婴提供养护、康复、托管等服务的机构。

1. 依法成立的组织或具有完全民事行为能力的个人（以下称申办人）凡具备相应的条件，可以依照规定，向社会福利机构所在地的县级以上人民政府民政部门提出举办社会福利机构的筹办申请。申办人申请筹办社会福利机构时，应当提交下列材料：

（1）申请书、可行性研究报告。

（2）申办人的资格证明文件。

（3）拟办社会福利机构资金来源的证明文件。

（4）拟办社会福利机构固定场所的证明文件。

2. 申办人应当持以上材料，向社会福利机构所在地的县级以上人民政府民政部门提出申请，由受理申请的民政部门进行审批。

3. 香港、澳门、台湾地区的组织和个人，华侨以及国外的申办人采取合资、合作的形式举办社会福利机构，应当向省级人民政府民政部门提出筹办申请，并报省级人民政府外经贸部门审核。

4. 经同意筹办的社会福利机构具备开业条件时，应当向民政部门申请领取《社会福利机构设置批准证书》。

5. 申请领取《社会福利机构设置批准证书》的机构，应当符合社会福利机构设置的下列基本标准：

（1）有固定的服务场所、必备的生活设施及室外活动场地。

（2）符合国家消防安全和卫生防疫标准，符合《老年人建筑设计规范》和《方便残疾人使用的城市道路和建筑物设计规范》。

（3）有与其服务内容和规模相适应的开办经费。

（4）有完善的章程，机构的名称应符合登记机关的规定和要求。

（5）有与开展服务相适应的管理和服务人员，医务人员应当符合卫生行政部门规定的资格条件，护理人员、工作人员应当符合有关部门规定的健康标准。

6. 申请领取《社会福利机构设置批准证书》时，应当提交下列文件：

（1）申请《社会福利机构设置批准证书》的书面报告。

（2）民政部门发给的社会福利机构筹办批准书。

（3）服务场所的所有权证明或租用合同书。

（4）建设、消防、卫生防疫等有关部门的验收报告或者审查意见书。

（5）验资证明及资产评估报告。

（6）机构的章程和规章制度。

（7）管理人员、专业技术人员和护理人员的名单及有效证件的复印件以及工作人员的健康状况证明。

（8）要求提供的其他材料。

7. 申办人取得《社会福利机构设置批准证书》后，应当到登记机关办理登记手续。

8. 民办养老机构取得《社会福利养老服务组织机构认定书》后，根据本机构性质，依法履行登记手续，并使用经过审核批准的名称。属非营利性民办养老机构的，依照民办非企业单位登记管理规定，到属地民政部门办理民办非企业单位登记；属营利性民办养老机构的，依照工商部门有关规定，到工商部门办理企业登记。

二、护理院的注销流程

（一）护理院注销的必要性

护理院当章程规定的项目完成后且没有继续存在必要时，只有经过合法的注销程序，护理院才能从法律意义上消失。

（二）非营利性护理院注销流程及相关说明

注销登记根据《民办非企业单位登记管理暂行条例》，民办非企业单位有下列情况之一的，必须申请注销登记：

（1）章程规定的解散事由出现。

（2）不再具备条例第八条民办非企业单位申请规定条件的。

（3）宗旨发生根本变化的。

（4）由于其他变更原因，出现与原登记管理机关管辖范围不一致的。

（5）作为分立母体的民办非企业单位因分立而解散的。

（6）作为合并源的民办非企业单位因合并而解散的。

（7）民办非企业单位原业务主管单位不再担当其业务主管单位，且在 90 日内找不到新的业务主管单位的。

（8）有关行政管理机关根据法律、行政法规规定认为需要注销的。

（9）其他原因需要解散的。

（三）注销申办流程

1. 申请——受理——审核——公告

民办非企业单位注销登记时，应提供注销登记的申请书，报业务主管单位审查。与此同时，民办非企业单位要在业务主管单位和有关部门机关的指导下成立清算组织，进行清算，并提出清算报告。经业务主管单位审查后，出具同意注销登记的审查文件。民办非企业单位的法定代表人或者负责人必须自完成清算之日起 15 日内，向登记管理机关申请注销登记。

2. 办理程序

民办非企业单位到登记管理机关申请注销登记时，应提交的材料：

（1）法定代表人或单位负责人签署并加盖公章的注销登记申请书，法定代表人或单位负责人因故不能签署的，还应提交不能签署的理由的文件。申请书应载明注销的理由并附决定注销时依照章程履行程序的原始纪要。

（2）业务主管单位审查同意注销登记事项的正式文件。

（3）清算组织提出的财务清算报告。

（4）民办非企业单位的全部印章及财务凭证。

（5）民办非企业单位登记证书正、副本（原件）。

（6）注销登记表（业务主管单位签署意见并盖章，原件1份）。

（7）注销税务登记通知书。

（8）银行账户撤销通知书。

3. 办理机构

申请注销登记的市级民办非企业单位，向市民间组织管理局申请登记。申请注销登记的县级以下民办非企业单位，向原登记管理的县（市、区）民政局（民间组织管理局）申请注销。

（四）营利性护理院注销流程及相关说明

1. 注销登记程序

（1）自清算报告被确认之日起十日内，清算组应当将清算报告及表册报工商行政管理局备案并申请注销登记。

（2）工商行政管理局核准注销登记后，清算组应当公告企业终止。

2. 相关说明

（1）清算组将清算报告及表册呈报备案时须提交的材料：

①清算报告备案登记表。

②股东会通过的关于爱心护理院解散的决议。

③《企业法人营业执照》原件、复印件。

④股东会确认的企业清单开始日的资产负债表及财产清单。

⑤股东会确认的护理院清算结束日的资产负债表及财产清单。

⑥税务（国税、地税）完税凭证原件、复印件。

⑦清算组出具的经股东会确认的清算报告（一式两份，要求清算组成员签名，股东会确认）。

（2）申请护理院注销登记应提交的文件、证明

①护理院清算组织负责人签署的护理院注销登记申请书。

②股东会通过的关于护理院解散的决议。

③股东会确认的清算报告。

④《企业法人营业执照》正、副本及公章。

⑤清算组织成立后六十日内在报纸上公告的报样。

⑥税务部门出具的完税证明。

⑦法律、法规、规章和政策规定应提交的文件、证件。

三、护理院申办要求

（一）人员配备规范

根据卫生部《护理院基本标准（2011版）》，护理院人员配备要求如下：

（1）全院至少有1名具有副主任医师以上专业技术职务的医师，至少有3名具有5年以上工作经验的医师。

除按照上述要求配备专职医师以外，还可以根据工作需要配备兼职医师。

至少有神经内科、心血管内科、呼吸内科、肿瘤科、老年病科等专科的专职或兼职医师负责定期巡视患者，处理医疗问题。每增加 10 张床位，至少增加 1 名专职或兼职医师。

（2）每床至少配备 0.8 名护理人员，其中，注册护士与护理员之比为 1：2~2.5。

（3）每 10 张床或每病区至少配备 1 名具有主管护师以上专业技术职务任职资格的护士。每病区设护士长 1 名。

（4）应当配备与开展的诊疗业务相应的药师、技师、临床营养师、康复治疗师等医技人员。

1. 医、护、技人员职称

1981 年卫生部发布的《卫生技术人员职务试行条例》中规定如下：

第二条　卫生技术职务是以医药卫生技术为主要职责，根据医药卫生工作的实际需要设置的专业技术工作岗位。卫生技术职务有明确的职责和履行相应职责必须具备的任职基本条件，在定编定员的基础上，高中初级专业技术职务有合理结构比例。

第三条　卫生技术职务分为医、药、护、技四类：

（一）医疗、预防、保健人员：

主任医师、副主任医师、主治（主管）医师、医师、医士。

（二）中药、西药人员：

主任药师、副主任药师、主管药师、药师、药士。

（三）护理人员：

主任护师、副主任护师、主管护师、护师、护士。

（四）其他卫生技术人员：

主任技师、副主任技师、主管技师、技师、技士。

第四条　主任医（药、护、技）师、副主任医（药、护、技）师为高级技术职务；主治（主管）医（药、护、技）师为中级技术职务；医（药、护、技）师、医（药、护、技）士为初级技术职务。

第五条　卫生技术人员必须热爱祖国，遵守宪法和法律，拥护中国共产党的领导，贯彻执行党的卫生工作方针，遵守职业道德，全心全意为人民服务，积极为社会主义现代化建设贡献力量。

第六条　医（药、护、技）士

（一）了解本专业基础理论，具有一定的技术操作能力；

（二）在上级卫生技术人员指导下，能胜任本专业一般技术工作；

（三）中专毕业见习一年期满。

第七条　医（药、护、技）师

（一）熟悉本专业基础理论，具有一定的技术操作能力；

（二）能独立处理本专业常见病或常用专业技术问题；

（三）借助工具书，能阅读一种外文的专业书刊；

（四）中专毕业，从事医（药、护、技）士工作五年以上，经考核证明能胜任医（药、护、技）师职务；大学专科毕业，见习一年期满后，从事专业技术工作二年以上；大学本科毕业，见习一年期满；研究生班结业或取得硕士学位者。

第八条　主治（主管）医（药、护、技）师

（一）熟悉本专业基础理论，具有较系统的专业知识，掌握国内本专业先进技术并能在实际工作中应用；

（二）具有较丰富的临床或技术工作经验，能熟练地掌握本专业技术操作，处理较复杂的专业技术问题，能对下一级卫生技术人员进行业务指导；

（三）在临床或技术工作中取得较好的成绩，或具有一定水平的科学论文或经验总结。能比较顺利阅读一种外文的专业书刊；

（四）大学毕业或取得学士学位，从事医（药、护、技）师工作四年以上；研究生班结业或取得第二学士学位，从事医（药、护、技）师工作三年左右；取得硕士学位，从事医（药、护、技）师工作二年左右；取得博士学位者。

第九条　副主任（药、护、技）师

（一）具有本专业较系统的基础理论和专业知识，了解本专业国内外现状和发展趋势，能吸取最新科研成就并应用于实际工作。

（二）工作成绩突出，具有较丰富的临床或技术工作经验，能解决本专业复杂疑难问题或具有较高水平的科学论文或经验总结。能顺利阅读一种外文的专业书刊。

（三）具有指导和组织本专业技术工作和科学研究的能力，具有指导和培养下一级卫生技术人员工作和学习的能力。

（四）具有大学本科以上（含大学本科）学历，从事主治（主管）医（药、护、技）师工作五年以上；取得博士学位，从事主治（主管）医（药、护、技）师工作二年以上。

第十条　主任医（药、护、技）师

（一）精通本专业基础理论和专业知识，掌握本专业国内外发展趋势，能根据国家需要和专业发展确定本专业工作和科学研究方向；

（二）工作成绩突出，具有丰富的临床或技术工作经验，能解决复杂疑难的重大技术问题或具有较高水平的科学专著、论文或经验总结。能熟练阅读一种外文的专业书刊；

（三）做为本专业的学术、技术带头人，善于指导和组织本专业的全面业务技术工作，具有培养专门人才的能力；

（四）从事副主任医（药、护、技）师工作五年以上。

第十一条　各级卫生技术职务，必须由行政领导在经过评审委员会评审的、符合相应条件的卫生技术人员中，按照限额进行聘任或任命。

对未经评审委员会评审或评审认定不符合任职条件者，任何单位或任何人不得聘任或任命其担任卫生技术职务。

2. 医师、护士、护理员执业资格

（1）医师：

1998年主席令第五号《中华人民共和国执业医师法》中规定：

第十二条　医师资格考试成绩合格，取得执业医师资格或者执业助理医师资格。

第十三条　国家实行医师执业注册制度。

取得医师资格的，可以向所在地县级以上人民政府卫生行政部门申请注册。

除有本法第十五条规定的情形外，受理申请的卫生行政部门应当自收到申请之日起三十日内准予注册，并发给由国务院卫生行政部门统一印制的医师执业证书。

医疗、预防、保健机构可以为本机构中的医师集体办理注册手续。

第十四条　医师经注册后，可以在医疗、预防、保健机构中按照注册的执业地点、执业类别、执业范围执业，从事相应的医疗、预防、保健业务。

未经医师注册取得执业证书，不得从事医师执业活动。

（2）护士：

2008年国务院发布的《护士条例》中规定：

第七条　护士执业，应当经执业注册取得护士执业证书。

申请护士执业注册，应当具备下列条件：

1. 具有完全民事行为能力；

2. 在中等职业学校、高等学校完成国务院教育主管部门和国务院卫生主管部门规定的普通全日制3年以上的护理、助产专业课程学习，包括在教学、综合医院完成8个月以上护理临床实习，并取得相应学历证书；

3. 通过国务院卫生主管部门组织的护士执业资格考试；

4. 符合国务院卫生主管部门规定的健康标准。

第八条　申请护士执业注册的，应当向拟执业地省、自治区、直辖市人民政府卫生主管部门提出申请。收到申请的卫生主管部门应当自收到申请之日起20个工作日内做出决定，对具备本条例规定条件的，准予注册，并发给护士执业证书；对不具备本条例规定条件的，不予注册，并书面说明理由。

护士执业注册有效期为5年。

（3）养老护理员：

根据中华人民共和国人力资源和社会保障部2011年修订的《国家职业技能标准：养老护理员》，对养老护理员的职业等级、基本要求及工作要求规定如下（节选）：

1-职业概况

1.2　职业定义

对老年人生活进行照料、护理的服务人员。

1.3　职业等级

本职业共设四个等级，初级（国家职业资格五级）、中级（国家职业资格四级）、高级（国家职业资格三级）、技师（国家职业资格二级）。

1.5 职业能力特征

具有一定的学习和计算能力，手指、手臂灵活，动作协调；表达能力与形体知觉较强；有空间感与色觉能力。

1.6 基本文化程度

初中毕业。

1.8.2 申报条件

——初级（具备以下条件之一者）

（1）经本职业初级正规培训达规定标准学时数，并取得结业证书。

（2）在本职业连续见习工作2年以上。

（3）本职业学徒期满。

——中级（具备以下条件之一者）

（1）取得本职业初级职业资格证书后，连续从事本职业作3年以上，经本职业中级正规培训达规定标准学时数，并取得结业证书。

（2）取得本职业初级职业资格证书后，连续从事本职业工作5年以上。

（3）连续从事本职业工作7年以上。

（4）取得经人力资源和社会保障行政部门审核认定的、以中级技能为培养目标的中等以上职业学校本职业（专业）毕业证书。

——高级（具备以下条件之一者）

（1）取得本职业中级职业资格证书后，连续从事本职业工作4年以上，经本职业高级正规培训达规定标准学时数，并取得结业证书。

（2）取得本职业中级职业资格证书后，连续从事本职业工作7年以上。

（3）取得高级技工学校或经人力资源和社会保障行政都门审核认定的、以高级技能为培养目标的高等职业学校本职业或者相关（专业）毕业证书。

（4）取得本职业中级职业资格证书的大专以上本专业或相关专业毕业生，连续从事本职业工作2年以上。

——技师（具备以下条件之一者）

（1）取得本职业高级职业资格证书，连续从事本职业工作5年以上，经本职业技师正规培训达规定标准学时数，并取得结业证书。

（2）取得本职业高级职业资格证书后，连续从事本职业工作8年以上。

（3）取得本职业高级职业资格证书的高级技工学校本职业（专业）毕业生，连续从事本职业工作2年以上。

2-基本要求

2.1 职业道德

2.1.1 职业道德基本知识

2.1.2 职业守则

（1）尊老敬老，以人为本。

（2）服务第一，爱岗敬业。

（3）遵章守法，自律奉献。

2.2 基础知识

2.2.1 老年人护理基础知识

(1) 老年人生理、心理特点。

(2) 老年人的护理特点。

(3) 老年人的常见疾病护理知识。

(4) 老年人的饮食种类及营养需求。

(5) 老年人一般情况观察方法。

(6) 老年人护理记录方法。

(7) 者年人基本救助方法。

(8) 老年人常见冲突和压力处理方法。

2.2.3 安全卫生、环境保护知识

(1) 老年人的安全防护规范及相关知识。

(2) 老年人的卫生防护知识。

(3) 老年人的环境保护知识。

(4) 老年人居室整理及消毒隔离知识。

2.2.4 养老护理员职业工作须知、服务礼仪和个人防护知识

(1) 养老护理员职业工作须知。

(2) 养老护理员服务礼仪规范。

(3) 养老护理员个人防护知识。

2.2.5 相关法律、法规基础知识

(1)《中华人民共和国老年人权益保障法》的相关知识。

(2)《中华人民共和国劳动法》相关知识。

(3)《中华人民共和国劳动合同法》相关知识。

(4)《中华人民共和国消防法》相关知识。

3-工作要求

3.1 初级

职业功能	工作内容	技能要求	相关知识
一、生活照料	（一）饮食照料	1. 能为老年人摆放进食体位； 2. 能帮助老年人进食进水； 3. 能观察老年人进食进水的种类和量，报告并记录异常变化； 4. 能根据已知老年人常见病情况发放治疗饮食。	1. 老年人进食体位摆放方法及要求； 2. 老年人进食进水方法及观察要点； 3. 老年人吞咽困难、进食呛咳观察要点； 4. 老年人治疗饮食发放有关知识。

职业功能	工作内容	技能要求	相关知识
一、生活照料	（二）排泄照料	1. 能帮助老年人如厕； 2. 能帮助卧床老年人使用便器排便； 3. 能为老年人更换尿布、纸尿裤等； 4. 能采集老年二便标本； 5. 能观察老年人排泄物的性状、颜色、次数及量，报告并记录异常变化； 6. 能在老年人呕吐时变换其体位； 7. 能使用开塞露辅助老年人排便。	1. 老年人胃肠及排二便活动基础知识及观察； 2. 二便标本采集方法； 3. 便器与纸尿裤使用方法； 4. 呕吐体位变换要求及注意事项； 5. 开塞露使用注意事项。
	（三）睡眠照料	1. 能为老年人布置睡眠环境； 2. 能观察老年人睡眠状况，报告并记录异常变化。	1. 老年人睡眠生理知识及观察要点； 2. 老年人睡眠照料基础知识。
	（四）清洁照料	1. 能为老年人整理、更换床单位； 2. 能为老年人洗脸、洗手、洗头、洗澡（淋浴、盆浴、擦浴）、剃胡须、洗脚、修剪指（趾）甲，并整理仪表仪容； 3. 能为老年人清洁口腔； 4. 能为老年人摘戴义齿，并清洗； 5. 能为老年人清洁会阴部； 6. 能为老年人翻身，并观察皮肤变化，报告并记录异常变化； 7. 能为老年人更衣。	1. 老年人清洁照料知识及观察； 2. 老年人口腔卫生及义齿的一般养护知识； 3. 女性老年人会阴清洁注意事项； 4. 老年人床上洗浴要求及注意事项； 5. 老年人压疮预防知识及观察要点； 6. 老年人更衣要求。

职业功能	工作内容	技能要求	相关知识
二、基础护理	（一）用药照料	1. 能查对并帮助老年人服药； 2. 能观察老年人用药后的反应，记录并及时报告。	1. 用药基本知识基础及观察要点； 2. 药物保管知识及注意事项。
	（二）冷热应用护理	1. 能使用热水袋为老年人保暖； 2. 能为老年人进行湿热敷； 3. 能观察老人皮肤异常变化记录并及时报告。	1. 老年人使用热水袋常识及注意事项； 2. 老年人湿热法常识及注意事项； 3. 老年人皮肤观察专业知识。
	（三）遗体照料	1. 能清洁遗体； 2. 能整理遗物。	1. 老年人遗体清洁注意事项； 2. 老年人遗物清理注意事项。
三、康复护理	（一）康乐活动保护	1. 能教老年人手工活动，如夹豆、搭积木等； 2. 能为老年人示范娱乐游戏活动，如拍手、传球、唱歌、听音乐等。	1. 老年人手工活动示范方法； 2. 文体娱乐活动实施方法。
	（二）活动保护	1. 能教老年人使用轮椅、拐杖等助行器进行活动； 2. 能使用轮椅辅助老年人进行活动； 3. 能使用轮椅、平车等工具转运搬移老年人。	1. 轮椅、拐杖等助行器使用操作方法及注意事项； 2. 老年人扶抱搬移方法及注意事项； 3. 老年人相关保护用具应用操作知识； 4. 防跌倒措施知识及户外活动注意事项。

3.2 中级

职业功能	工作内容	技能要求	相关知识
一、生活照料	（一）饮食照料	1. 能照料带鼻饲管的老年人进食； 2. 能对发生噎食、误吸情况的老年人采取应急救助措施，报告并记录。	1. 老年人鼻饲照料知识； 2. 噎食、误吸救护知识。
	（二）排泄照料	1. 能使用人工取便的方法辅助老年人排便； 2. 能为留置导尿的老年人更换尿袋； 3. 能为有肠造瘘的老年人更换粪袋； 4. 能观察留置导尿的老年人的尿量及颜色，记录异常并及时报告。	1. 老年人排泄知识及观察要点； 2. 人工取便注意事项； 3. 留置导尿的尿袋更换的注意事项； 4. 肠瘘粪袋更换的注意事项。
	（三）睡眠照料	1. 能识别影响老年人睡眠的环境因素并提出改善建议； 2. 能照料有睡眠障碍的老年人入睡； 3. 能指导老年人改变不良的睡眠习惯。	1. 老年人睡眠环境问题评估知识； 2. 老年人睡眠障碍相关知识； 3. 老年人睡眠指导知识。
	（四）清洁照料	1. 能为老年人进行口腔护理； 2. 能对老年人进行床旁消毒隔离； 3. 能对老年人房间进行终末清洁消毒。	1. 老年人口腔护理注意事项； 2. 老年人床旁隔离知识； 3. 消毒液使用的注意事项； 4. 终末消毒注意事项。

职业功能	工作内容	技能要求	相关知识
二、基础护理	（一）用药照料	1. 能为老年人进行雾化吸入操作； 2. 能为老年人应用眼、耳、鼻等外用药； 3. 能为Ⅰ度压疮老年人提供压疮处理措施。	1. 雾化吸入法知识； 2. 耳、鼻、喉用药知识； 3. 压疮清洁和换药法知识。
	（二）冷热应用	1. 能使用冰袋为高热老年人进行物理降温，观查并记录体温变化； 2. 能使用温水擦浴为高热老年人物理降温，观察并记录体温变化。	1. 冰袋使用基本知识； 2. 温水擦浴基本知识； 3. 体温测量方法知识。
	（三）临终关怀	1. 能运用抚摸、握手等肢体语言为临终老年人提供慰藉支持； 2. 能对临终老年人及家属提供精神安慰支持。	1. 临终照料基本知识； 2. 临终照料注意事项。
三、康复护理	（一）康乐活动保护	1. 能教老年人使用健身器材进行功能锻炼； 2. 能帮助老年人进行床上转换卧坐姿体位活动。	1. 老年人常用健身器材使用常识及注意事项； 2. 老年人肢体活动方法及相关知识。
	（二）功能锻炼	1. 能帮助老年人进行穿脱衣服训练； 2. 能帮助老年人进行站、坐及行走等活动。	

3.3 高级

职业功能	工作内容	技能要求	相关知识
一、生活照料	（一）饮食照料	1. 能识别老年人进食进水困难的基本原因； 2. 能对老年人不良的饮食习惯进行健康指导，并提出饮食改善建议； 3. 能检查老年人治疗饮食的落实情况。	1. 老年人饮食影响因素分析知识； 2. 老年人饮食指导知识。
	（二）排泄照料	1. 能识别老年人二便异常的基本原因； 2. 能识别老年人呕吐物异常，记录异常变化并及时采取应对措施。	1. 老年人排便、排尿困难分析方法； 2. 呕吐物观察方法及注意事项。
二、基础护理	（一）消毒防护	1. 能对老年人的居室进行紫外线消毒； 2. 能配制消毒液，实施老年人房间消毒； 3. 能监测老年人居室的消毒结果。	1. 消毒隔离技术知识； 2. 消毒液配制注意事项； 3. 试纸使用及监测技术。
	（二）应急救护	1. 能对老年人外伤出血、烫伤、摔伤等意外及时报告，并做出初步的应急处理； 2. 能配合医护人员对有跌倒骨折的老年人进行初步固定和搬移； 3. 能对心脏骤停老年人采取必要的应对措施； 4. 能遵医嘱为老年人进行氧气吸入操作； 5. 能对跌倒的老年人采取应对措施。	1. 吸痰护理技术及知识； 2. 止血、包扎与固定技术及基础知识； 3. 海姆利克急救法操作技术及基础知识； 4. 心肺复苏基本知识； 5. 胸外心脏按压与人工呼吸基本知识； 6. 吸氧方法及相关知识； 7. 危重老年人观察方法。

职业功能	工作内容	技能要求	相关知识
三、康复护理	（一）康乐活动保护	1. 能辅导老年人完成健身康复操训练； 2. 能带领智力障碍老年人进行康复训练。	1. 健身操训练常识及要求； 2. 智力障碍训练知识及要求。
	（二）功能锻炼	1. 能帮助肢体障碍的老年人进行功能训练； 2. 能帮助压力性尿失禁老年人进行功能训练。	1. 老年人肢体功能康复训练知识； 2. 老年人压力尿失禁功能康复训练知识。
四、心理护理	（一）心理疏导	1. 能通过观察发现老年人心理变化的原因； 2. 能用语言和肢体语言疏导老年人的不良情绪。	1. 老年人心理异常的相关知识； 2. 老年人心理咨询的相关知识。
	（二）心理保健	1. 能为老年人及家属进行心理健康宣教； 2. 能营造老年人交往环境，带动老年人参与兴趣活动。	1. 老年人心理健康知识； 2. 老年人兴趣活动知识。
五、培训与指导	（一）培训	1. 能对初级养老护理员进行基础培训； 2. 能制订初级养老护理员培训教案。	1. 培训计划编制的基本方法； 2. 培训教案编写方法。
	（二）指导	能对初级养老护理员的实践操作给予指导。	1. 业务指导的基本知识； 2. 养老护理员操作指导基本知识。

3.4 技师级

职业功能	工作内容	技能要求	相关知识
一、基础护理	（一）计划管理	1. 能制订慢性病老年人的护理照料计划； 2. 能评价护理计划实施结果； 3. 能对老年人护理档案进行分类保管； 4. 能制订防止老年人走失、烫伤、互伤、呛噎食、跌倒与跌伤、坠床、触电及火灾等意外预案。	1. 老年人慢性病护理计划制订知识； 2. 老年人慢性病护理计划评价知识； 3. 安全预案制订相关知识。
	（二）环境设计	1. 能识别并消除有损害老年人健康的环境因素； 2. 能设计适合不同疾病状态老年人（如中风老年人等）的生活环境； 3. 能修订老年人生活环境的方案。	1. 老年人生活环境有害因素识别知识； 2. 老年人生活环境优化设计知识。
	（三）技术创新	1. 能对老年人照料、护理技术进行创新； 2. 能撰写老年人照料、护理方面的技术总结或论文； 3. 能对老年用品提出技术改良建议。	1. 护理研究方法及相关知识； 2. 护理论文撰写方法及相关知识。
二、康复护理	（一）功能锻炼	1. 能帮助语言障碍的老年人进行言语训练； 2. 能帮助吞咽障碍的老年人进行吞咽功能训练。	1. 老年人言语训练方案及相关知识； 2. 老年人吞咽功能训练方案及相关知识。
	（二）活动评价	1. 能制订老年人功能康复训练计划； 2. 能评价老年人肢体活动效果。	1. 老年人功能康复训练制订知识； 2. 老年人肢体活动效果评价知识。

职业功能	工作内容	技能要求	相关知识
三、心理护理	（一）心理辅导	1. 能制订老年人心理辅导基本方案； 2. 能为老年人讲解基本的心理健康知识。	1. 老年人心理辅导方案及相关知识； 2. 老年人心理健康知识及讲解方法。
	（二）心理疏导	1. 能使用心理调治方法疏导并稳定老年人的不良情绪； 2. 能评估老年人心理辅导效果。	1. 老年人心理调治技术的相关知识； 2. 老年人心理辅导效果评估相关知识。
四、护理管理	（一）组织管理	1. 能制订养老护理员岗位职责和工作程序与流程； 2. 能起草养老护理员的管理制度； 3. 能对养老工作程序和护理流程提出持续改进的意见； 4. 能对养老护理计划和方案予以检查与控制； 5. 能制订养老护理员考核办法。	1. 养老护理管理知识； 2. 养老护理规范及流程相关知识； 3. 养老护理员考核方法及流程。
	（二）质量管理	1. 能制订养老护理质量控制方案； 2. 能制订养老护理技术操作规程； 3. 能运用信息技术进行信息化管理。	1. 养老护理质量管理相关知识； 2. 信息化管理相关知识。

（二）医疗科室设置规范

按照卫医政发〔2011〕21 号《护理院基本标准（2011 版）》中对医疗科室设置要求：

1. 临床科室：至少设内科、康复医学科、临终关怀科。

各临床科室应当根据收治对象疾病和自理能力等实际情况，划分若干病区。病区包括病室、护士站、治疗室、处置室，必要时设康复治疗室。临终关怀科应增设家属陪伴室。

2. 医技科室：至少设药剂科、检验科、放射科、营养科、消毒供应室。

3. 职能科室：至少设医疗质量管理部门、护理部、医院感染管理部门、器械科、病案（统计）室、信息科。

（三）医疗设备配置规范

按照卫医政发〔2011〕21号《护理院基本标准（2011版）》中对医疗设施设备的要求：

第五条　设备

（一）基本设备：至少配备呼叫装置、给氧装置、呼吸机、电动吸引器或吸痰装置、气垫床或具有防治压疮功能的床垫、治疗车、晨晚间护理车、病历车、药品柜、心电图机、X光机、B超、血尿分析仪、生化分析仪、恒温箱、消毒供应设备、电冰箱、洗衣机、常水热水净化过滤系统。

临床检验、消毒供应与其他合法机构签订相关服务合同，由其他机构提供服务的，可不配备检验和消毒供应设备。

（二）急救设备：至少配备心脏除颤仪、心电监护仪、气管插管设备、呼吸器、供氧设备、抢救车。

（三）康复治疗专业设备：至少配备与收治对象康复需求相适应的运动治疗、物理治疗和作业治疗设备。

（四）信息化设备：在住院部、信息科等部门配置自动化办公设备，保证护理院信息的统计和上报。

（五）病房每床单元基本装备：应当与二级综合医院相同，病床应当设有床挡。

（六）其他：应当有与开展的诊疗业务相应的其他设备。

（四）建筑设计规范

1. 按照卫医政发〔2011〕21号《护理院基本标准（2011版）》中对房屋建筑的要求：

第四条　房屋

（一）护理院的整体设计应当满足无障碍设计要求。

（二）病房每床净使用面积不少于5平方米，每床间距不少于1米。每个病室以2～4人间为宜。

（三）每个病房应当设置衣物储藏的空间，并宜内设无障碍卫生间，卫生间地面应当满足易清洗、不渗水和防滑的要求。

（四）设有独立洗澡间，配备符合防滑倒要求的洗澡设施、移动患者的设施等有效安全防护措施。

（五）设有康复和室内、室外活动等区域，且应当符合无障碍设计要求。患者活动区域和走廊两侧应当设扶手，房门应方便轮椅进出；放射、检验及功能检查用房、理疗用房应当设无障碍通道。

（六）主要建筑用房不宜超过4层。需设电梯的建筑应当至少设置1部无障碍电梯。

（七）设有太平间。

2.《老年人建筑设计规范》对养老建筑的要求：

3 基地环境设计

3.0.1 老年人建筑基地环境设计，应符合城市规划要求。

3.0.2 老年人居住建筑宜设于居住区，与社区医疗急救、体育健身、文化娱乐、供应服务、管理设施组成健全的生活保障网络系统。

3.0.3 专为老年人服务的公共建筑，如老年文化休闲活动中心、老年大学、老年疗养院、干休所、老年医疗急救康复中心等，宜选择临近居住区，交通进出方便，安静，卫生、无污染的周边环境。

3.0.4 老年人建筑基地应阳光充足，通风良好，视野开阔，与庭院结合绿化、造园，宜组合成若干个户外活动中心，备设坐椅和活动设施。

4 建筑设计

4.1 一般规定

4.1.1 老年人居住建筑应按老龄阶段从自理、介助到介护变化全程的不同需要进行设计。

4.1.2 老年人公共建筑应按老龄阶段介助老人的体能心态特征进行设计。

4.1.3 老年人公共建筑，其出入口、老年所经由的水平通道和垂直交通设施，以及卫生间和休息室等部位，应为老年人提供方便设施和服务条件。

4.1.4 老年人建筑层数宜为三层及三层以下；四层及四层以上应设电梯。

4.2 出入口

4.2.1 老年人居住建筑出入口，宜采取阳面开门。出入口内外应留有不小于 1.50m×1.50m 的轮椅回旋面积。

4.2.2 老年人居住建筑出入口造型设计，应标志鲜明，易于辨认。

4.2.3 老年人建筑出入口门前平台与室外地面高差不宜大于 0.40m，并应采用缓坡台阶和坡道过渡。

4.2.4 缓坡台阶踏步踢面高不宜大于 120mm，踏面宽不宜小于 380mm，坡道坡度不宜大于 1/12。台阶与坡道两侧应设栏杆扶手。

4.2.5 当室内外高差较大设坡道有困难时，出入口前可设升降平台。

4.2.6 出入口顶部应设雨篷；出入口平台、台阶踏步和坡道应选用坚固、耐磨、防滑的材料。

4.3 过厅和走道

4.3.1 老年人居住建筑过厅应具备轮椅、担架回旋条件，并应符合下列要求：

1. 户室内门厅部位应具备设置更衣、换鞋用橱柜和椅凳的空间。

2. 户室内面对走道的门与门、门与邻墙之间的距离，不应小于 0.50m，应保证轮椅回旋和门扇开启空间。

3. 户室内通过式走道净宽不应小于 1.20m。

4.3.2 老年人公共建筑，通过式走道净宽不宜小于 1.80m。

4.3.3 老年人出入经由的过厅、走道、房间不得设门坎，地面不宜有高差。

4.3.4 通过式走道两侧墙面 0.90m 和 0.65m 高处宜设 Φ40～50mm 的圆杆横向扶手，扶手离墙表面间距 40mm；走道两侧墙面下部应设 0.35m 高的护墙板。

4.4 楼梯、坡道和电梯

4.4.1 老年人居住建筑和老年人公共建筑，应设符合老年体能心态特征的缓坡楼梯。

4.4.2 老年人使用的楼梯间，其楼梯段净宽不得小于 1.20m，不得采用扇形踏步，不得在平台区内设踏步。

4.4.3 缓坡楼梯踏步踏面宽度，居住建筑不应小于 300mm，公共建筑不应小于 320mm；踏面高度，居住建筑不应大于 150mm，公共建筑不应大于 130mm。踏面前缘宜设高度不大于 3mm 的异色防滑警示条，踏面前缘前凸不宜大于 10mm。

4.4.4 不设电梯的三层及三层以下老年人建筑宜兼设坡道，坡道净宽不宜小于 1.50m，坡道长度不宜大于 12.00m，坡度不宜大于 1/12。坡道设计应符合现行行业标准《方便残疾人使用的城市道路和建筑物设计规范》JGJ50 的有关规定。并应符合下列要求：

（1）坡道转弯时应设休息平台，休息平台净深度不得小于 1.50m。

（2）在坡道的起点及终点，应留有深度不小于 1.50m 的轮椅缓冲地带。

（3）坡道侧面凌空时，在栏杆下端宜设高度不小于 50mm 的安全挡台。

4.4.5 楼梯与坡道两侧离地高 0.90m 和 0.65m 处应设连续的栏杆与扶手，沿墙一侧扶手应水平延伸。扶手设计应符合本规范第 4.3.4 条的规定。扶手宜选用优质木料或手感较好的其他材料制作。

4.4.6 设电梯的老年人建筑，电梯厅及轿厢尺度必须保证轮椅和急救担架进出方便，轿厢沿周边离地 0.90m 和 0.65m 高处设介助安全扶手。电梯速度宜选用慢速度，梯门宜采用慢关闭，并内装电视监控系统。

4.5 居室

4.5.1 老年人居住建筑的起居室、卧室，老年人公共建筑中的疗养室、病房，应有良好朝向、天然采光和自然通风，室外宜有开阔视野和优美环境。

4.5.2 老年住宅、老年公寓、家庭型老人院的起居室使用面积不宜小于 14 平方米，卧室使用面积不宜小于 10 平方米。矩形居室的短边净尺寸不宜小于 3.00m。老年人基础设施参数应符合附录 A 的规定。

4.5.3 老人院、老人疗养室、老人病房等合居型居室，每室不宜超过三人，每人使用面积不应小于 6 平方米。矩形居室短边净尺寸不宜小于 3.30m。

4.6 厨房

4.6.1 老年住宅应设独用厨房；老年公寓除设公共餐厅外，还应设各户独用厨房；老人院除设公共餐厅外，宜设少量公用厨房。

4.6.2 供老年人自行操作和轮椅进出的独用厨房，使用面积不宜小于 6.00 平方米，其最小短边净尺寸不应小于 2.10m。

4.6.3　老人院公用小厨房应分层或分组设置，每间使用面积宜为6.00～8.00平方米。

4.6.4　厨房操作台面高不宜小于0.75～0.80m，台面宽度不应小于0.50m，台下净空高度不应小于0.60m，台下净空前后进深不应小于0.25m。

4.6.5　厨房宜设吊柜，柜底离地高度宜为1.40～1.50m；轮椅操作厨房，柜底离地高度宜为1.20m。吊柜深度比案台应退进0.25m。

4.7　卫生间

4.7.1　老年住宅、老年公寓、老人院应设紧邻卧室的独用卫生间，配置三件卫生洁具，其面积不宜小于5.00平方米。

4.7.2　老人院、托老所应分别设公用卫生间、公用浴室和公用洗衣间。托老所备有全托时，全托者卧室宜设紧邻的卫生间。

4.7.3　老人疗养室、老人病房，宜设独用卫生间。

4.7.4　老年人公共建筑的卫生间，宜临近休息厅，并应设便于轮椅回旋的前室，男女各设一具轮椅进出的厕位小间，男卫生间应设一具立式小便器。

4.7.5　独用卫生间应设坐便器、洗面盆和浴盆淋浴器。坐便器高度不应大于0.40m，浴盆及淋浴坐椅高度不应大于0.40m。浴盆一端应设不小于0.30m宽度坐台。

4.7.6　公用卫生间厕位间平面尺寸不宜小于1.20m×2.00m，内设0.40m高的坐便器。

4.7.7　卫生间内与坐便器相邻墙面应设水平高为.70m的"L"形安全扶手或"Π"形落地式安全扶手。贴墙浴盆的墙面应设水平高度为.60m的"L"形安全扶手，水盆一侧贴墙设安全扶手。

4.7.8　卫生间宜选用白色卫生洁具，平底防滑式浅浴盆。冷、热水混合式龙头宜选用杠杆式或掀压式开关。

4.7.9　卫生间、厕位间宜设平开门，门扇向外开启，留有观察窗口，安装双向开启的插销。

4.8　阳台

4.8.1　老年人居住建筑的起居室或卧室应设阳台，阳台净深度不宜小于1.50m。

4.8.2　老人疗养室、老人病房宜设净深度不小于1.50m的阳台。

4.8.3　阳台栏杆扶手高度不应小于1.10m，寒冷和严寒地区宜设封闭式阳台。顶层阳台应设雨篷。阳台板底或侧壁，应设可升降的晾晒衣物设施。

4.8.4　供老人活动的屋顶平台或屋顶花园，其屋顶女儿墙护栏高度不应小于1.10m；出平台的屋顶突出物，其高度不应小于0.60m。

4.9　门窗

4.9.1　老年人建筑公用外门净宽不得小于1.10m。

4.9.2　老年人住宅户门和内门（含厨房门、卫生间门、阳台门）通行净宽不得小于0.80m。

4.9.3　起居室、卧室、疗养室、病房等门扇应采用可观察的门。

4.9.4　窗扇宜镶用无色透明玻璃。开启窗口应设防蚊蝇纱窗。

4.10　室内装修

4.10.1　老年人建筑内部墙体阳角部位，宜做成圆角或切角，且在1.80m高度以下做与墙体粉刷齐平的护角。

4.10.2　老年人居室不应采用易燃、易碎、化纤及散发有害有毒气味的装修材料。

4.10.3　老年人出入和通行的厅室、走道地面，应选用平整、防滑材料，并应符合下列要求：

1.　老年人通行的楼梯踏步面应平整防滑无障碍，界限鲜明，不宜采用黑色、显深色面料。

2.　老年人居室地面宜用硬质木料或富弹性的塑胶材料，寒冷地区不宜采用陶瓷材料。

4.10.4　老年人居室不宜设吊柜，应设贴壁式贮藏壁橱。每人应有1.00立方米以上的贮藏空间。

5　建筑设备与室内设施

5.0.1　严寒和寒冷地区老年人居住建筑应供应热水和采暖。

5.0.2　炎热地区老年人居住建筑宜设空调降温设备。

5.0.3　老年人居住建筑居室之间应有良好隔声处理和噪声控制。允许噪声级不应大于45dB，空气隔声不应小于50dB，撞击声不应大于75dB。

5.0.4　建筑物出入口雨篷板底或门口侧墙应设灯光照明。阳台应设灯光照明。

5.0.5　老年人居室夜间通向卫生间的走道、上下楼梯平台与踏步连结部位，在其临墙离地高0.40m处宜设灯光照明。

5.0.6　起居室、卧室应设多用安全电源插座，每室宜设两组，插孔离地高度宜为0.60～0.80m；厨房、卫生间宜各设三组，插孔离地高度宜为0.80～1.00m。

5.0.7　起居室、卧室应设闭路电视插孔。

5.0.8　老年人专用厨房应设燃气泄漏报警装置；老年公寓、老人院等老年人专用厨房的燃气设备宜设总调控阀门。

5.0.9　电源开关应选用宽板防漏电式按键开关，高度离地宜为1.00～1.20m。

5.0.10　老年人居住建筑每户应设电话，居室及卫生间厕位旁应设紧急呼救按钮。

5.0.11　老人院床头应设呼叫对讲系统、床头照明灯和安全电源插座。

附录A　老年人设施基础参数

A.0.1　老年人用床尺寸应符合下列要求：

(1) 单人床：长度2.00m，宽度1.10m，高度0.40～0.45m；

(2) 双人床：长度2.00m，宽度1.60m，高度0.40～0.45m。

A.0.2　急救担架尺寸应为长度2.30m，宽度0.56m。

A.0.3 轮椅应符合现行行业标准《方便残疾人使用的城市道路和建筑物设计规范》JGJ50 有关规定。

A.0.4 家具应圆角圆棱、坚固稳定、尺度适宜、便于扶靠和使用。

第三节 养老机构的申请程序

民政部 1999 年发布的《社会福利机构管理暂行办法》中，对养老机构的申请程序做了明确规定。

第二条 本办法所称社会福利机构是指国家、社会组织和个人举办的，为老年人、残疾人、孤儿和弃婴提供养护、康复、托管等服务的机构。

第三条 社会福利机构应当遵守国家法律、法规和政策，坚持社会福利性质，保障服务对象的合法权益。

第四条 社会福利机构享受国家有关优惠政策。

第五条 国务院民政部门负责指导全国社会福利机构的管理工作。县级以上地方人民政府民政部门是社会福利机构的业务主管部门，对社会福利机构进行管理、监督和检查。

第七条 依法成立的组织或具有完全民事行为能力的个人（以下称申办人）凡具备相应的条件，可以依照本办法的规定，向社会福利机构所在地的县级以上人民政府民政部门提出举办社会福利机构的筹办申请。

第八条 申办人申请筹办社会福利机构时，应当提交下列材料：

（一）申请书、可行性研究报告；

（二）申办人的资格证明文件；

（三）拟办社会福利机构资金来源的证明文件；

（四）拟办社会福利机构固定场所的证明文件。

申办人应当持以上材料，向社会福利机构所在地的县级以上人民政府民政部门提出申请，由受理申请的民政部门进行审批。

香港、澳门、台湾地区的组织和个人，华侨以及国外的申办人采取合资、合作的形式举办社会福利机构，应当向省级人民政府民政部门提出筹办申请。并报省级人民政府外经贸部门审核。

第九条 民政部门应当自受理申请之日起 30 日内，根据当地社会福利机构设置规划和社会福利机构设置的基本标准进行审查，作出同意筹办或者不予同意筹办的决定，并将审批结果以书面形式通知申办人。

第十条 经同意筹办的社会福利机构具备开业条件时，应当向民政部门申请领取《社会福利机构设置批准证书》。

第十一条 申请领取《社会福利机构设置批准证书》的机构，应当符合社会福利机构设置的下列基本标准：

（一）有固定的服务场所、必备的生活设施及室外活动场地；

（二）符合国家消防安全和卫生防疫标准，符合《老年人建筑设计规范》

和《方便残疾人使用的城市道路和建筑物设计规范》；

（三）有与其服务内容和规模相适应的开办经费；

（四）有完善的章程，机构的名称应符合登记机关的规定和要求；

（五）有与开展服务相适应的管理和服务人员，医务人员应当符合卫生行政部门规定的资格条件，护理人员、工作人员应当符合有关部门规定的健康标准。

第十二条　申请领取《社会福利机构设置批准证书》时，应当提交下列文件：

（一）申请《社会福利机构设置批准证书》的书面报告；

（二）民政部门发给的社会福利机构筹办批准书；

（三）服务场所的所有权证明或租用合同书；

（四）建设、消防、卫生防疫等有关部门的验收报告或者审查意见书；

（五）验资证明及资产评估报告；

（六）机构的章程和规章制度；

（七）管理人员、专业技术人员和护理人员的名单及有效证件的复印件以及工作人员的健康状况证明；

（八）要求提供的其他材料。

第十三条　民政部门自受理申请之日起 30 日内，对所报文件进行审查，并根据社会福利机构设置的基本标准进行实地验收。合格的，发给《社会福利机构设置批准证书》；不合格的，将审查结果以书面形式通知申办人。

第四章　护理院管理规范概述

本章重点概述

护理院提供的老年医疗、护理服务是以基层卫生机构为主体，以社区需求为导向，以解决老年保健、老年护理为重点，以提高老年人生命质量为主要目的，融老年护理、临终关怀、预防保健、康复教育为一体的，提供有效、经济、方便、综合、连续的老年服务。本章将简单概述护理院的管理体制和管理规范。

第一节　组织机构设置规范

一、组织机构设置的原则

一个组织严密、人员精干的内部组织体系是高效运行、高质量服务和规避经营风险的保障，护理院组织设置的科学合理与否，直接关系到护理院的功能能否有效发挥。护理院组织设置一般应遵循以下原则：

（一）统一指挥与层次管理的原则

凡是组织，都是层次结构，组织越大，层次越多。管理学与组织学理论都强调，组织内一个人只能接受一个人的指令。"多元化"领导必然出现工作上的混乱。所以一个组织只能有一个中心，实行集中领导，统一指挥。不同的机构层次都必须有明确的职责与权力，既要明确不同层次机构的职责，又必须赋予履行这一职责所不可缺少的权限，使决策层次与执行层次之间既强调决策层次的统一指挥，又体现各管理层次的管理职能作用。

（二）责权对等原则

职责与职权对等，是组织机构高效运转的保证措施。职责是赋予职权的前提，而职权是履行职责的保证，两者不可偏废。有责无权、有权无责或责权不对应，都会导致责任制形同虚设，不利于层次管理作用的有效发挥，既影响了护理院的整体管理工作，也会冲击组织机构之间的健康运转。

（三）稳定与发展的原则

稳定与发展是既相互独立而又相互依赖的辩证关系。只有稳定才能发展，稳定是发展的基础，而发展是稳定的必然趋势，达到新含义上的稳定。护理院的组织机构设置模式是长期工作时间的经验的总结，有其一定的合理性、实用性和内在规律性。同样，随着事业的发展，社会需求的变化，护理院的组织机构也将随着护理院功能的变化而有所变化，以适应新形势下护理院功能的变化需要。因此，护理院组织机构的设置，既要有一定的稳定性和继承性，又要反映出新形势下动态发展的可变性。但必须注意的是，在考虑组织机构调整时，必须在充分论证的基础上审慎进行，切忌凭主观臆断和短期行为，以免造成工作上的混乱和人心不稳定。护理院的机构设置从今后发展的趋势看，业务机构将向多学科综合协作相结合的方向发展，而管理职能机构将更应体现多职能、少而精、高效率的设置原则。

（四）专业化分工与整体协调的原则

作为一个组织内的群体，为了一个共同目标而协调地工作，就需要有合理的分工。因此，在机构设置中必须充分考虑专业化分工这一基本原则。同时还要注意，护理院是由各部分组成的联合体，这些部门又由于共同的目标而相互依赖、相互作用，一个部门的变化必将影响其他各部门。因此，在考虑机构设置时还必须有整体观念，既强调专业化分工，又要注意机构层次纵向与横向之间的有机联系与协调。

二、护理院组织机构的主要功能

（一）指导功能

护理院组织机构在行政活动中处于贯彻执行的地位。所谓贯彻是指认真学习上级确定的工作方针政策及院长的决策，做到"全局在握"。所谓执行是指通过指导、组织，推行院长的意图。

（二）管理功能

管理就是用科学的理论和方法以及行之有效的规章制度等推行护理院的政令和计划，完成当前的工作任务，使医疗、护理、生活照料等个性活动能够协调发展。管理功能涉及的面较广，包括住院管理、护理管理、人事管理、财务管理、信息管理、后勤管理、环境管理等。

（三）服务功能

组织机构是为了完成爱心护理院的既定目标、任务服务的，应坚持"领导就是服务"，在整个服务体系中应遵循"以患者为中心"的宗旨。

（四）协调功能

护理院组织机构为保证完成既定目标，协调领导与群众、后勤与医护、科室与班组等之间的工作关系，密切配合，避免冲突，提高工作效率。

（五）监督、考核、保护功能

协助领导对下属科室、班组及其工作人员进行检查、考核、督促功能，保证医疗、护理、财务安全，依法保护职工的合法权益。

三、护理院组织机构的构成

护理院的服务主要涉及医疗、护理、康复、生活照料、营养膳食、心理治疗等内容，应当根据护理院的性质、规模、开展的服务项目科学设置内部组织机构。

科室设置

1. 临床科室　至少设内科、康复医学科、临终关怀科。

各临床科室应当根据收治对象疾病和自理能力等实际情况，划分若干病区。每区为一个护理单元。护理单元的规模：一般为 30～50 张床。

2. 医技科室　至少设药剂科、检验科、放射科、营养科、消毒供应室。

3. 职能科室 至少设医疗质量管理部门、护理部、医院感染管理部门、器械科、病案（统计）室、信息科。有条件的可以成立社工部。

在符合国家、行业与地方政策法规、管理规范的前提下，可设可不设的职能部门坚决不设，可以合并的职能部门坚决合并，一切以精简、高效、降低管理成本为原则。以下是机构设置的示例图，可根据爱心护理院的性质、规模和具体情况另作调整。

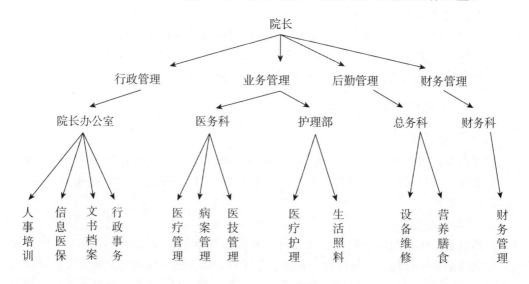

图 4-1 护理院组织机构图

第二节 职能科室设置原则与设置

一、职能科室的设置原则

（一）专业高效原则

护理院科室的设置必须贯彻专业高效的原则。要保证基本核心部门的稳固，要规范科室设置流程，根据工作的重点、职能范围的大小以及工作特点合理设置科室。护理院可根据发展战略和现实需要，在恰当的时间合理地整改、调整或增减职能科室，但总体的原则应该保持相对稳定，即要根据职能、职责及便利等原则来整合部门；在设置职能科室时切忌因人设岗，应以专业化分工、提高工作效率为总原则。各科室应该结构清晰、分工合理、职责权限明确，以保证工作的规范化、系统化。

（二）目标明确原则

目标明确是保证管理、提高效能的前提，也是团结和鼓舞全体人员同心协力完成预定目标的动力。护理院领导要正确地设定机构发展目标，使机构目标、科室目标、人才目标明确，协调一致，才能达到效果最优化。为此，职能部门设置需要考虑如何有利于目标的实现。

（三）责、权、利一致原则

责任是运用权力过程中所产生的一种义务。在设定职能部门的责任范围时，应明确界定所赋予的权力，所承担的职责，以及应享有的权利。由此，各职能部门才能根据自己的职责范围，充分发挥拥有的权力，加强部门事务的管辖，落实职责。以制度作为保障，而非人治，达到责权利的统一。

（四）分工协作原则

各科室的划分是遵循职责职能的差异，但在一个大的系统中，每个版块都是缺一不可的，必然存在相互协助的工作。尤其是护理院，是牵一发而动全身的组织，每个科室间的沟通都是不可或缺的。各职能部门在工作过程中，即要明确各部门的职责，保持自己的客观独立性，也要充分协调沟通，加强部门间的协作，既分也合，高效快捷地完成各项工作。

（五）科学管理原则

护理院整体机构设置是遵循层层负责、分级管理、上下配合、左右协调的思路，要科学合理的管理各职能部门。要坚持一个上级原则，杜绝多头指挥，避免指令重复或冲突。一个人只能对一个上级负责，以避免管理混乱、重复劳作、推诿扯皮等情况。这也有助于上下级之间的沟通和交流。层级管理原则。下一层级必须服从上一层级的直接领导和指挥。层次管理原则要求在分工负责的情况下，强调横向组织与协调的作用，形成一个有机完整的系统。

（六）适应时代发展原则

护理院职能部门的设定既要考虑到机构发展、学科建设、工作效率及经营管理水平等，也要充分考虑到社会整体大环境的发展和进步的需求，紧跟时代步伐才能不断开拓进取。工业社会遵循职业化发展需求，比如在人力资源的管理方面，根据护理院的发展规划和现实需求、按照相关的政策，合理配置员工，适当引进专业人才，力求岗位和人员的匹配；要为员工的个人职业生涯发展通道创造有利条件。护理院的营销管理也要适应市场化、职业化的需求，因此，要相应的加大营销力度，赋予营销部门合理的权限和职责。在信息化突飞猛进的变革时期，现代信息技术的运用对组织快捷高效地运行影响甚大，所以，信息部门的建设也是势在必行。

二、护理院职能科室的设置

护理院是由若干相互联系、相互作用的要素构成的具有特定功能的统一整体。系统具有整体性、结构性、层次性等特性，护理院职能科室的设置既要从整体上研究它的内在联系，又要研究每项专业的特点和规律。

护理院具有养老与医疗的特殊性，突出专业化是设置职能科室的重点。爱心护理工程强调的是生活照料与心理护理支持，所以，科室的设置以职能为依据。

（一）行政管理

1. 院长办公室 院长办公室是护理院的综合性行政办事机构，其主要职责范围包括：起草和接收各类行政公文，组织协调各科室工作，检查督办各项工作的落实，收集信息资料，组织行政会议，负责来宾接待，承担内部车辆、电话管理工作，负责领导临时交办的工作。有的护理院将人力资源管理也设在行政管理中。

（1）人事管理：负责全院的招聘、培训、薪金、绩效等制度的建立与实施。

（2）信息医保：负责全院各种信息数据的统计，负责计算机与网络的安全与运行，负责院内突发事件的报告，负责顾客的满意度调查及汇总工作、来信信访等制度的建立与实施。

（3）文书档案：

①负责起草护理院工作计划、总结、决议、报告、请示等文件；

②负责行政公文、公函的起草和审核工作；

③负责处理行政日常事务，为院领导布署工作、组织活动、出席会议等提供服务；

④负责会议、公文收发、档案管理、印章使用、车辆管理、接待标准等制度的制订与实施。

（4）安保管理：负责护理院安全、消防、环境卫生等制度的制订与实施。

2. 主任负责制　院长办公室主任由院长任命，以院长下达的工作目标的完成结果对院长负责。负责为所管辖的工作范围与人员制订目标和评价标准。

（二）业务管理

护理院的业务管理是全院的主要职能部门，全院的所有部门都要围绕业务管理部门进行平衡和协调。

1. 医务科　医务科是护理院重要的职能部门，在院长、主管副院长领导下，具体组织实施全院的医疗工作，负责制订本院各种医疗管理制度和年度工作计划。工作范围如下：

（1）医疗管理

（2）病案管理

（3）医技管理

2. 护理部

（1）医疗管理

（2）生活照料

3. 实行主任负责制　医务科主任须经主管副院长提名，由院长任命，以院下达的工作目标的完成结果对院长负责。负责为所管辖的工作范围与人员制订目标和评价标准。

三、后勤管理

后勤管理是指后勤人员采用各种管理手段与制度，高效率和高质量地进行保障工作，进而保证机构职能工作的顺利开展。

（一）总务科

1. 物资采购、验收、储存管理。

2. 设备维护与大修计划管理；设备操作规程制订与评审。

3. 食堂管理；膳食采购与验收管理。

（二）科长负责制

总务科长须经主管副院长提名，由院长任命，以院下达的工作目标的完成结果对院长负责。负责为所管辖的工作范围与人员制订目标和评价标准。

四、财务管理

（一）财务科

护理院的财务管理由财务科负责，直接接受院长的管理和指导。在统一的战略目标下，对企业的投融资、资本运营以及现金流的往来，按照国家的财务制度，进行测算与控制，以达到机构资金运用的最大化。

建立会计、出纳岗位职责；建立固定资产、印章使用、差旅费、物资采购、公文及合同的管理、财务审批、报销等制度。

（二）科长负责制

财务科长由院长任命，以院下达的工作目标的完成结果对院长负责。负责为所管辖的工作范围与人员制订目标和评价标准。

第三节　建章立制规范

规章制度建设是护理院建设的重要内容。建章立制，实行制度化、规范化管理，可以使员工人有守则、事有章程、言有依据、行有规约，对保证护理院各项工作任务的完成、提高工作效率和效益都具有十分重要的意义。

一、规章制度的制订原则

（一）服务性原则

护理院属于老年社会福利事业组织，为老年人服务是护理院肩负的使命。护理院的社会属性决定了它必须贯彻国家老年社会福利事业发展的方针政策，遵守政府法令、行业法规，坚持全心全意为老年人服务的办院宗旨。这是制订护理院规章制度的出发点和基本原则，用制度保障全心全意为老年人服务工作真正落到实处。

（二）目的性原则

制订规章制度的目的是使护理院管理走向规范化、制度化和法制化，不断提高服务质量，追求最佳的社会经济效益。制度属于法规的范畴，它是部门工作的指南、员工行为的规范和各项工作的准则，任何部门和个人都应严格遵守、模范执行，否则将受到制度的处罚。只有各部门每一位员工模范遵守各项规章制度，才能保障各项工作有序进行，以实现护理院的最终目标。

（三）标准化原则

规章制度不仅包括部门职能、岗位职责和工作制度，而且还包括服务标准、操作规程、工作流程以及考核评价标准等。为了使各种服务、操作规范紧密衔接、准确划一，制订规章制度必须坚持标准化原则。遵循标准化原则不仅要求制度的描述语言、格式要标准化，更重要的是各项工作、操作的标准化，用同一个标准要求、衡量，以促进护理院各项工作协调一致，全面提高服务质量。

（四）可操作性原则

规章制度必须具有可操作性，否则再好的制度也不能发挥其应有的作用。为此，所制定的规章制度的每一条款必须责任明确、任务具体、条理清晰、描述准确、通俗易懂，使人一目了然，易于操作。反之，若模棱两可、含糊不清，就会使人无法实施，丧失规章制度应有的作用。

（五）稳定性原则

规章制度是显示工作客观规律的反映。任何一项规章制度的实施都有一个认识、熟悉、适应和掌握的过程，应保持相对的稳定性。如果朝令夕改，频繁更动，即使非常合理的规章制度也难以实施，甚至会造成管理上的混乱。当然，规章制度也不是一成不变的，应当随着客观情况的变化进行调整、增减，那些经过实践证明不合理和不完善的条款应按规定的程序修订完善。

二、规章制度的制订方法

（一）在学习的基础上制订

为了使制订的规章制度不与国家、地方现行的政策法规、行业管理规范相抵触，规章制度的制订者应当认真学习、深刻理解相关的政策法规和行业规范。例如制订员工管理制度时，必须认真学习《劳动法》《劳动合同法》以及其他劳动权益保障法规；制订消防安全管理制度时，必须认真学习《消防安全法》；制订财务管理制度时，必须学习《会计法》等财务管理法规；制订医疗服务管理制度时，必须学习《医疗机构管理条例》《药品管理法》《执业医师法》《护士条例》；制订养老护理管理工作制度时，必须学习《老年人权益保障法》和《老年人社会福利基本规范》；制订食品卫生管理制度时，必须学习《食品安全法》；制订捐赠物品使用管理制度时，必须学习《捐赠法》。在深刻领会政策法规、行业规范的基础上制订的规章制度才具有科学性、实用性和可操作性。

（二）在总结以往工作经验的基础上制订

以往的工作经验、教训是一面镜子，反映出我们服务、经营与管理工作的成绩与存在的问题，在总结以往工作经验、教训基础上进行制订，可使规章制度更具有实用性和可操作性。

（三）在充分听取员工意见的基础上制订

少数人草拟的规章制度肯定存在着这样或那样的问题，在广泛听取群众意见的基础上制订规章制度，将使之更加完善，更容易被员工理解和接受。此外，听取员工意见的过程，本身也是员工学习规章制度、进行制度教育的过程，将收到较好的效果。

（四）在借鉴和参考同类机构管理经验、规章制度的基础上制订

借鉴和参考同类机构管理经验和规章制度可以使制订的规章制度更具有先进性和实用性，同时也可以节省时间，但应避免盲目抄袭、照搬。

三、规章制度的类型

(一) 部门职能

其主要目的是明确各部门的分工与任务、应履行的职责、承担的责任和享有的权限等，以避免各部门工作相互推诿。部门职能应根据各机构部门设置情况而定，设置什么样的部门就应该有相应的部门职能。

(二) 岗位职责

制订岗位职责的目的是明确各岗位的员工应当承担的工作任务、履行的职责和上下级关系，使每一位员工知道该做什么、不该做什么、应当达到什么标准或要求、该对谁负责和该承担什么样的责任。

1. 管理类岗位职责　主要根据管理岗位设置情况而定，如院长、副院长、科主任、护士长等负责人的岗位职责。

2. 专业技术类岗位职责　如医生、护士、财务人员以及其他医技类和其他专业技术职称系列岗位的职责。各专业技术职务可根据职称系列进一步分为高级、中级、初级专业技术职务岗位职责。

3. 工勤类岗位职责　如护理员、厨师、水电工、门卫等工勤类岗位职责。工勤类岗位亦可根据职业资格等级进一步划分高、中、初级和技师级岗位职责。

(三) 岗位制度

主要依据爱心护理院实际工作需要制订出相应的工作制度、管理与服务规范。

1. 行政类工作制度　如会议制度、人事管理制度、突发事件报告制度、值班制度、消防安全管理制度等。

2. 业务类工作制度　包括老人入住管理制度、健康评估制度、护理等级评估制度、交接班制度、转诊制度、医疗服务管理制度、护理服务管理制度等。

3. 后勤服务类管理制度　包括物品采购、验收、储藏制度、车辆管理制度、维修管理制度等。

4. 技术操作规程与标准　包括医疗服务诊疗规范、生活护理规范等。

5. 考核、评价、奖惩制度　包括月度、季度、年度考核管理办法与评价标准，员工奖励与处罚管理办法等。

四、建章立制需要注意的几个问题

1. 规章制度建设要切合实际　制度就是游戏规则，规则要公平、公正、公开，宽严适度，合情合理，切合实际，尽可能体现人性化管理，易于被员工接受，过高地提高管理要求，过分强调控制，会带来负面影响，会影响员工的积极性和创新能力的发挥。我们既要把制度当做规范来建设，更要通过制度建设培养员工的自制能力，形成一种氛围、一种精神、一种文化，使组织机构的要求成为员工的自觉行为，达到员工自治与组织机构控制之间的最佳平衡。

2. 规章制度建设要不断创新　组织机构的发展是一个动态过程，规章制度建设也是一个动态过程，它需要随着宏观形势的变化和组织自身的发展变化而不断进行修改和完善。

3. 规章制度建设要从小事抓起　制度建设要大处着眼，小处着手，要了解员工、关心员工、体贴员工，要认真对待每一个细节，体现人文关怀，只要认真，没有做不好的事情。

4. 规章制度建设要注意提高员工素质　一个好的制度能否落到实处，员工素质是关键。制度的贯彻要靠高素质员工来实现。应从战略的眼光，加大对员工的培训力度。

5. 规章制度可简、可繁，并不是越多越好、越复杂越好，一切应以满足护理院实际工作需要为度。简明扼要、通俗易懂的规章制度更容易被员工理解、接受和执行。

6. 制订规章制度应尽可能具体化和量化，使职责、任务更加明晰，便于操作。

五、规章制度的执行

（一）管理者要带头遵守规章制度

古人云："其身正，不令而行；其身不正，虽令不从。"如果一个单位的规章制度，管理者自己不遵守，很难想象其他人会自觉遵守。现实工作中，偶尔可见规章制度的制定人，首先不遵守制度，甚至是违反制度，给制度的贯彻实施带来极大的负面影响。在这些人的眼中，制度面前不是人人平等，制度只对下级，不对上级，其深层次地反映出该单位缺乏民主意识，只有长官意志。因此，要使护理院规章制度得到有效地贯彻执行，管理者应当率先遵守制度。

（二）管理者要维护制度的严肃性

制度属于法规的范畴，一经颁布，就应当不折不扣地贯彻执行。将制度视为单位的法律，坚持制度面前人人平等，坚持有法必依、执法必严、违法必究，不搞下不为例。此外，还要坚持功过清晰，奖惩分明。对那些模范遵守制度、自觉履行岗位职责，并做出了突出业绩的员工，要及时表彰奖励。对违反制度并造成不良影响的管理者和员工要严惩不贷，在贯彻制度的时候，适时地"杀鸡给猴看"也是必要的。对违反制度或制度执行不利的现象，管理者要敢抓、敢管、敢查、敢纠，严肃处理，以维护制度的严肃性。

（三）规章制度落实要常抓不懈

规章制度要经常讲，时时、处处、天天抓，重复执行，不能搞那种"开始一阵风，转眼去无踪"的突击式推行，逐渐使遵守制度成为一种习惯，成为一种工作方式，到了这时，制度已经上升为单位的一种文化，很多工作可能就轻松了。

（四）要建立起监督机制

在规章制度面前人人平等的基本框架下，要形成上级对下级、下级对上级、领导对群众、群众对领导、老人和家属对员工的监督机制，确保制度得到有效落实。对向上级反映问题进行打击报复的现象要严肃处理，以维护护理院的正气，保证服务与管理质量稳步提升。

第四节　质量管理体系规范

2010 年，民政部《关于在民政范围内推进管理标准化建设的方案（试行）》中提出了在民政范围内推进管理标准化建设的要求，《全国民政标准化"十二五"发展规划》中强调："依据国际质量管理体系、环境管理体系、职业健康安全管理体系等通用合格评定标准，结合民政所辖行业与领域生产、管理和服务组织的特点，探索建立适应形势发展、符合民政需要的管理认证体系合格评定标准。支持和鼓励相关民政工作机构导入相应标准，推进内部质量管理体系建设。按照政府主导、第三方认证、分级管理的原则对民政范围有关组织和机构的质量、环境、职业健康安全等管理工作进行体系认证认可，逐步提高内部管理的规范性与透明度。"

一、建立质量管理体系的重要性与必要性

随着养老服务业的快速发展，养老机构的标准化建设是必然发展趋势，尤其是护理工程"医养"的服务模式，得到了国家和社会的广泛认可，消费者群体越来越广泛，对设施建设品质和服务质量的要求也越来越高，建立与国际接轨的质量管理体系、环境管理体系与职业健康管理体系，对提高护理院服务水平和持续改进服务质量具有重要意义。

（一）质量管理体系在护理院的适用性

ISO9001标准体现了科学先进的质量管理的思想和方法，即强调"过程控制"，把握住事物的过程，进而把握其结果；采用"过程方法"，在质量管理体系中实现管理职责、资源管理、产品实现和测量、分析与改进四大过程的循环，重视顾客要求的输入，关注的是顾客满意度的信息反馈，并持续改进该体系。强调的是"事事有人做，事事有人管，事事有记录"。这种管理思想和方法非常适合对养老服务过程的控制和管理。护理院为适应内部管理的需要，有必要建立起完善的制度化的质量管理体系，以服务老人为中心，建立服务流程，提高质量管理水平和工作效率，杜绝不合格的服务，规避质量风险。同时，随着养老服务的快速发展，老年人对机构养老服务的需求也日趋多样化，建立起质量管理体系，争取超越顾客（老人及家属）期望和增强满意度，有助于树立养老机构良好的社会形象，提高公信力和美誉度，从而充分提高本机构在业界的影响力。

（二）促进护理过程记录的连续性和真实性

ISO9001质量管理体系会引导全体员工建立以老人为中心的服务理念，建立起完善的、系统的、文件化的管理体系，规范和控制所有与服务老人有关的过程。由于护理院更强调"爱心"服务，也就是说更突出"人"的作用，为老年人提供"爱心"服务，所以，要通过标准化，消除由于地点、环境、情绪等原因所带来的消极因素，充分考虑老人的需要，对不符合要求的有关规定及服务流程，及时发现并采取自我纠正预防措施，消除不合格和潜在隐患，减小风险，保持服务质量的稳定性，并能够持续改进。对所有过程做出详细、真实记录，保留原始证据，使养老机构在必要时，能提供出有效的和有说服力的证据，从而降低责任风险。

二、护理院质量管理体系的主要内容

（一）质量方针与质量目标

规定护理院的质量方针和质量目标，是对组织行为的承诺，遵守法律、法规，识别

并满足老年人的要求，不断持续改进服务质量，是质量管理体系的出发点和最终目标。质量目标是评价质量管理体系绩效的基本依据，是质量管理体系的重要组成部分和根本基础。质量方针是组织建立质量目标的框架和基础，质量目标是根据质量方针确定的在一定时期内所要达到的质量水平，是质量方针的具体化，两者均由最高管理者制定发布，形成机构的质量方针和质量目标。质量目标应是可检查、可量化和可实现的，并与质量方针相一致。

（二）护理院质量体系工作流程

质量管理体系不是一成不变的，而是一个持续改进不断完善的过程，这个过程就需要建立多个排序的流程来实现。流程是指由两个及以上的业务步骤，完成一个完整的业务行为的过程，可称之为流程。既然是两个以上的步骤，就需要融合与优化，进而达到完美的状态。这个过程就是流程管理的过程。ISO质量体系非常重视工作流程的规范建设，对任何一项工作都应进行流程设计，并不断收集和分析流程运行中出现的问题，持续改进，达到护理院的质量目标，从而，为老年人提供优质的服务。

我们提倡在护理院的运营过程中，用质量管理的方法进行质量控制，在国际化的发展趋势下，主动运用先进科学的管理方式，不断改进和完善护理院的各项工作。

（三）护理院的质量职责

护理院一般不单设质量部门，但建议必须落实质量管理的归口责任，可由办公室或医务科等综合部门兼管。

护理院要根据实际情况设立质量管理职责，要依靠现有的规章制度和职责进行组合优化，防止追求大而全的程序，造成虚设接口，管理职责过多的现象。

第五章　护理院行政管理规范

第一节　会议管理规范

一、目的

为提高会议质量，提高工作效率，明确职责，特制定本规范。

二、职责

（一）院办公室负责会议室环境、会议用品的管理，包括投影设备维护等，所有重要会议要经院领导批准后到办公室登记备案；由院办公室做出月度会议计划并公布。

（二）院会议的会务工作由办公室负责承办；其他部门召集的会议，办公室应予协助。

（三）会议资料存档要求，除会议资料谁主办谁存档外，还要求办公室立卷、存档。

（四）会议通知为谁办会谁通知的原则，院召集的会议由院办公室负责通知，发会议通知的部门负责会议的签到和记录。

（五）会议纪要由院办公室负责整理并由院长审阅签发；其他会议由召集部门责成专人负责记录整理，由主管领导审阅签发并编号存档。

三、会议分类

（一）常规会议

常规会议是指列入护理院年度计划中的例会，由院长或院长指定的人选主持会议。常规会议主要有：

1. 院办公会；
2. 院周会；
3. 月质量总结会；
4. 年度总结会等。

（二）临时会议

由院或部门临时决定召开的会议。

四、会议召开

（一）会议安排

1. 涉及多个部门人员参加的会议或临时召开的会议，会议召集部门应在召开前1～2天将会议通知单报院办公室，进行统一安排，方可召开。

2. 列入会议计划的会议，如遇特殊情况需要提前或延期的，召集部门应提前 1～2 天报领导审批并报请院办公室调整会议计划。

3. 各部门工作例会必须服从院的统一安排，各部门小会不得安排在院例会同期召开，应坚持小会服从大会，局部服从整体的原则。

4. 与会人员应做好各项工作安排，按时参会，不可请假缺席或迟到，如遇特殊情况须提前向院领导或召集方领导请假，获得批准后方可指派代为参加，会后应主动询问会议内容及交办事项，确保会议布署的各项工作按时保质完成并对工作结果负责。

（二）重大会议准备

应由院办公室负责，具体包括以下内容：

1. 会议议程安排（应提前报交院领导或主要参会者）；

2. 会议资料准备（如需分发应在入场前登记分发）；

3. 会场布置；

4. 会议服务人员的培训；

5. 会议签到；

6. 住宿和就餐安排；

7. 提前做好拍照、摄像的准备工作；

8. 需要对外发布消息的会议，提前联系媒体与记者，并安排好参会位置。

第二节　文件管理规范

一、目的

为规范护理院和各部门的文件分类、编制、更改、传阅、存档、查阅、借阅、收发、作废及电子文档的管理，并满足文件的价值，使其可提供适宜的培训、重复性和可追溯性，特制定本文件管理规范。

二、范围

适用于院内各部门文件管理。

三、职责

（一）院办公室负责以院名义对内、外行文的编制、发文以及存档的文件管理。指定专门的或兼职的档案管理员，统一负责院内所有原始档案资料的管理，以防止档案资料管理的混乱、重复、损毁现象；办公室负有对全院文件管理进行指导、监督和检查的职责。

（二）各部门负责以本部门名义对内、外行文编制、发文以及存档的文件管理。指定兼职档案管理员，负责本部门内文件管理及收发管理等。

四、文件的分类

为满足不同文件的性质及需要，院办公室及各部门应对于各类文件予以分类。

（一）内部管理文件类

以院名义发出的规章制度、通知通报、人事任免、会议纪要、计划总结等文件。

（二）对外往来文件类

以院名义与政府部门、上级单位、相关单位及其他单位往来文等。

（三）部门文件类

以部门名义发出的通知、通报、会议纪要、计划总结、请示、报告等。

（四）业务报告类

调研报告、可行性研究报告、工作进展情况、审计报告、财务报告等。

（五）合同协议类

各种正式合同协议等。

五、文件的编制

为保证院文档管理体系的有效性和持续适宜性，各类文件的编制需按规定的格式和编号方法进行，统一使用打印稿，行文应规范，不得有错别字。文件格式规范如下：

（一）文件标题定为小三号宋体字加粗，文件编号为小四号黑体字，文件内容为小四号宋体字。

（二）所有以院名义对外发文，都必须到院办公室获取统一发文编号加盖公章后，方可对外发文，对政府部门发文需使用红头文件纸打印。

六、文件的传阅

需院领导审阅的非电子文档类文件，由院办公室负责传递至相关领导并签署《文件处理表》，由院办公室存档或转相关部门存档。

七、文件的存档

须规定文件的归档时间，并做好保管工作，明确标明存档人、案卷题名、案卷号、保管期限等。

八、电子文档的管理

院办公室负责文档资料的电脑储存及管理工作，各部门、科室须指定专人负责本部门各类文档的电脑储存及管理工作；电子文档须定期存储，并按文件类别设立相应的子目录，分类保存。重要文件须加密，且以移动硬盘或U盘备份，并指定专人保管。

九、文件保密

（一）全院员工均有责任和义务保守机构的业务技术、商业管理技术机密，未经授权或批准，不准对外提供标有密级的文件，以及其他未经公开的机构内部情况、业务数据。院规定以下文件为重要文件：

（二）办公会议纪要、护理院经营战略性会议纪要、财务收支情况、重大事故分析报告、重要合同、薪金福利制度、入住者病例等，未经批准，任何人不得复印重要文件。

（三）文件管理员负责妥善保管部门文件，并履行监督职能。如文件发生短缺或遗失，追究部门负责人和文件管理员责任。

十、对于过期或者不适用的资料或文件，应及时销毁，建立文件销毁记录。凡已注销的文件仍需要存档的，必须盖上"作废"章标识。

十一、文件保存期

根据文件资料对于院整体工作连贯性发展的辅助作用和重要性，可根据国家与行业的相关规定，结合自身情况，设定文件的保存期限。

第三节　人力资源管理规范

一、目的

为本院建立良好的人才激励机制，提高机构的综合业务水平，保持良好的竞争力，满足和保持机构人员的最佳比例，建立培训、激励与奖惩等制度，特制定此规范。

二、适用范围

本院工作的人员（含医、药、护、技、工及其他类别）。

三、主要职能

（一）管理全院人员编制和用人计划（含聘用合同制人员），负责院内的人事调配、转正定级、退休、辞职等事宜。

（二）负责人才引进和人才队伍的规划与建设，办理人员调动，配合做好职工的深造和培训。

（三）负责管理职工的工资、福利和社会保险等。

（四）负责护理院人事档案的归档、整理、统计等管理工作。

（五）协助护理院其他职能部门和临床医技科室工作；完成各级领导交办的其他工作。

四、职责

（一）负责制订《本院年内人力资源规划》提交院长办公会批准

《本院年内人力资源规划》内容如下：

1. 招聘计划：根据各科室《人员增补申请表》编制人员需求计划，提出内部调整或招聘计划，提交院长办公会进行评审。

2. 培训计划：根据各专业要求和各科室需求，提出新员工岗前培训计划；继续教育培训计划和相关的培训计划。

3. 其他计划：根据上级主管部门文件要求，年内需完成的工作计划。

4. 负责本院招聘、聘用、待遇、职级、人事档案制度的制订和管理；负责组织和协助办理人事招聘、聘用及辞退手续。

5. 负责建立各类人员的培训和继续教育工作制度。

6. 负责制订本院的薪酬福利管理办法和绩效管理与评定办法；根据科室负责人的建议，对人员晋升进行考核，提出考核意见，报院长办公会批准。

（二）人才聘用

1. 内部人力资源调整，由院长审批。通过相同岗位的内部调整，达到岗位优化，节约成本，人尽其才。

（1）全院实行定岗定编，采用合同制、干部聘任制。

（2）院长由最高决策层聘任，副院长由院长提名，决策层讨论决定。中层干部聘任由院长、副院长提名，院务会集体讨论，院长决定。

（3）已在岗的中层干部和医、护、技人员的调动任用，由分管院长会同有关部门或科室研究决定，向院长报告，院长有权否决。若向社会招聘，由院部统一组织，按程序决定是否聘用，合同年限一年，合同期满续签。中途解聘由分管院长决定，报院长。

2. 招聘新员工应按以下程序进行

（1）报名；

（2）考核；

（3）体检；

（4）录取。

3. 新员工入职应按以下程序进行

（1）报到：新员工正式上班当日先向人力资源部报到。

（2）入职资料须知：①个人档案可以转入本院；②须将毕业证原件交由人力资源部存档，否则视为拒聘，员工离职时交还本人；③应届硕士、博士毕业生可在毕业前签订《就业意向书》，在毕业后再办理相关手续。

（3）试用期协议：报到当日，人力资源部应向新员工介绍护理院的工作情况以及有关人事管理规章制度，并与其签订《试用协议》，一式两份，一份交由人力资源部存档，一份试用员工留存。

（4）新员工报到需领取的资料：《员工手册》。由人力资源告知新员工，应认真学习和遵守《员工手册》。

（5）新员工办理完报到手续后，即到相关科室报到，并安排工作。

（6）人力资源部根据试用协议中的工作级别核定工资，一式两份，一份交财务科，一份由人力资源部备案。

4. 新员工试用期的规定

（1）试用期限：《劳动法》第十九条规定："劳动合同期限三个月以上不满一年的，试用期不得超过一个月；劳动合同期限一年以上不满三年的，试用期不得超过二个月；三年以上固定期限和无固定期限的劳动合同，试用期不得超过六个月。"

"同一用人单位与同一劳动者只能约定一次试用期。"

"以完成一定工作任务为期限的劳动合同或者劳动合同期限不满三个月的，不得约定试用期。"

"试用期包含在劳动合同期限内。劳动合同仅约定试用期的，试用期不成立，该期限为劳动合同期限。"

（2）试用期工资标准：《劳动法》第二十条规定："劳动者在试用期的工资不得低于本单位相同岗位最低档工资或者劳动合同约定工资的百分之八十，并不得低于用人单位所在地的最低工资标准。"

（3）试用期考核：试用期期满后，新员工应实事求是地认真填写《护理院××岗位试用期考核表—自评部分》；新员工所在岗位负责人认真填写考勤情况和科主任根据此员工表现，公正地进行评分并写出初评评语。

（4）试用期的提前聘用或解除：在试用期间，对业务素质高、工作能力强的可以提前结束试用期，提前签订正式入职聘用合同。

试用期员工有下列行为的随即解除试用协议或辞退：

①新员工在试用期间旷工一次或迟到、早退累计三次（含）以上，随时辞退。

②新员工在试用期间无故违反《员工手册》而不接受批评教育的，随时辞退。

③新员工在试用期间对老年人有不尊重行为而不接受批评教育的，随时辞退。

5. 正式聘用

用人科室根据考核结果决定是否聘用该新员工。由人力资源部发给人员聘用合同，由院领导与其签定人员聘用合同，一式两份，一份交由人力资源部存档，一份交新员工留存。

正式聘用的新员工，聘用合同三年签定一次。聘用期满，如不发生辞退和离职情况，将继续聘用。员工如不续聘，须在聘用期满前 30 天向本人所在科室主任提交书面申请。

（三）员工培训

为使新入职员工和员工更清楚地了解机构的战略部署和目标，提高机构整体素质和员工工作技能，抓好人才培养，并鼓励员工参加各种专业知识培训，规定此程序。

员工的培训分为岗前培训、在职培训两种。

1. 岗前培训内容为，护理院的发展及沿革，现状、未来的发展方向；《员工手册》。

2. 业务培训集中学习技术操作常规、医疗文书书写、计算机操作以及各类人员职责、各项规章制度等。

3. 卫科教发〔2000〕477 号《继续医学教育规定（试行）》的通知中规定：

第三条 继续医学教育是继毕业后医学教育之后，以学习新理论、新知识、新技术、新方法为主的一种终生教育。继续医学教育的目的是使卫生技术人员在整个职业生涯中，保持高尚的职业道德，不断提高专业工作能力和业务水平，提高服务质量，以适应医学科学技术和卫生事业的发展。

第四条 继续医学教育的对象是完成毕业后医学教育培训或具有中级以上（含中级）专业技术职务从事卫生技术工作的人员。参加继续医学教育是卫生技术人员应享有的权利和应履行的义务。

第二十条 继续医学教育实行登记制度。继续医学教育活动主办单位应对参加活动的卫生技术人员发放本单位签章的包括活动名称、编号、形式、日期、考核结果、学分类别、学分数等内容的登记证或学习证明。各单位应建立继续医学教育档案，对本单位卫生技术人员每年参加各种继续医学教育活动和获得的学分进行登记。

第二十一条　继续医学教育实行学分制。继续医学教育对象每年都应参加与本专业相关的继续医学教育活动，学分数不低于25学分。学分的授予和登记应严格执行继续医学教育学分授予的有关规定。

第二十二条　卫生技术人员接受继续医学教育的基本情况作为年度考核的重要内容。继续医学教育合格作为卫生技术人员聘任、技术职务晋升和执业再注册的必备条件之一。

（四）员工管理与考评

主要是指对员工的工作态度和工作的过程、业绩的考评。考核形式分为为定期、不定期二种，对考核结果可与奖惩相联系。凡考核优秀者可给予一定的奖励以资鼓励，凡违反院规院纪、操作规范、流程者按相应考核条款予以处置。

1. 每两个月对人员进行一次考评，考核此期间内的工作业绩及工作表现，并与奖惩挂钩。

2. 每年对人员进行一次综合考评，填写《年度考评表》，由人力资源部存档，并作为晋级、晋职、奖惩、续聘和辞退的依据。

（1）工资待遇：执行全院统一薪酬政策工资标准《院薪资方案》，按岗位、职级类别确定。与院方签订劳动合同者，按合同执行；特殊人才签定合同的按照合同确定的待遇执行；职务工资依照员工所在职务的素质要求、工作量与责任的轻重而定，每年考核一次。

（2）奖金待遇：每月及年终奖金按照《院绩效考核办法》执行；对工作表现优秀者，年终可一次性奖励。

（3）人员内部调动与晋升：院方可根据工作需要调整员工的工作岗位，员工也可以根据本人意愿提出申请在院内各科室之间流动。员工的调动分为科室内部调动和科室之间调动两种情况。

晋升制度：晋升主要是为提高员工的业务知识及技能，选拔优秀的人才，激发员工的工作热情。建立人才储备库，作为晋升的备选池。职位空缺或需要设立时，优先从人才储备库选拔。以下规定员工晋升操作规程：

1）文字资料：①《员工晋升申报表》；②员工晋升考核鉴定表；③文字推荐资料；④其他相关材料。

2）晋升考察：由人力资源部门负责进行。①领导评价；②员工评价；③服务对象评价；④汇总；⑤报院长办公会批准。

（4）奖惩制度：护理院对以下情形之一者，予以一次性奖励：

①保护院财产物资安全方面作出突出贡献者；

②业绩突出，为院带来明显效益者；

③对院发展规划或业务管理规范提出合理化建议，并带来明显效益者；

④其他制度规定应予奖励的行为。

（5）院对以下情况之一者，予以处罚：

①利用工作之便图取私利、贪污、盗窃、斗殴、诈骗、索贿、受贿、私吃回扣，违反财务制度的。

②不遵守医德医风有关规定，给院带来不良影响的。

③当遭遇任何灾难或发生紧急事件时，责任人或在场员工未能及时全力加以挽救的。

④在院外的行为足以妨碍其应执行的工作及集体声誉或利益的。

⑤恣意制造内部矛盾，影响团结和工作配合的。

⑥怠慢、欺辱、谩骂、殴打患者，给院形象带来损害的。

⑦玩忽职守、责任丧失、行动迟缓、违反规范、给院业务或效益带来损害的。

⑧严重违反劳动纪律及各项规章制度的。

⑨窃取、泄露、盗卖院经营、财务、人事、技术等机密的。

⑩违反职业道德规范或国家法律行为。

第四节　安保管理规范

一、目的

为维护护理院环境安全、消防安全、门卫出入安全、信件收发安全，特制定本管理规范。

二、适用范围

安保及消防、收发岗位人员。

三、职责

（一）安保部职责

1. 负责制订全院安保巡视制度并实施。

2. 负责全院环境安全的巡视，发现异常情况立即制止和报告。

3. 负责门卫的出入，查看老年人出门单，记录老年人出入时间，发现老年人逾时不归立即报告。负责外来人员的登记工作，对出门携带物品者，必要时有权要求出示出门单。

4. 负责维护院内秩序与停车场秩序，必要时指挥车辆停靠。

（二）消防职责

1. 全院消防职责　护理院院长为消防安全总负责人，履行总的消防管理职责；分管安全的副院长为消防管理的第一责任人，履行具体消防管理职责；各部门负责人为本部门的消防安全第一责任人，各部门可以根据需要视实际情况指定本部门消防安全管理员，消防安全管理员对本部门的消防安全责任人负责。

2. 安保部门消防职责

（1）负责消防设施设备、消防安全标志的维护和保养，确保其完好，安全通道的畅道。

（2）负责全院消防知识的普及与培训，做好防盗、防火、防洪的基础工作。

（3）负责安全知识的普及工作，负责全院安全隐患的识别和措施的制订；对重大安全重点部位进行标识，负责安全检查计划的制订并实施。

（4）负责制订防火、防盗、防洪等灾害紧急遇险解决方案，并实施模拟演练。

（三）收发职责

1. 执行院办公室文件管理制度，做好收发工作，并例行登记制度。

2. 负责收发文件的临时保管安全工作，及时转交相关部门，并做好书面登记。

3. 负责私人物品的代收、保管、转交、记录工作，保证私人物品收发的安全。

四、工作内容

（一）安保工作规范

1. 良好的上岗形象，着装整齐，个人卫生清洁，不留长发，姿态端正。

2. 接听电话保持职业形象，使用礼貌用语，"您好，我是××护理院，请问您……""抱歉，这个问题您请打××电话咨询一下"等，满足来电要求，树立机构形象。

3. 夜班要不定时经常巡视楼层、厨房、物资、设备、仓库等容易发生事故的区域，保证院内环境安全，防止事件发生，维护机构安全。

4. 坚守岗位，不擅离职守，有事请假。

5. 外来人员登记制度，打电话征得受访人员同意，做好记录，方可进入，并记录离开时间。

6. 对不明身份、衣冠不整的人员，推销产品及收购废品的人员及车辆，来访人员报不清受访部门及受访人者，保安应谢绝其进入。

7. 了解并熟悉消防知识和消防器材的构造，能熟练使用消防器材。

8. 配合人力资源部门对员工进行入职消防知识的培训和实际操作演练，并实施考核。

9. 在员工中组织开展消防知识、技能的宣传教育，提高全员消防意识和技能。

（二）安保巡逻制度流程

1. 每天 20 点关闭护理院大门，对护理院外部进行巡察。查看有无窗户没关和长明灯现象并做好记录。

2. 巡察楼内各楼层水、电源开关，保证重要区域的安全，并做好记录。

3. 不定时再行巡查，保证重要区域的安全，并做好记录。

4. 早 6 点对楼外部、内部再次巡察，察看门窗有无破损，要把晚上关闭的电源及时开启，开启后楼梯门，并做好记录。

5. 每周星期一上午 9 点把值班记录上报办公室。

（三）突发事件的处理制度

1. 遇火灾、水灾等灾害时应勇于救护，应迅速报警并向办公室报告，接到上级部门下发的各种预防警报时，保安人员应立即做好各项准备。

2. 熟悉遇险撤离路线，实施演练协助老年人撤离，制订路线图和救险方案，为突发事件的发生做好救援准备，保证老年人和职工的人身安全。

3. 遇偷盗等危害机构财产安全的行为，值班保安应立即拨打当地派出所电话报警并迅速通知办公室，处理完事件后，应将事情经过详细纪录在保安日志上，严重事件应保护好现场。

4. 院内发生纠纷等行为时，保安人员应及时劝阻，迅速制止事态的发展，并报告办公室；员工与外部人员发生争吵、斗殴行为，保安应协助调解，并及时报告办公室处理。

第五节　信息与医保管理规范

一、目的

为了贯彻落实国务院"新医改方案"第十四条提出的"建立实用共享的医药卫生信息系统"的目标，逐步实现以患者为中心，实现网络化管理，提高护理院的医疗服务质量和管理水平，制定此规范。

二、适用范围

本规范适用于本院信息网络、信息技术所涉及的范围，适用于网络中心管理人员、系统管理人员和维护人员，保证信息系统使用及运行安全。

三、职责

（一）信息中心部门职责

1. 在院长的领导下，负责全院计算机网络及信息管理工作。

2. 负责制订院信息化建设战略规划、年度工作计划，并组织实施。

3. 负责医院信息化建设、管理工作。

4. 负责采集医疗动态和医保信息，加以整理、归总、分析，及时提供给院领导。

5. 负责按时填报提交月报工作。

6. 严格执行医保政策，随时检查，加强与临床科室的联系，发现问题与偏离，及时沟通，并汇报院领导，共同研究，及时处理。

7. 负责加强与社保局联系，多请示、汇报，加强沟通，经常听取他们的意见，改进工作。

8. 负责定期组织有关人员学习、宣传医保政策、规定。为患者家属提供有关医保知识、政策的咨询服务。

9. 严格保密工作，未经院领导同意，不得为任何组织、团体、个人查阅和提供资料和信息。

（二）信息中心岗位职责

1. 信息中心主任职责

（1）在院长与主管院长的领导下，负责院信息网络系统的建设与管理，并保证安全运行，负责医保工作管理与社保中心的联系等领导和管理工作。

（2）拟定有关业务工作计划，经主管院长批准后，组织实施，经常督促检查，按时总结汇报。

（3）负责组织检查落实网络正常运行，按时完成各种统计报表，回收、整理、分析、保存、利用有关资料，及时传递资料信息。

（4）组织全院信息网络，及时收集、传递院内外有关信息，综合上报领导，为领导决策提供依据，为临床、医技科室提供医疗技术新进展情况。

（5）领导所属人员的政治学习，组织好业务学习。

（6）制订科室年度工作计划，做好年度工作总结，认真做好每季综合效益分析。

（7）按照国家规定，做好信息的保密工作。

2. 信息中心科员岗位职责

（1）参与制订本院信息化建设规划与年度工作计划，做好社保的管理工作。

（2）负责信息化相关文档资料的归档整理工作和有关资料的统计上报工作。

（3）负责院内对外数据交换。

（4）负责计算机及附属设备的档案管理。

（5）负责本部门各类文件收发、运转和档案资料管理。

（6）完成部门领导交办的其他工作。

3. 信息系统（HIS）管理人员职责

系统网络管理人员主要负责监控全院信息系统及网络工作情况，及时处理信息系统及网络中所遇到的问题，重大问题和难以解决的问题要及时上报，并请有关部门给予指导和解决。具体职责要求如下：

（1）根据院的实际管理模式及管理信息系统的需要，编制各管理信息系统的需求分析。

（2）维护好各系统软件，掌握好系统软件和测试软件的使用，负责注册用户、设置口令、授予权限，并适时加以修改，以便增强系统的保密程度。

（3）在全院范围内积极普及和宣传计算机管理知识并负责指导有关科室及部门开展计算机管理工作。

（4）熟练掌握计算机及其外部设备的操作、使用和维护，对系统设备经常检测和维修，防微杜渐，保证网络和系统设备处于良好的工作状态。

（5）严格按照正确的操作规程操作电脑及信息设备，认真爱护机器，防止人为的机损事故。

（6）坚持经常到病区巡视，了解各病区的人员、设备、系统应用等情况，以便适时进行调整和维护。

（7）掌握一定计算机信息安全知识，能识别及清除常见的计算机病毒。

（8）保存及整理好计算机管理的文档资料并注意做好保密工作。

（9）在做好本职工作的前提下，认真负责配合做好科教科安排的各项工作。

（10）为院信息化建设提供有参考价值的设计规划或决策建议。

四、工作内容

（一）医保管理制度

为认真贯彻医疗保险政策法规和各项管理规定，加强医保管理工作，规范医疗服务行为，合理使用医疗保险基金，切实为医保患者提供优质服务，保证爱心护理院健康、稳步发展，制订医保管理工作制度。

1. 成立医保管理工作领导小组，由分管院长担任组长，信息中心主任担任副组长，指导医保管理工作。

2. 设立本院专职、兼职医保管理员，制订专、兼职医保管理工作制度，协调全院医保管理工作。

3. 工作小组每年制订医保管理工作计划，负责宣传、指导、检查医保工作的开展并及时解决医保工作中出现的问题。

4. 严格执行医保有关规定：严禁患者冒名顶替住院；严禁开与本次疾病无关的药物；严禁超量出院带药；严禁以药易药，以药易物；严禁挂名住院、分解住院；严禁将自费药品和自费检查治疗材料费用列入医保范围；规范用药，处方验方签字；严格按规定诊断特定项目；坚持因病施治、合理检查、合理治疗的原则；严格掌握出入院标准，记录准确、真实；推进药品招标采购，药房医保备药率达 85％以上，严格执行药品价格审核制度；认真落实病员告知、谈话签字制度；做好一日清单、住院清单及收费项目标准的公示工作。

5. 认真处理患者投诉，切实为患者解决问题，维护病员利益。

6. 按照社保局要求，及时、准确传输数据，上报报表。

（二）信息保密制度

为了确保本院信息系统的准确性、可靠性、完整性、安全性及保密性，加强对医疗及相关辅助信息的安全管理，特制定信息管理保密制度。

1. 信息中心技术人员要使用多种网络技术安全手段，保护中心数据库的安全，从根本上杜绝内部资料信息通过互联网外泄并传播。

2. 根据本院制定的密级数据，在输入、输出、存储、修改等各个环节，都要进行严格的审查和记录，严禁外泄，对机构和个人造成损失与伤害。

3. 由于泄密造成的损失应追究责任人与部门领导的责任，触犯法律的要承担法律责任。

4. 相关责任人员应和本院签订保密协议，规定权利与责任义务。

五、老年人基本医疗保险享受的报销范围

（一）适用标准

1.《中共中央国务院关于深化医药卫生体制改革的意见》（中发［2009］6 号）

2.《国务院关于印发医药卫生体制改革近期重点实施方案（2009—2011年）的通知》（国发〔2009〕12号）

3.《医药卫生体制五项重点改革2009年工作安排》（国办函〔2009〕75号）

4.《城镇职工基本医疗保险用药范围管理暂行办法》（劳社部发〔1999〕15号）

5.《工伤保险条例》

6.《国家基本医疗保险、工伤保险和生育保险药品目录》（2009年版）

（二）相关内容

1. 什么是基本医疗保险药品

基本医疗保险药品是指保证职工临床治疗必需的，纳入基本医疗保险给付范围内的药品，分为甲类和乙类两种。

甲类的药物是指全国基本统一的、能保证临床治疗基本需要的药物。这类药物的费用纳入基本医疗保险基金给付范围，并按基本医疗保险的给付标准支付费用。乙类的药物是指基本医疗保险基金有部分能力支付费用的药物，这类药物先由职工支付一定比例的费用后，再纳入基本医疗保险基金给付范围，并按基本医疗保险给付标准支付费用。

2. 基本医疗保险药品目录的种类

人力资源和社会保障部2009年11月30日发布的《国家基本医疗保险、工伤保险和生育保险药品目录》，将《国家基本药物目录》中的治疗性药品全部纳入《药品目录》甲类部分。《药品目录》分西药、中成药和中药饮片3部分。其中，西药部分和中成药部分用准入法，规定基金准予支付费用的药品，基本医疗保险支付时区分甲、乙类，工伤保险和生育保险支付时不分甲、乙类；中药饮片部分用排除法，规定基金不予支付费用的药品。甲类为保障性药品，可100%报销。统筹地区对于甲类药品，各地需按照基本医疗保险的规定全额给付，不得再另行设定个人自付比例。对于乙类药品各地可根据基金承受能力，先设定一定的个人自付比例，再按基本医疗保险的规定给付。

3. 基本医疗保险药品报销种类

人力资源和社会保障部发布的《国家基本医疗保险、工伤保险和生育保险药品目录》是基本医疗保险、工伤保险和生育保险基金支付参保人员药品费用和强化医疗保险医疗服务管理的政策依据及标准。

根据人力资源和社会保障部的要求，各地从2010年严始执行甲类目录。考虑到各地用药习惯的不同，地方对乙类目录可以在15%的范围内进行调整，并在2010年3月底前完成调整工作，尽快执行新的药品目录。

4. 基本医疗保险药品目录对用药的限制

（1）可以纳入基本医疗保险的药品：

人力资源和社会保障部发布的《国家基本医疗保险、工伤保险和生育保险药品目录》规定，纳入《基本医疗保险药品目录》的药品，应为临床必需、安全有效、价格合理、使用方便的药品，并符合下列条件之一：

①《中华人民共和国药典》（现行版）收载的药品；

②符合国家药品监督管理部门颁发标准的药品；

③国家药品监督管理部门批准正式进口的药品。

（2）不可以纳入基本医疗保险的药品：

以下易于滥用的、可用于非治疗用途的药品不得列入《药品目录》：

①主要起营养滋补作用的药品；

②部分可以入药的动物及动物脏器，干（水）果类；

③用中药材和中药饮片炮制的各类酒制剂；

④各类药品中的果味制剂、口服泡腾剂；

⑤血液制品、蛋白类制品（特殊适应证与急救、抢救除外）。

第六章　护理院业务管理规范

本章重点概述

护理院的业务管理是一项主要工作，囊括了护理院主营业务的所有部门，是护理院的重要管理部门，业务范围包括全院的医疗、护理、院感、教学科研等各项工作，业务管理水平的高低，直接影响着护理院的发展。突出护理院业务管理的重要性和地位，提高业务管理水平，是护理院发展和竞争力的需要。

第一节　业务职能的设置

一、业务机构职责架构

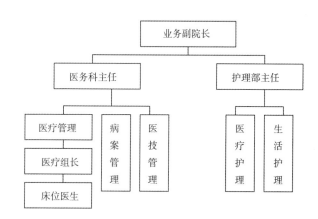

二、业务院长管理职能

1. 负责全院的医疗、护理、院内感染、教学、科研等各项业务工作，并为经营决策提供战略建议和业务支持。

2. 主持制订、健全护理院的医疗业务管理制度，负责协调医疗护理与生活护理的衔接问题。

3. 督促、检查各科室医疗制度、医疗常规和操作规程的执行情况。

4. 深入科室，了解和检查有关诊断、治疗、护理、院内感染等情况，定期分析医疗指标完成情况，纠正医疗护理工作中出现的偏差，不断提高医疗护理质量。

5. 组织、主持全院性的会诊、抢救、学术交流、新技术项目开展等医疗技术活动，并做出科学决策。

6. 负责组织实施临床科研、教学、员工医疗保健等工作。

7. 经常深入科室，了解患者的就诊情况，征求患者意见，督促医护人员不断改进服务工作。

8. 组织检查转诊、会诊、疫情报告、预防保健和卫生宣教工作。

9. 对医疗业务部门和临床医技科室的职业道德建设、医疗服务措施等进行例行检查，发现问题及时处理，保证医疗工作的正常有序开展。

10. 定期向院长汇报医疗业务运行情况并接受不定期工作检查。

11. 制订员工学习新技术、新业务培训计划，并组织实施；创造条件开展医疗技术新项目，不断提高全院医疗技术水平和服务质量。

12. 督促、检查所管辖科室的工作计划和质量目标的落实情况。

13. 负责向院长报告工作。

第二节　护理院收治管理规范

养老机构是指为老年人提供饮食起居、清洁卫生、生活护理、健康管理和文体娱乐活动等综合性服务的机构，通过为入住老人提供住养服务，进行健康管理，提高老年人生活质量，达到老有所养、老有所医、老有所为、老有所教、老有所学、老有所乐、增进健康、延缓衰老的目的。护理院是养老机构中的一种，主要是为失能老人提供医疗、护理、生活照料等服务的场所，一些由于车祸、疾病导致生活无法自理、需要长期照料的患者也可收治。

一、护理院收治范围与不可收治对象

（一）收治评估

1. 健康老人　是指身体基本无病、心理健康、社会交往基本正常的老人。中华医学会老年医学分会提出的健康老人的标准是：

（1）躯干无明显畸形，无明显驼背等不良体型，骨关节活动基本正常。

（2）神经系统无病变，如偏瘫、老年痴呆及其他神经系统疾病，系统检查基本正常。

（3）心脏基本正常，无高血压、冠心病及其他器质性心脏病。

（4）无明显肺部疾病，无明显肺功能不全。

（5）无肝、肾疾病，无内分泌代谢疾病、恶性肿瘤及影响生活功能的严重器质性疾病。

（6）有一定的视听功能。

（7）无精神障碍，性格健全，情绪稳定。

（8）能恰当地对待家庭和社会人际关系。

（9）能适应环境，具有一定的社会交往能力。

（10）具有一定的学习、记忆能力。

2. 非健康老人　主要指患有急、慢性疾病的老人，这类老人通常患有一种或多种急、慢性身心疾病，且这些疾病将随着增龄衰老而不断恶化，影响老人的生活状态。

3. 生活自理能力

104

（1）自理老人：这类老人是指通过直接观察或生活自理能力评估（见附录一），属于生活自理能力正常，日常生活无需他人照顾的老人。

（2）介助老人：相当于部分自理的老人，这类老人通过观察或生活自理能力评估，属于生活自理能力轻度和（或）中度依赖，日常生活需要他人部分具体帮助或指导的老人。这类老人常借助扶手、拐杖、轮椅和升降设施等生活。

（3）介护老人：相当于完全不能自理的老人，这类老人通过观察或生活自理能力评估，属于生活自理能力重度依赖，全部日常生活需要他人代为操持的老人。

（二）护理院收治范围

1. 神经系统（如脑卒中、脑外伤后、颅内感染、神经元病等）致残，大部分或完全丧失生活自理能力，病情稳定不需要抢救的老年人。

2. 痴呆患者（包含老年痴呆、血管性痴呆等）伴生活不能自理的老年人。

3. 植物状态老年人。

4. 截瘫无手术指征的卧床老年人。

5. 手术后病情稳定，但仍需住院护理的老年人。

6. 各种老年病、慢性病等诊断明确。虽病情稳定，但大部分或完全丧失生活自理能力，或是伴有压疮或气管切开者，需要住院护理的老年人。

7. 临终关怀患者，凡是现有医疗条件下所患疾病已没有被治愈的希望，且不断恶化，濒临死亡的各类疾病（如恶性肿瘤等）晚期老年人。

8. 生活上能自理，但患有慢性疾病，需要提供应急医疗安全服务的老年人。

（三）护理院不可收治对象

1.《中华人民共和国传染病防治法》规定的各类传染病。

2. 心脑血管性疾病，如急性心肌梗死、脑出血、脑梗死等急性期老年人。

3. 急性创伤患者。

4. 等待手术的患者。

5. 其他危重疾病需及时抢救的患者。

6. 严重的精神疾病没有被控制的患者。

7. 卫生行政部门等规定的其他情况。

二、咨询、入院流程

护理院不同于养老院，也不是单纯的医疗机构，但具有两者的功能，是二者的结合。所以新患者入院时有别于两者。

（一）咨询接待

由于护理院具有老年护理与医疗的双重功能，很多老年人及家属对此还不熟悉，对入住条件、住院方式、收费等各方面还不了解，因此护理院要设立单独的咨询接待室，负责接待患者及家属的咨询，让家属在入院前对护理院有更全面的认识和了解。

1. 对外联络　咨询接待室要备有外线电话，以方便与家属的沟通，随时为家属答疑解惑，要备有宣传材料和联系卡。

2. 专人负责　咨询接待室要有专人负责，咨询人员要具备一定的沟通能力，不仅要熟知护理院的环境，软、硬件设施，康复设施，医生、护士、护理员等人员的配备，更要知道护理院的收治对象、医疗护理制度、生活护理方面、收费情况等，以便接待时更好地回答家属的问题。

3. 文明态度　咨询接待时要热情大方，耐心细致，态度和蔼。多用礼貌用语，以便建立家属对护理院的信任，放下顾虑，更放心地入住。

4. 软、硬件介绍　家属咨询时，咨询人员要对护理院的环境、软硬件设施等作简单的介绍，具体详细地介绍费用标准、入住条件、护理方式等以及家属还不明白想重点了解的方面。

5. 了解老年人的真实情况　介绍情况后请家属对需要入住的老年人情况作简单的介绍，要求真实，不得隐瞒病情，重点要了解老人的自理能力、精神情况及相关的病情，以便咨询人员判断老人是否符合护理院的收治范围。介绍完毕请家属留下姓名及联系方式，并主动送给家属宣传材料及联系卡。

6. 安排床位　家属介绍后，如符合收治范围且确定要住院后，给予安排病房，在安排床位时首先要了解各空床相邻床位老人的情况，然后根据新入院老人情况及家属要求选择合适的床位，尽可能地安排病情相似的老人入住同一病房，避免住院期间因老人病情不同产生相互影响，甚至产生矛盾，之后带领家属至病房实地查看，家属确定床位后，咨询接待人员负责做好登记工作，并确定入住时间，是否要院里派车上门接送或是其他方式入院。

7. 做好老年人入院准备　确定患者入住日期后，及时通知病区做好各项准备工作，如气垫床、尿布的使用等。

（二）入院流程

1. 热情迎接　入院老年人所乘车辆到达门口后，由传达室通知相应病区带好轮椅或平车迎接患者，咨询接待室负责人立即出来迎接，并对老人进行初步检查，判断患者情况，必要时还需测量血压等生命体征，和病区工作人员、家属一起将患者送至病房。

2. 妥善安置　病区工作人员接到老年人入院通知后，病区负责人立即带领医护人员迎接，要热情与家属及患者问候，共同把老人送至病房，妥善舒适地安置好老人，再做下一步工作。

3. 入院介绍及老年人身体检查　护士作自我介绍，并介绍病区主任、护士长、床位医生、护理员，负责向家属做简单的入院介绍，测量患者生命体征并记录。对老人进行入院宣教，包括作息时间、规章制度等。与护理员一起查看老人全身皮肤及各导管留置情况，发现现存问题及可能存在的问题，及时向医生汇报并告知家属，对老人进行全面的护理评估，根据老人情况及护理评估结果，做出护理方案，并与家属沟通，了解家属的想法及护理方面的要求。取得家属的配合。交代护理员注意事项及生活护理重点。协助医生完成体格检查等操作。做好入院登记及床头卡安插等工作。正确执行医嘱。通知营养科为老人准备适合病情的膳食。

4. 制订生活护理计划　护理员协助护士检查患者皮肤，负责清点患者物资，贵重物品及首饰要求家属带回并告知护士，在衣服生活用品上做好记号，不需要的物品要求家属带回，告知家属住院期间需要的其他物品，如餐巾纸、水杯等，以便家属购买，及时为老人做好清洁工作，全面了解患者的生活习惯，如饮食、睡眠、特殊嗜好等情况，与老人沟通时态度要和蔼，以便留下好的印象，使后期工作顺利开展。

5. 了解老年人病情，并与家属进行沟通，告知其老年人可能存在的风险及预后

医生首先问候老年人，同时与之做简单的语言交流，以判断老人的思维、精神、语言功能等情况。详细询问病史，再对老人进行详细全面的体格检查，重点对老人进行意外伤害风险评估，对评估结果记录在案。请家属详细阅读协议书，医生对内容做相应的解释，突出重点，并请家属同意后签字认可。留取家属联系方式，尽可能地多留几个，尤其是电话号码，要保证 24 小时内畅通，以便老人发生病情变化或意外伤害等情况时能及时联系上家属，避免因失去联系而影响患者治疗。告之家属老人意外伤害风险评估结果，同时告知预防措施，如有特殊预防措施，如保护性约束等请家属签字同意，对老人病情作出初步诊断，告知家属可能的病情变化和预后，告知采取的治疗护理措施，如采取特殊的医疗或护理措施，则需要告知家属争求家属同意。由咨询接待室负责人陪同前往收费处交费办理相关入院手续。制订健康管理计划，开出医嘱，书写病历具体按相关规范执行。

三、老年人入住管理规范

（一）老年人管理制度

护理院是个大家庭，老年人众多。为了让护理院有一个良好的秩序，给老年人提供一个安心休养的环境，须为老年人制订共同遵守的管理制度。

1. 积极参加护理院组织的各项娱乐活动及公益活动，倡导文明、时尚的晚年生活。

2. 遵守作息时间，按时就寝，休息时间不要大声喧哗和大声放音响，以免影响他人的休息。

3. 讲究卫生，不随地吐痰、乱扔果皮纸屑，不要从楼上往下倒水、扔杂物，保持环境清洁。不要把不易溶于水的物品丢入马桶或地漏，避免造成堵塞。

4. 尊重他人，团结友爱，友好相处。

5. 不要随意外宿。遇节假日或特殊情况需要外宿，应向管理人员请假。属限制外出的老年人，需由家属陪同，办理请假手续，方可离开护理院。

6. 爱护公物。正确使用房间内设施，避免人为损坏。

7. 不要随意进入明文规定禁止出入的场所，如喷泉水池、变电室等，以免发生意外。

8. 不要自行调整床位或到其他老年人的房间、床铺留宿。

9. 积极配合保健医生和护理人员的工作，服从治疗和护理。

10. 节约水电。

11. 不要在房间内私自使用电炉、电炒锅、液化气等危险物品，以及使用打火机、火柴、蜡烛、刀、剪、绳索等危险物品。

12. 在护理院内行走须穿防滑胶底鞋，以免滑倒摔伤。

（二）入住协议规范

护理院应当与服务对象或者其家属（监护人）签订服务协议书，明确双方权利和义

务。服务协议书应当写明以下内容：

    1. 双方当事人的姓名（名称）、地址及联系方式；

    2. 服务内容和方式；

    3. 收费标准及费用支付方式；

    4. 服务期限；

    5. 协议变更、解除与终止的条件；

    6. 违约责任；

    7. 当事人双方约定的其他事项。

老年人住院协议书（参考）

甲方：_____   法定代表人：_____

乙方：患者直系亲属监护人   与患者关系：_____

住址：_____   监护人身份证号_____

住宅电话_____   联系电话_____

患者姓名_____   性别_____   年龄_____   身份证号_____

诊断_____

住院目的：积极治疗□   临终关怀□   姑息治疗□（打√表示）

甲方是经市卫生局批准、市民政局登记注册、市医保定点的非营利性护理院。经甲乙双方协商同意签定下列有关协议：

一、甲方的权利和义务

（一）按卫生部门有关规定，规范医疗护理行为，为乙方提供医疗、护理、生活照料等服务，按规定收取相关费用。

（二）根据乙方老年人入住时的健康状况和生活自理能力，确定护理等级。根据老年人在住院过程中的病情变化变更护理等级，调整相应的床位，并及时通知乙方取得配合。

（三）乙方老年人在住院期间，若病情变化需请外院专家会诊或转院，甲方及时通知乙方，征得乙方同意，产生的费用由乙方承担。

（四）为保证乙方老年人安全，甲方拒绝乙方自备或外配药品。若乙方擅自使用自备或外配药品出现的异常反应如过敏、中毒等，甲方有权紧急处置，但不承担因此而产生的责任和费用。

（五）乙方老年人因年龄、疾病等因素致身体各系统功能衰退如：视力和听力下降、肌肉萎缩、骨质疏松、反应迟缓、意识障碍等，时常会发生意想不到的情况如：自杀、走失、呛噎窒息、摔伤，或睡眠、行走过程中突发猝死等，甲方应及时积极处理，乙方承诺不追究甲方责任。

（六）甲方不提供乙方贵重物品的保管。若乙方不听甲方劝告而造成贵重物品和现金丢失，甲方不承担由此造成的后果和经济赔偿。

（七）甲方严格按物价部门核定的收费标准收费。如乙方需要老年人住院费用清单，甲方予以提供。

（八）乙方老年人住院期间因疾病出现精神异常、打骂他人、伤害自己等行为时，甲方随时采取保护性约束，以防意外伤害发生。若乙方不同意保护性约束造成伤人或自伤，乙方承担一切责任与后果。同意□ 不同意□（打√表示）　家属签字_____。

二、乙方权利和义务

（一）患者入院时应如实陈述病史，不得隐瞒，便于医生为老年人作出正确的诊断、治疗、用药等。

（二）按甲方规定按时缴纳各项费用，不得拖欠。乙方承担医保自付的全部费用。

（三）患者入住甲方期间须遵纪守法，不得参与黄赌毒交易和非法组织，遵守各项规章制度，与同病室其他患者和睦相处。

（四）未经甲方同意，不得擅自带剪刀、刀具及电器。防止火灾和其他意外发生。

（五）乙方承诺是患者的法定继承人和监护人，代表所有家属的意见，经常来院看望老年人并提供生活用品，承担监护人应尽的义务和责任，处理患者住院期间的一切事宜。

（六）乙方有权向甲方了解患者的病情和诊治方案，甲方应尽告知义务。乙方承担患者会诊、转院、外院检查等相关费用。

（七）患者因病情变化接到甲方的电话/短信通知后应及时回复或来院，配合甲方共同处理相关事宜。如不能及时来院，造成的后果自行承担。电话、手机号码变更应及时告知甲方，请保持电话 24 小时畅通！

（八）患者出院或病故后，乙方应及时结算一切费用并承担善后事宜。

（九）未经甲方同意，乙方老年人住院期间不得擅自外出，如因特殊情况需请假外出，必须书面申请，经床位医生、科主任许可，并报院领导批准后方可离院，时间不超过 12 小时。按时服用携带药品。请假外出期间发生意外如：走失、自杀、摔伤、猝死等，乙方承担一切责任和费用。

（十）补充事项_____

本协议不约定有效期限，除患者出院或死亡结账后双方解除协议外，即可无期限使用，具有法律效力。自双方签字之日起生效。乙方认真阅读后，同意本协议各项条款，并以签字为凭。

甲方受委托人签字：　　　　　　　　　乙方受委托人签字：
　（经治医师）　　　　　　　　　　　　（监护人）
年　　月　　日　　　　　　　　　　　年　　月　　日

第三节　医疗管理规范

医务科是护理院重要的职能部门，在院长和主管院长领导下，具体组织实施全院的医疗工作。对全院医疗业务、医疗质量、医疗技术实施科学的组织管理，检查、督促方针、政策及各项规章制度的落实和实施，以保障全院医疗工作的正常运行。医务科具有医疗管理、病案管理、医技管理的职责。

一、目的

医疗管理是护理院提供的重要服务内容之一。目前很多护理院的院长虽然不是医疗专业出身，但也十分重视护理院的医疗管理工作，满足入住老年人的基本医疗需求，提供高质量的服务。特制定此规范。

二、适用范围

本规范适用于护理院所有医疗业务，包括为全体住院老人提供全程康复医疗服务，以及为住院老人的亲属、法定监护人或单位领导对老人住院期间的康复医疗服务提出的各种咨询给予"客观、科学、合理、必要"解释。

三、职责

（一）医务科医疗管理职责

1. 医疗保健服务应满足入住老年人基本医疗的需求，包括提供健康管理、社区保健、健康咨询、康复指导、预防保健工作。

2. 应建立老年人健康档案，提供老年专科医疗保健、维持或改善老年人身心状态，减轻病痛，做好老年人常见病、多发病、慢性非传染性疾病的诊断、治疗、预防和院前急救工作和转院工作，为临终老年人提供医疗服务。

3. 应制订医疗保健服务流程或程序及保障医疗安全的具体措施，符合相关医疗技术操作规范。

4. 应为老年人每年至少体检一次。

5. 提供医疗保健服务的人员应由执业医师担任。

6. 开展对老年常见病、多发病的检查、治疗，以及按照医嘱，对生活上处于半自理、完全不能自理和临终期老年人实施规范化医疗护理的能力。

7. 加强医疗质量管理，提高医疗服务质量，是护理院管理工作的基本任务和目的。

（二）业务副院长医疗管理职责

1. 在院长领导下，负责全院医疗、教学、康复保健、预防等工作。

2. 负责制订分管工作的年度计划，并组织实施，定期督促、检查、总结、纠正，保证计划贯彻落实。

3. 认真贯彻执行上级规定的规范、制度、操作规程，结合本院实际，组织制订、修改、完善制度、操作规程、服务流程，不断提高医疗服务质量。

4. 组织制订全院的业务绩效考核标准，经常组织检查、总结、修正和完善标准。

5. 组织制订全院业务继续教育和培训计划，并督促、检查落实。

6. 重视人才建设、制度培训计划。

7. 抓服务质量。深入科室，了解规章制度执行等情况，采取措施，不断提高医疗质量。

8. 经常了解、掌握重危、疑难、特殊患者的诊疗情况，必要时组织院内、外会诊。

9. 加强与市内上级医院的联系。

10. 组织接受上级的检查、考核。

(三) 科主任医疗管理职责

1. 科主任全面负责本科业务管理、行政管理、经营管理，做好员工思想政治工作。

2. 制订本科室年度工作计划，做好月计划、周安排。认真组织实施，经常督促检查执行情况，一个月做一次小结。

3. 督促全科人员认真执行各项规章制度和技术操作常规，严防并及时处理差错事故和医患纠纷。

4. 抓医疗质量，严格执行各级查房制度，必要时组织并主持院内外会诊。经常检查病历质量，对出院、死亡病历详细审核，进行分析，提出改进意见。

5. 组织科内病例讨论，对死亡、疑难病例、出院病例进行分析研究，提高医疗服务质量。

6. 组织全科人员业务学习，运用新理论、新知识和先进经验，开展新技术、新疗法，及时总结经验，帮助医务人员提高业务知识和技术水平。

7. 参加咨询、会诊、出诊；确定科内医师值班、会诊；决定科内病员的转科转院。

8. 增收节支，进行成本核算。严格执行物价和医保政策，掌握特殊药物的合理应用。提高工作效率，厉行节约，节省开支，做好成本核算。

9. 组织并参与科室人员的考核，确定奖金分配，提出奖惩意见。

10. 制订和完善医疗管理制度和规范，并督促做好实际工作。

(四) 科副主任医疗管理职责

1. 协助主任做好本科各项工作，认真履行医务科职能。具体组织实施全院的医疗、教学、康复保健、预防等工作。

2. 制订业务工作计划，经院领导批准后组织实施，经常督促、检查，按时总结汇报。

3. 制订质量标准，每月组织检查考核、分析质量动态、写出报告。

4. 深入科室，了解和掌握情况，及时解决问题和表彰好人好事，对员工具有激励作用。

5. 督促检查规章制度和操作常规执行情况，发现问题及时采取有效措施，提高质量，严防差错事故。

6. 对严重差错和医疗事故，立即向院领导汇报，并进行调查研究，组织讨论，提出处理意见和改进措施，写出调查报告。

7. 负责实施、检查全院医务技术人员的继续教育、业务培训和技术考核，不断提高业务技术水平。

8. 协调各科室之间的工作，提高护理院的整体素质水平。

9. 组织科室人员的政治时事学习，负责全院的病案统计，医疗质量的管理工作。

10. 重大问题及时向分管院长请示汇报。半年做一次工作小结，一年做一次年终总结，提出下一年度工作计划，经分管院长同意报院部。

(五) 医生组长职责

1. 在科主任的领导下，认真做好本职工作。

2.协助科主任管理各项医疗工作,重点抓查房和病历质量,严格执行各级查房制度,重点查危重患者、疑难患者和新患者;经常检查在院病历质量,发现问题,及时提出修改。

3.参与科内一些重大事情讨论,提出合理化建议。在科务会上要总结和汇报医疗工作情况。

4.负责新来院医生的带教工作。定期组织全体医生业务学习,主要学习"三基"内容,帮助医生提高业务知识和技术水平。

5.督促本科室医生认真执行各项规章制度和技术操作规范,严防并及时处理差错事故和医疗纠纷。

6.带领全体医生主动搞好医护关系,促进医护合作。

7.科主任休息期间,协助护士长处理日常行政工作,全面负责各项医疗工作。

(六)床位医师职责

1.在科主任或上级医师领导下,负责25~30张床位病员的医疗工作。新毕业的医师,实行三年24小时住院医师负责制。

2.书写病历。新入院病员的病历在24小时内完成,不在班时次日及时书写。按《病历书写规范》及时完成各种书写记录。

3.对新入院病员,要详细询问病史,进行系统体格检查,作出初步诊断、治疗、开出医嘱并检查执行情况。尽告知义务,与病员/家属沟通,签订统一规定的有关协议。

4.对分管床位病员全面负责,做好医疗工作,了解病员饮食情况,协助喂饭,鼓励和帮助老人活动,提高生活质量,了解老人思想活动,进行心理疏导。

5.查房。对分管床位一天至少查房两次,重危特殊患者,经常巡视,观察病情变化,仔细检查,及时处理。主任查房时要详细汇报患者情况,主任对病情的分析要详细记录,医嘱要及时处理。

6.对分管床位病员的诊断、处理有困难时,以及危重、疑难病员,应及时向科主任请示汇报,也可以提出会诊、转院意见。

7.严格执行规章制度、操作常规,指导护士进行某些重要操作,严防差错事故。

8.参加值班。严格执行交接班制度,做好交接班和夜查房。无论什么情况,未亲自检查患者,不得下达医嘱。遇有困难,及时请示汇报。

9.认真学习,提高"三基"水平,在科主任领导下,积极开展新技术、新疗法,参加科研工作,及时总结经验,撰写论文。

10.指导实习医师。

11.每周一带领护士、护理员一起大查房,提出护理要求,解决护理问题,领导医护工责任小组做好各项工作。

四、医疗管理制度规范

护理院虽然提供的是基础医疗服务,但医疗工作在整个护理院的工作系统中占着非常重要的位置,医生更是起着主要作用。医疗核心制度的制订是医疗服务规范化、标准化的重要方法,才能使医生、护士、护理员等专业人员有章可循,使领导的监督与检查有据可查。

（一）病历书写制度

1. 病历书写应当使用蓝黑墨水、碳素墨水书写，需复写的资料可用蓝或黑色的圆珠笔书写。

2. 病历书写应当使用医学术语，内容应客观、真实、准确、及时，字迹清楚、工整，不得刀刮、粘贴、涂黑，病程记录一般5天记录一次，有医嘱变动的应及时记录。患者入院后，经治医师应及时查看患者，询问病史，及时书写门诊病历、首次病程记录和处理医嘱，住院病历必须在24小时内完成。床位医生休息时，应由值班医生代为书写。

3. 危急患者的病历应及时完成，因抢救危重患者未能及时书写病历的，应在抢救结束后6小时内据实补记，并注明抢救完成时间和补记时间，详细记录患者初始生命状态、抢救过程和患者及其近亲属告知的重要事项等有关资料。

4. 各项记录应注明年、月、日，书写结束时医师应在右下角签全名，字迹清楚易认。上级医师审核签名应在署名医师的左侧，并以斜线相隔。

5. 各种检查报告单应分门别类按日期顺序呈叠瓦状粘贴整齐。

6. 对于出院、死亡病历，经治医师、科主任、护士长一定要认真、负责地查对、审核，病历归档前信息科应全面审核一次，无误病历归入病案资料室。归档时间为出院病历3天，死亡病历7天。

（二）会诊制度

1. 经科室内讨论难以对诊断和治疗意见做出决定时，可由科主任向医务科提出院内（外）会诊请求。

2. 医务科了解病员病情后决定是否批准会诊请求。

3. 批准后，由医务科联系院内（外）会诊医师，决定会诊时间，并通知科室。

4. 由业务院长或医务科带领，科主任、科室全体医师参加全程陪同会诊，以提高业务水平。

（三）值班、交接班制度

1. 各科在非办公时间及节假日，须设有值班医师，可根据科室大小和床位多少，单独或联合值班。

2. 值班医师负责各项临时性医疗工作和病员临时情况的处理；对急诊入院病员及时检查填写病历，给予必要的医疗处置。

3. 值班医师遇有疑难问题，应请经治医师或上级医师处理。

4. 值班医师夜间必须在值班室留宿，不得离开。护理人员邀请时应立即前往诊视，如有事离开时，必须向值班护士说明去向。

5. 值班医师每日在上班前至科室，接受各级医师交办的医疗工作，交接班时，应巡视病室，了解危重病员情况，并做好床前交接。

6. 各科室医师在下班前应将危重病员的病情和处理事项记入交班薄，并做好交班工作。值班医师对危重病员应作好病程记录和医疗措施记录，并扼要记入值班日志。

7. 每日晨，值班医师将病员情况重点向主治医师或主任医师报告，并向经治医师交清危重病员情况及尚待处理的工作。

（四）查房制度

1. 科主任、主任医师或主治医师查房，应有住院医师、护士长和有关人员参加。科主任、主任医师查房每周1～2次，主治医师查房每日一次，查房一般在上午进行。住院医师对所管病员每日至少查房两次。

2. 对危重病员，住院医师应随时视察病情变化并及时处理，必要时可请主治医师、科主任、主任医师检查病员。

3. 住院医师查房前要做好准备工作，查房认真负责，要求重点巡视重危、疑难、新入院的病员，同时巡视一般病员，检查化验报告单，分析检查结果，检查病员饮食、大小便情况，主动征求病员及家属对医疗、护理生活等方面的意见。

4. 科主任、主任医师查房，要解决疑难病例，做必要的检查和病情分析，并做出肯定的指示，必要时向业务院长汇报；审查新入院、重危病员的诊断、治疗计划，抽查医嘱、病历、护理质量。

5. 院领导以及机关各科负责人，应有计划有目的地定期参加各科的查房，检查了解病员治疗情况和各方面存在的问题以及需要解决的问题。

（五）医嘱制度

1. 医嘱一般在上班2小时内开出，新入患者应随即（半小时之内）开出医嘱。要求层次分明，字迹清楚，一般不得涂改。需要取消时，应用红笔在第二字上重叠书写"取消"字样并签名。

2. 长期医嘱内容的顺序为：护理常规、护理级别、病危或病重、饮食、特殊护理如约束、各种检查和治疗、药物名称、剂量和用法。

3. 转科或整理医嘱时，应在最后一项医嘱下面用红笔划线，表示以前的医嘱一律作废；线下正中用蓝笔标明"转科医嘱"或"整理医嘱"（红线上、下均不得空行），在日期时间栏内写明当天日期时间。长期医嘱单超过3张应及时整理，重整医嘱应抄录有效的长期医嘱及原医嘱的起始日期和时间。

4. 医师开好医嘱后应在提示医嘱本上注明开写医嘱病历的床号及时间，并向办公班护士交代清楚。

5. 医师写出医嘱后要复查一遍。一般情况下医师不得下达口头医嘱。因抢救危急患者需要下达口头医嘱，护士须复诵一遍，医师确认后方可执行，并及时据实补记医嘱。

6. 值班医师在非本病区开写医嘱时需特别加强责任心，实际检查过患者后再开医嘱。

（六）处方制度

1. 医师、医士处方权，可由各科主任提出，院长批准，登记备案，并将本人之签字或印模留样于药剂科。

2. 药剂科不得擅自修改处方，如处方有错误应通知医师更改后配发。凡处方不合规定者药剂科有权拒绝调配。

3. 有关毒、麻、限制药处方，遵照"毒、麻、限制药管理制度"的规定及国家有

114

关管理麻醉药品的规定办理。

4. 处方内容应包括以下几项：医院全称、门诊或住院号、处方编号，年、月、日，科别、病员姓名、性别、年龄，药品名称、剂型、规格及数量，用药方法，医师签字，配方人签字，检查发药人签字，药价。

5. 处方一般用钢笔或毛笔书写，字迹要清楚，不得涂改。如有涂改医师必须在涂改处签字。一般用拉丁文或中文书写。急诊处方应在左上角盖"急"字图章。药品及制剂名称，使用剂量，应以《中国药典》及省、市、区卫生厅（局）颁发的药品标准为准。如医疗需要，必须超过剂量时，医师在剂量旁重加签字，方可调配。未有规定之药品可采用通用名。

6. 对违反规定，乱开处方，滥用药品的情况，药剂科有权拒绝调配，情节严重者应报告院长、业务院长或主管部门检查处理。

7. 药剂师（药剂士）有权监督医生科学用药，合理用药。

（七）病危通知制度

1. 病员病情危重时，经治、值班医师应在第一时间赶到现场进行救治。

2. 紧急救治后，医师签发病危通知书，向科主任汇报，并及时通知家属。

3. 科主任查看患者，指导治疗方案。

4. 医师须亲手将病危通知书递交给家属，向家属详细介绍病员目前的情况及治疗方案，并与家属沟通好善后事宜。

5. 向医务科汇报危重病员情况及与家属沟通情况。

（八）医患沟通制度

1. 沟通时间全程化 从患者入院直到出院，医护人员都要把与患者及家属的沟通贯穿始终，重点把好咨询接待、入院时宣教、住院时查房、住院期间沟通、死亡及出院随访五个环节。

2. 沟通内容全面化 凡患者应该知道的、想知道的，诸如疾病诊断、治疗方案、检查目的、病情变化、可能后果、药物不良反应、医疗收费，在不违背保密性医疗制度和医疗原则的前提下，医护人员尽可能主动告知患方，征询意见，解答疑问，争取配合，还患者及家属知情权。

3. 沟通形式多样化 沟通不仅是一般谈话，还要采取床旁沟通、分级沟通、集中沟通、书面沟通、出院回访等多种方式进行，同时采取印发卫生知识宣传单、随访电话、征求意见卡、问候信函等方式进行。

4. 沟通对象层次化 对不同患者、不同病情，要求不同层次的医护人员实施沟通。当责任医师与患方沟通困难或患方情绪激动时，应改由上级医师或科主任与患方沟通；当下级医师对病情等解释不肯定时，应请示上级医师共同与患方沟通；当诊断不明或病情恶化时，医护应先行讨论，统一认识后再与患方沟通，以免不信任或疑惑。

（九）24小时住院医师负责制度

1. 在科主任和主治医师领导下，负责分管患者的医疗工作，住院医师实行12小时值班，24小时负责制，保证随叫随到，值班期间应2～3次深入病房，患者病情变化无法处理时应及时请示上级医师。

2. 对病员进行检查、诊断、治疗，开写医嘱，检查执行情况，随时调整所管床位的床日费用，控制药占比。

3. 新病员病历应在入院后 24 小时内完成，住院患者病程记录一般 5 天一次及时记录，调整医嘱或危重患者随时记录。记录内容应确切，重点突出，有分析，有综合，有判断，出院病历 3 天内，死亡病历 7 天内将病案移交病案室。

4. 及时向上级医师报告诊断、治疗的困难及病情变化，提出会诊、出院、转院、使用血液制品和特殊用药的意见。

5. 住院医师还应负责患者的护理工作及情感沟通，包括与患者家属的沟通工作，主动征求病员家属的意见，病员病情变化时及时通知家属，做到医患矛盾投诉逐步下降。

6. 对所管病员每天至少上、中、下午各巡诊一次，休息日也要巡视一次，常规处置。上级医师查房或巡诊时，应详细汇报病员的病情和诊疗意见，请他科或院外会诊时应陪同诊视。危重病员应密切观察病情变化，及时处理，必要时请上级医师检查病员，指导诊疗意见。

7. 全院统一安排行政总值班，值班时遇到紧急事件不能处理时，医生应立即通知行政值班人员，必要时可联系科室领导。

8. 认真执行各项规章制度和技术操作常规，指导进修医师、实习医师、护士进行各种重要的检查和治疗，严防差错事故。发生差错事故应紧急处理，同时向主治医师、科主任汇报。

9. 住院医师每周一带领护士、护工一起大查房，提出护理要求，解决护理难题，领导医护工责任小组，做好各项工作。

10. 扩大知识面，积极阅读课外书籍。

（十）病案讨论制度

1. 病例讨论一般每周进行一次，时间在每周五上午 10：30～11：30。死亡病例应在一周内组织讨论，特殊病例（存在医疗纠纷的病例）应在 24 小时内进行讨论。

2. 病例讨论由业务院长或医务科长主持，全院医师和相关人员参加。

3. 由经治医师汇报病情及治疗经过，疑难病例还需汇报亟待解决的问题，死亡病例则包括抢救经过、死亡原因初步分析、死亡诊断以及经验教训等。

4. 讨论内容应详细记录，包括讨论日期、主持人及参加人员姓名，专业技术职务及职称、讨论意见等，并将形成一致的结论性意见摘要记录下来。

（十一）医疗行政总值班制度

1. 科主任参加全院医疗二线及行政总值班，具体安排由医务科确定，不得私自调班。

2. 值班期间须深入科室，了解全院动态，代表院领导处理一般的行政事务，协调部门关系，遇有重大事情、突发事件、处理有困难的，应及时向分管院长请示汇报。

3. 掌握全院危重、新入院患者的动态，负责检查医疗人员岗位责任制落实情况、各项规章制度、操作常规执行情况以及工作人员的服务态度。

4. 接受各科室医疗人员的请示、报告，及时协调处理，负责解决当日各科医疗疑难问题。

5. 对上级来人、来电，做好详细记录，需及时处理的应及时处理，有困难立即向领导汇报。

6. 下班前详细书写值班记录，并口头向院领导交班。

7. 值班期间要坚守岗位，不得擅离职守，保持通信畅通。

第四节 病案管理规范

一、目的

为了加强护理院病历管理，保证病历资料客观、真实、完整，根据《医疗机构管理条例》和《医疗事故处理条例》等法规，结合本院实际，制定本规范。

二、适用范围

本规范适用于病历的建立、书写和保管。

三、职责

1. 医护人员负责病历的书写与建立，应按规定的格式和内容书写门（急）诊病历和住院病历。

2. 病案科负责及时回收、整理、记录、保管病案。

3. 按照规定保证医护人员与患者及时使用。

四、管理制度

（一）病历审核规范

1. 在院病历

（1）每两个月组织检查一次。

（2）医务科组织临床科室主任及医生组长等人员组织检查。

（3）检查评分标准按《省病历书写规范》执行。

（4）根据检查结果进行评分，85 分以上为甲级病历，70～84 分为乙级病历，69 分及以下为丙级病历。

（5）对检查结果进行公布，并督促纠正错误，纳入绩效考核。甲级病历不扣分，乙级病历每份扣 2 分，丙级病历每份扣 10 分，并要求医生重写。

（6）小组成员检查完后要将每次检查过程、评分及内容详细记录下来，于每月最后一周的周五上午进行汇总讨论，并向业务院长汇报，由业务院长负责在医生会议上对病历进行点评。

2. 出院病历

（1）归档要求：出院患者病历要求出院后 3 天内归档，死亡患者病历要求 7 天内归档。

（2）出院后护士核对病历，然后由医生核对、科主任审检、护士长审检，确保无问题后交到病案室。

（3）病案室人员接到病历后进行登记，交给医务科，信息科、护理部、理疗科等检查各自负责的问题。无问题的正式归档，对检查出问题的进行登记，退回科室进行修改，要求两天内完成，再交回病案室，对问题严重的病历退回科室重写。病案室再次进行检查修改，确认无误后病历正式归档。

（4）医务科根据检查出的问题，即时进行公布，以防再犯，并纳入绩效考核。

3. 病历检查内容

病历的病程记录的质量及相关业务知识、入院记录的质量及实验室、器械检查结果分析、医嘱的记录情况及医保相关内容。

（二）病案室管理规范

1. 病案室主要负责全院的病案的管理，包括对病案的回收、装订、编码、归档、上架、病案查询、复印，为外来办案人员、参保人员、临床科研等提供可靠的资料，同时进行病案质量控制，提高病案书写水平。

2. 病案室做好病历的回收、整理、装订、归档和保管。做好病案资料的编码，首页用计算机录入。

3. 归档病案不得私自复印、外借，特殊情况必须经医务科批准方可进行。

4. 提供教学、科研、临床经验总结、办案人员等使用的病案，需要时经医务科批准给予复印。

5. 病案室要保持清洁、整齐、通风、干燥，防止病案腐蚀、虫蛀和火灾。

（三）住院病案管理规范

1. 病案室工作流程

住院病案形成→病案室回收→完整性检查→整理装订→用 ICD - 10 给疾病分类编码→计算机录入出院病案信息→打印登记本→通知医师、护士修改完善→病案分级、装袋→医疗统计→归档→借阅

2. 住院病案在各临床科室的收集和管理

（1）病案在形成过程中，临床医务人员需及时收集、整理患者住院期间的医疗记录和护理记录，以及各种检查结果报告单；护理组长负责保管住院病历，并将其登录在收费处的《出院病案签收本上》，然后存放于固定位置，以便于病案管理人员回收。

（2）患者住院期间，病案排列顺序如下：

1）体温单（按日期先后倒排）；

2）长期医嘱单（按日期先后倒排）；

3）临时医嘱单（按日期先后倒排）；

4）入院病历；

5）首次病程记录、诊断分析及诊疗计划；

6）病程记录（按页数次序排列），有手术时按手术同意书、麻醉记录单、手术记录单、术后记录顺序排放，如再有手术时，应按先后顺序接在后面；

7）特殊治疗记录单、特殊护理记录单、护理记录单（按日期先后顺排）；

8）会诊记录单（按日期先后顺排）；

9）影像学检查报告单（按 X 线摄片、CT、数字减影、MRI 等）；

10）超声检查报告单；

11）内镜检查报告单及其他特殊检查报告单；

12）心电图报告单；

13）病理检查报告单；

14）检验结果粘贴单（按报告日期顺排，自上而下，浮贴于专用纸左边）；

15）病案首页；

16）住院证；

17）门诊病历；

18）其他（如外院检查报告单）。

3. 新入院患者病历建立

新入院患者，由病区准备病案首页—入院病历页，由病区值班护士准备体温单、医嘱记录单、护理记录单等，由负责医师准备病历纸，其他各单由有关人员随时补充。

4. 住院患者的病历管理

住院期间各种检查报告单、会诊记录单等须及时收集在病历里。所有记录应由住院医师每日检查，主治医师巡诊时检查，主任医师巡诊时检查，以保证病案质量。

5. 出院患者的病历管理

患者出院时，由住院医师填写病案首页，科主任医师审查与质控后签名，由护士长或值班护士按出院病案排放次序整理后交收费处存放在固定位置，便于病案室人员回收。

6. 患者转科、会诊时的病历管理

患者转科、会诊或到他科治疗时，其住院病案应由工作人员递送，不得交给患者或亲属携带。

（四）住院病案资料管理工作操作规范

1. 病案回收

（1）病案管理员每天 10：00 后，前往各病房收取由夜班护士填写的《病室日志》。将《病室日志》中的出院患者记录，摘抄到《出院患者记录本》上。

（2）病案管理员每天 16：00 后，前往收费处回收前一天出院患者的住院病案。未书写完的出院病案，也应收回，与收费处人员作好病案交接工作，写好交接记录本。如病案首页未填写，应立即与科主任沟通，促使其管床医师迅速完成病案首页的填写，及时清点回收未按时收回的出院病案。住院病案回收到病案室后，应置于臭氧消毒柜中予以消毒，消毒时间不应少于 30 分钟，并记录。

2. 病案整理

检查完的病历，按下列出院病案顺序排列：

（1）目录页：由病案室填写，一次住院者可省略；

（2）病历首页：疾病编码、手术编码由病案室填写；

（3）住院证；

（4）出院小结/死亡小结/死亡记录；

（5）住院病历；

（6）首次病程记录；

（7）病程记录（按页数次序排列）；

（8）有手术的按手术同意书、麻醉记录、手术记录、术后记录的顺序排放；如再有手术时，应按手术先后顺序接在后面排放；

（9）特殊治疗记录单、特殊护理记录单、护理记录单（按日期先后顺排）；

（10）会诊记录单（按日期先后顺排）；

（11）影像学检查报告单（按 X 线摄片、CT、数字减影、MRI 等）；

（12）超声检查报告单；

（13）内镜检查报告单及其他特殊检查报告单；

（14）心电图报告单；

（15）病理检查报告单；

（16）检验结果粘贴单（按报告日期顺排，自上而下，浮贴于专用纸左边）；

（17）临时医嘱单（按日期先后顺序排）；

（18）长期医嘱单（按日期先后顺序排）；

（19）体温单（按日期先后顺序排）；

（20）死亡患者门诊病历；

（21）其他（如外院检查报告单）。

病案管理员在整理过程中，必须严格按照病案排列顺序进行排列，逐页检查姓名、病案号等，看是否存在资料不全、遗漏或缺页，以及非本份病案的夹带。如存在差错，立即通知主管医师到病案室进行增补。

3. 病案装订及粘贴

（1）在整理好的病案顶侧由左到右用钉书机钉两针，较厚的病案在顶侧由左到右打两个孔，然后用书钉装订好。

（2）在病案袋封面加盖"病案号"和"姓名"。

（3）多次住院记录的病案，要新旧合并装订，汇集存放，并在病案目录页记录入院次数、科别、出院日期、诊断、手术项目。

（4）登记：按出院日期先后顺序，在《出院患者登记本》上进行逐项登记；

（5）死亡病历还须在《死亡患者登记本》上登记。

（五）病案质量控制工作操作规范

1. 根据病案的形成规律，病案质量控制应事先控制、环节检查、终末质量评定三个步骤同时并举。

2. 终末质量评定　由病案室病案质量控制人员对病案逐份进行检查审核评级。评审标准参照《住院病历质量检查评分表》，病案室所从事的病案质量管理以终末质量检查为主，配合病案质量的事先控制和环节管理。

3. 病案质量检查员发现质量不合格病案，电话通知责任医师或护士 3 日内来病案室补写。同时，对每份病案均填写一份"病历质量考评表"，病案室予以存档，作为临床科室各医生月终及年终考评依据。

4. 病案质量检查工作内容

（1）出院病案是否内容完整、有无缺项；

（2）病案排列顺序是否正确；病案书写、各级医师签字是否清楚，有无多处涂改；

（3）检查重点：

1）病案首页、门诊、急诊、住院出院诊断、术前术后诊断、临床与病理诊断等各种诊断符合率，外部损伤原因、药物过敏、院内感染、手术名称、切口愈合、病理诊断，各级医师签字；

2）住院病历：主诉、现病史、体格检查、专科检查、住院诊断、医师签字、确定诊断、诊断日期、主治医师签字；系统回顾的阳性体征是否有反映；

3）首次病程记录：书写格式，住院诊断依据（病史、症状、体征、辅助检查），鉴别诊断（病史、症状、体征、辅助检查），诊疗计划（简单明了，有针对性）；

4）住院后前 3 天的病程记录：有无按标准要求的三级医师查房记录及诊断、治疗记录；

5）病程记录：是否按要求的时间记录，有无医师对疾病诊断、治疗、手术的分析，重要治疗、检查、操作记录更改后的诊疗分析、结果，疾病在治疗过程中的变化；

6）向家属、单位交待病情的记录（手术、麻醉同意书的记录、时间、签字）；

7）抢救记录内容是否按要求书写；

8）病历讨论（术前、死亡）内容是否按要求书写；

9）针对手术的术前准备、术中记录、术后记录，书写内容是否达标；

10）手术记录、麻醉记录书写是否详细、正确以及术者签名、手术日期；

11）术后 3 天内的病程记录；

12）术后 1 周左右的伤口愈合情况；

13）术后 1～2 周内病理检查结果；

14）出院前 3 天内的病程记录；

15）出院记录重点为诊疗经过和治疗效果；

16）各种会诊记录；

17）化验单及有关报告粘贴是否整齐，是否有化验单漏回报现象；

18）结合病程记录，检查医嘱单用药的合理性；

19）结合病程记录，检查是否漏费（如抢救费、换药费等）。

（4）检查病案整理装订质量，如有整理装订不合格病案，应退回病案管理员改正。病案质量检查完毕后，将病案分科投放到存放当月病案的架上。

（5）甲级病案率应≥95％，杜绝丙级病案。

（六）病案供应工作规范

1. 病案入库

每月 10 日前，将上月出院病案中符合归档要求的病案集中归档。入库时再次检查以上各环节工作完成情况，然后根据《出院患者记录本》进行病案号核对，准确无误后，归档入库。

2.病案借阅和查询

在病案借出前要检查病案首页中的病案号与病案袋上的号码是否相符。确认无误后在《病案借用登记本》"经手人"栏借用人签字、记录日期、借阅理由等。归还时病案管理员仍需在"备注"栏签字。注明归还时间。对延期未还的病案，工作人员要追踪找回，并检查有无破损、缺漏及涂改现象，核对无误后可归档保存。《病案借用登记本》由病案室保存，用于统计病案利用情况。

（七）病案复印管理规定

根据卫生部有关《医疗机构病历管理规定》的文件精神，对复印病案的有关具体事宜规定如下：

1.复印或复印病历资料的申请者

（1）患者本人或其代理人。

（2）死亡患者的代理人或其近亲属。

（3）保险、司法机构。

2.为患者提供复印或复制病历资料服务的具体操作程序

先由患者提出申请→经治医师、科主任签字→医务科审批→病案室复印。

3.病历复印的申请

由负责医疗服务质量监控的医务部或专（兼）职人员，负责受理复印或复制病历的申请，受理申请时，应当要求申请人按照下列要求提供有关证明材料：

（1）申请人为患者本人的，应当提供其有效身份证明。

（2）申请人为患者代理人的，应当提供患者及其代理人有效身份证明、申请人与患者代理关系的法定证明材料。

（3）申请人为死亡患者近亲属的，应当提供患者死亡证明及其近亲属的有效身份证明、申请人与患者近亲属关系的法定证明材料。

（4）申请人为死亡患者近亲属代理人的，应当提供患者死亡证明、死亡患者近亲属及其代理人的有效身份证明、死亡患者与其近亲属关系的法定证明材料、申请人与死亡患者近亲属代理关系的法定证明材料。

（5）申请人为保险机构工作人员的，应当提供保险机构与患者签定的保险合同复印件、承办人员的有效身份证明、患者本人或者其代理人同意的法定证明材料；患者死亡的，应当提供保险机构与死亡患者签定的保险合同复印件、承办人员的有效身份证明、死亡患者近亲属或者其代理人同意的法定证明材料。合同或者法律另有规定的除外。

（6）公安、司法机关因办理案件，需要查阅、复印或者复制病历资料的，医疗机构应当在公安、司法机关出具采集证据的法定证明及执行公务人员的有效身份证明后予以协助。

4.医疗机构受理复印或复制病历资料申请后，在下列任一情况下，应当予以复印或复制

（1）门（急）诊患者每次诊疗活动结束后。

（2）转科的患者在本院诊疗活动终结的。

（3）长期住院患者间隔一个月以上提出复印或者复制要求的。

（4）发生医疗事故争议时。

（5）患者死亡的。

5. 医疗机构可以为申请人复印或复制的病历资料包括

（1）入院记录（住院志）

（2）体温单

（3）医嘱单

（4）化验单（检验报告）

（5）医学影像检查单

（6）特殊检查同意书

（7）手术同意书

（8）手术及麻醉记录单

（9）特殊治疗同意书

（10）病理检查报告单

（11）护理记录单

（12）出院记录

（八）病案借阅管理规定

1. 患者住院期间的病历，由科室妥善保管。借阅、使用病案仅限于本院对患者实施医疗工作的医务人员及医疗服务质量监控人员。其他任何机构和个人不得擅自查阅病历。本院人员以胸卡为标识。

2. 住院期间因医疗活动、复印或复制等，需要带病案离开病区时，应当由病区专门人员负责携带和保管。不得交给患者及其家属携带。

3. 患者因再次住院治疗，其负责医师须借阅患者原住院病历时，由负责医师提出申请、填写《借用病案申请单》，并经病区主任医师签字同意后到病案室按规定借阅病历。借阅者负责妥善保管，至本次诊疗结束时完整无缺地归还病案室。

4. 除上述情况外，任何借阅使用病案均在病案室内完成，不得将病案带出病案室。

5. 因教学、科研、疑难病例讨论、死亡病例讨论需要借阅病案的，应当经医务部主任同意后电话通知病案室，并一律在病案室指定区域内查阅和举行讨论。不得将病案带出病案室。

6. 保险公司业务人员、司法人员需要查阅病案的，须出具符合规定的有效证件和法定证明，经医务部主任、病案室负责人同意后，方可办理。

7. 凡借阅病案者应当爱护病案，不得自行拆散、玷污、损害、涂改、伪造、丢失病案，否则将给予严厉处罚。情节恶劣的，将按照有关规定追究其责任。

8. 本单位任何人员不得跨越科室查阅病历资料，不得利用工作之便为他人查阅、复印、复制、隐匿、销毁病案，不得泄露患者隐私，否则必究其责、严肃处理。

9. 病案管理人员做好每日借阅记录，定期清查病案及借阅登记本，督促借阅者按期归还，以防丢失。

第五节　医技管理规范

一、目的

医技部门包括药房、检验、康复、影像等，虽然不需要像综合性医院的医技部门具备精密的仪器设备，但在管理上也同样要有一套严格的管理制度，为老人提供全方位的服务。根据《护理院基本标准（2011 版）》的规定，制定本规范。

二、适用范围

本规范适用于全体住院老人的医技检查服务。

三、职责

（一）药房工作职责与制度

1. 工作职责

（1）药械科主任职责：

1）在院长领导下，制订药剂科各项工作计划，组织实施，经常督促检查，按期总结汇报。

2）拟定药材预算、采购计划，并组织实施。

3）组织领导中西药材保管、加工炮制、制剂与调配工作，确保配发的药品质量合格。

4）督促和检查毒、麻、限剧、贵重药品的使用、管理及中药材的鉴定工作，领导所属人员认真执行各项规章制度和技术操作规程，确保药品安全有效，严防差错事故。

5）经常深入各科室，了解需要，征求意见，主动供应。积极组织人员参加危重病员的抢救，主动配合，做好药品供应。

6）组织所属人员进行业务学习、技术考核，提出升调奖惩的意见。

7）组织中药的加工炮制和改革剂型，尤其是中医治疗急症用药的剂型改革，开展中药科学研究和技术革新。做好中药炮制经验的挖掘继承工作，配合临床积极推广行之有效的单方、验方。

8）组织及指导医疗单位药剂人员的进修等技术工作。

9）组织实施药品登记、统计工作，督促检查各科室的药品使用管理情况。

10）确定本科人员轮换和值班。

（2）主任药师职责：

1）在科主任的领导下，指导本科各项业务技术工作。

2）指导复杂的药剂调配和制剂，保证配发的药品质量合格、安全有效。

3）督促检查毒、麻、限剧、贵重药品使用管理以及药品检验鉴定工作。负责药品真伪、优劣的鉴别。

4）经常深入临床科室，了解用药情况，征求用药意见，介绍新药，必要时参加院内疑难病例会诊及病例讨论。

5）开展科学研究，配合临床开展新剂型、新技术。

6）担任教学工作，指导进修生、实习生学习。做好科内各级人员业务培训提高工作。

副主任药师，参照主任药师职责执行。

（3）主管药师职责：

1）在科主任领导和主任药师指导下进行工作。

2）负责指导本科室技术人员对药品调配、制剂、煎药和加工炮制工作。

3）负责药品检验、鉴定，保证药品质量符合药典规定。

4）检查毒、麻、限剧、贵重药品和其他药品的使用、管理情况，发现问题及时处理，并向上级报告。

5）担任教学和进修、实习人员的培训，协助组织本科技术人员的业务学习。

（4）药剂师职责：

1）在科主任领导和主管药师指导下进行工作。

2）指导和参加药品调配、制剂工作。轮流参加指导药品的炮制加工和煎药工作。

3）负责药品检验鉴定和药检仪器的使用保养，保证药品质量符合药典规定。

4）检查毒、麻、限剧、贵重药品的使用、管理情况，发现问题及时研究处理，并向上级报告。

5）担任教学和进修、实习人员的培训，指导药剂士、调剂员的业务学习和工作。

（5）药剂士职责：

1）在药剂师的指导下进行工作。

2）按照分工，负责药品的预算、请领、分发、保管、采购、报销、回收、下送、登记、统计和药品制剂与处方调配煎药等工作。

3）主动深入科室，征求意见，不断改进药品供应工作，检查科室药品的使用、管理情况，发现问题及时研究处理，并向上级报告。

4）负责药剂员的业务学习和技术指导。

5）认真执行各项规章制度和操作规程，严格管理毒、麻、限剧、贵重药品，严防差错事故。

6）经常检查和校正衡器、冰箱、干热灭菌器及注射液过滤装置等设备，保持性能良好。

2. 工作制度

（1）工作任务：科学管理全院的药品，为医疗需要及时、准确地采购药品，调配处方，供应质量合格的药品，贯彻执行药品管理法规。

（2）工作人员守则：

1）遵守医院各项规章制度，刻苦钻研业务，严格执行各项技术操作规程，努力提高业务水平，不断提高工作质量。

2）关心、爱护、尊重、体贴患者，急患者之所急。讲文明礼貌，热心为患者服务。

3）面向临床，面向患者，努力做好药品供应工作。

4）遵守劳动纪律，坚守工作岗位，不串岗，不离岗。

5）工作时间要精力集中，保持肃静，不聊天不喧哗。

6）关心集体，团结友爱，互相帮助，顾全大局，与各部门之间相互协作。

（3）调剂常规：

1）药房室内应保持清洁、整齐、安静，工作人员衣服必须整洁，禁止吸烟、会客，非本科室工作人员未经许可不得入内。

2）药品应按照剂型和药理作用顺序排列，生物制品按其性质，妥为保存。效期药品，应经常检查。

3）医用毒性药品、麻醉药品应做到专人管理、专立账册、专册登记、专柜存放，精神药品做到专人管理、专柜存放。

4）药品统计：

①医用毒性药品、麻醉药品、精神药品、贵重药品的消耗，应做到逐日统计，每月底盘存，账物要相符。普通药品，每月盘存一次。处方按现金记账，病区公用药分别进行金额统计，按月上报。

②每日处方应分别装订成册，并注明年、月、日，普通处方保存一年，医用毒性药品、医用放射药品和戒毒药品处方保存二年，麻醉药品处方保存三年备查，到期后由药房报请院领导批准销毁。

③药房主任应经常到科室了解用药情况，征求意见，改进工作，并积极主动地做好抢救危重患者的药品保障工作。

5）配药、发药：

①药房人员接处方后必须按照规定审查处方的以下内容：患者姓名、年龄、性别、科别、门诊号或病床号，药品名称、规格、剂量、用法，医师签字、日期等是否正确完整。

②遇有涂改、超剂量、配伍禁忌及药品短缺等情况，需建议医师更改的，则与处方医师研究解决，经医师重新签名后方可调配。药剂人员不可自行更改处方或擅自用其他药品替代。

③处方一律用钢笔或圆珠笔书写，字迹要清楚，不得涂改，若有涂改医师必须签名。

④一般处方量以3日为限，最多不超过7天。对于某些慢性病或特殊情况，可适当延长。麻醉药、精神药按卫生部有关规定执行。

⑤处方经审核后，再划价交款，没有盖收费章或记账章的处方不得发药。发药时药袋必须书写清楚，交待注意事项。处方应核对无误，方可发出，审核人、调配人、核对人和发药人均应在处方上签名。发处方时应特别注意用法和剂量。

⑥病区护士领药时，应当面核对清楚，双方签名，如遇新药或特殊用法，必须向护士交待清楚。

6）药品保管：

①毒、麻药品按国务院发布的麻醉药品管理办法执行。抗生素、生物制品等按其性质保管。为防药品过期，有效期的药品可使用标牌指示药品效期，以便对有效期的药品一目了然。

②有效期的药品，应掌握近效期先用的原则，无失效期药品限制五年内使用，禁止使用失效过期药品。对近效期药品，应及时通知临床科室，同时应向领导汇报情况。

③有效期的药品一旦过期，立即停止使用。

（4）采购、验收：

1）药品采购计划应根据业务范围、专业性质、不同季节的发病率、现有药品存量计划（一般周转量为1～2个月）报分管院长审批后，通过药品集中招标或送有关供货单位执行采购。

2）有效期的药品采购，应采取少量多次进货的原则。

3）新药采购应经院药事委员会讨论，并经院领导审批同意后，再由药房批量进货。各临床科室不得自行采购药品。

4）凡购入药品必须经二人验收，验收时详细检查药品有无国药证字、批准文号、注册文号、商标和批号及有效期，包装是否与发票相符，发现不符及时通知对方处理。

（5）药品报损：

1）药房药品如实物短少、原装破损、过期失效，经查后，确不属于有关人员失职而造成的，但又无法补救或退换的，经说明原因，可填写报损单，经药房主任证实报院长批准报损。

2）麻醉药品按麻醉药品相关规定执行。

（6）账务管理：

1）药品购进后，由药房主任以发票核算进价、零售价后，记账登卡，交电脑员输入电脑为药房总账。

2）进货发票根据品名、规格、数量、审核单价、进价等，检查是否正确及是否符合有关规定，发现问题及时通知供货单位，更正处理。

3）科室请领单应认真核实划价，总计金额，每月上报财务部门，作药房金额支出。

4）各类发票应遵照有关财务规定，每月按供货单位核实上报，包括金额汇总、差价率、药房本月收支金额、现存金额等。

5）接到调价通知，应及时更正。

6）各种单据应按月妥善保存备查。

（二）检验科工作职责与制度

1. 工作人员职责

（1）检验科主任职责：

1）在院长的领导下，负责本科的检验、教学、科研、行政管理工作。

2）制订本科工作计划，组织实施、经常监督检查，按期总结汇报。

3）督促本科各级人员认真执行各项规章制度和技术操作规程，做好登记、统计和消毒隔离工作。正确使用菌种、毒株、毒剧药品和器材，审批药品器材的请领、报销及经常检查安全措施，严防差错事故。

4）参加部分检验工作，并检查科内人员的检验质量，开展质量评比工作。

5）负责本科人员的业务训练、技术考核，提出升、调、奖、惩意见。做好进修、实习人员的培训及临床教学。

6）确定本科人员轮换和值班。

7）制订本科的科研规划，检查进度、总结经验。学习使用国内、外新技术，不断改进各种检验方法。

8）经常与临床科室联系，征求意见，改进工作。

（2）主管检验师职责：

1）在科主任领导下，负责指导本科的检验、教学和科研工作。

2）参加部分检验工作，并检查科内的检验质量，解决业务上的复杂疑难问题。

3）开展科研，担任教学工作。指导进修、实习人员的学习，做好科内各类技术人员的培训提高工作。

4）协助科主任制订科研规划，督促实施。学习使用国内外新技术，不断改进各种检验方法。

（3）检验师职责：

1）在科主任领导和主管检验师指导下进行工作。

2）亲自参加检验，并指导检验士、员进行工作，核对检验结果，负责特殊检验的技术操作和特殊试剂的配制，鉴定、检查，定期校正检验试剂、仪器，严防差错事故。

3）负责菌种、毒株、毒剧药品、贵重器材的管理和检验材料的请领，报销等工作。

4）开展科学研究和技术革新，改进检验方法，不断开展新项目，提高检验质量。

5）负责临床教学，做好进修、实习人员的培训工作。

6）负责开展对本专业质量的提高工作。

（4）检验士职责：

1）在检验师的指导下，负责各项检验工作。

2）收集和采集检验标本，发送检验报告单，在检验师的指导下进行特殊检验。

3）认真执行各项规章制度和技术操作规程，随时核对检验结果，严防差错事故。

4）负责检验药品、器材的请领、保管，检验试剂的配制，培养基的制备，做好登记、统计工作。

5）担任一定的检验器材的洗刷，做好消毒隔离工作。

2. 主要工作制度

（1）在主管院长领导下，实行科主任负责制，健全科室管理制度，科主任是临床检验服务质量与安全管理的第一责任者。承担护理院临床诊疗的常规检验项目。

（2）贯彻落实《医疗机构临床实验室管理办法》《病原微生物实验室生物安全管理条例》等相关法规和规章、规范。制订相应的工作制度与规程，由具有相应专业技术职称的人员进行临床检验工作。有计划对在职人员进行技能培训及考核。

（3）定期讨论在贯彻护理院（检验方面）的质量方针和落实质量目标、质量指标过程中存在的问题，提出改进意见与措施，并有反馈记录文件。

（4）承担并完成护理院交给的有关医疗、教学、科研等各项任务。

（5）检验申请单由医师逐项清楚填写，急诊检验应有特殊标志，检验申请单必须有申请医生签名或唯一标识。

（6）接收标本时，检验科工作人员应检查申请单填写、采集的标本是否合格，如不符合要求可拒收。不能立即检验的标本，要妥善处理及保管。

（7）建立标本采集、运送、签收、核查、保存制度和工作流程。严格检验报告授权制度和审签、发放制度（检验报告双签，急诊报告除外），建立检验"危急值"处理程序，保障医疗安全。检验科应明确出报告时间并在规定时间内发出报告。

（8）登记或核对患者的基本信息，审核检验结果，填写检验登记和检验报告单，签名后发出检验报告。检验结果有疑问时，应重复检验，并与临床科室联系。对于超过临床限定范围的生命指标（危急值）的结果，应及时报告临床医护人员。

（9）使用的仪器、试剂和耗材符合国家规定；定期对可能影响检验结果的分析仪器及相关设备和项目进行校准。

（10）建立并完善实验室质量保证体系，开展室内质量控制，参加室间质量评价活动。

（11）配合临床医疗工作，开展新的检验项目和技术革新。

（12）应制订检验后标本保留时间和条件，并按规定执行。废弃物处理应按国家有关规定执行。

（13）加强实验室安全管理和防护，包括生物安全及化学危险品、防火等安全防护工作，完善安全管理规章制度并组织落实。

（14）应征求临床科室对检验服务的意见及建议，尽可能满足临床诊疗活动需要，采用多种形式为临床科室提供临床检验信息服务。

（三）影像科工作职责与制度

1. 主要工作人员职责

（1）放射科主任职责：

1）在院长领导下，负责本科的医疗、教学、科研、预防、行政管理工作。

2）制订本科工作计划，组织实施，经常督促检查，按期总结汇报。

3）根据本科任务和人员情况进行科学分工，保证对病员进行及时的诊断和治疗。

4）定期主持集体阅片，审批重要的诊断报告单，亲自参加临床会诊和对疑难病例的诊断治疗，经常检查放射诊断、治疗和投照质量。

5）经常与临床科室取得联系，征求意见，改进工作。

6）组织本科人员的业务训练和技术考核，提出升、调、奖、惩的意见。学习、使用国内外的先进医学技术，开展科学研究。督促科内人员做好资料积累与登记、统计工作。

7）担任教学，做好进修、实习人员的培训。

8）组织领导本科人员，认真执行各项规章制度和技术操作规程，检查工作人员的防护情况，严防差错事故。

9）确定本科人员轮换、值班和休假。

10）审批本科药品、器材的请领与报销，经常检查机器的使用与保养情况。

（2）放射科主治医师职责：

1）在科主任领导下进行工作。

2）担负疑难病例的诊断、治疗，参加会诊和教学科研工作。

3）主持每天的集体阅片，审签诊断报告单。

4）其他职责与放射线科医师同。

（3）放射科医师职责：

1）在科主任领导和主治医师指导下进行工作。

2）负责 X 线诊断和放射线治疗工作，按时完成诊断报告，遇有疑难问题，及时请示上级医师。

3）参加会诊和临床病历讨论会。

4）担负一定的科学研究和教学任务，做好进修、实习人员的培训工作。

5）掌握 X 线机的一般原理、性能、使用及投照技术，遵守操作规程，做好防护工作，严防差错事故。

6）加强与临床科室密切联系，不断提高诊断符合率。

（4）放射科技师职责：

1）在科主任领导和主治医师指导下进行工作。

2）负责按照工作，参加较复杂的技术操作，并帮助和指导技士、技术员工作。

3）负责本科机器的安装、修配、检查、保养和管理，督促本科人员遵守技术操作规程和安全规则。

4）开展技术革新和科学研究。指导进修、实习人员的技术操作，并担任一定的教学工作。

5）参加集体阅片和讲评投照质量。

（5）放射科技士职责：

1）在技师、医师指导下，负担所分配的各项技术工作。

2）按照医师的要求，负责进行 X 线之投照、洗片、治疗工作。

3）配合技师进行本科机器的安装、检修、保养、整理和清拭工作。

4）负责机器附录、药品、胶片等物品的请领、保管及登记统计工作。

5）积极参加技术革新和科研工作。

（6）B 超、心电图诊断室人员职责：

1）在科主任领导下负责完成本科的诊疗、教学和科研工作。

2）配合临床工作、工作迅速、诊断准确、报告及时发出并检查科内的诊疗质量，解决业务上复杂疑难问题，做到优质服务。

3）开展科研、担负教学工作，指导进修、实习人员的学习，做好科内各类技术人员的培训。

4）协助科主任制订科研规划，督促实施吸收运用国内外新技术，不断改进各种诊疗方法。

5）遵守、督促执行各项规章制度和技术操作规程，严防差错。

6）对急诊心电图、B 超要求做到随叫随做，准确快速发出报告。

7）对设备定期保养、维护，熟练掌握心电图、B 超机的一般原理、性能、使用以及操作技术，遵守操作规程，严防差错。

8）每日上、下班必须检查电气开关，注意节约水、电、气。

2. 工作制度

（1）放射科工作制度：

1）在主管院长领导下，实行科主任负责制，健全科室管理制度，科主任是临床医学影像服务质量与安全管理的第一责任者。承担护理院临床诊疗的常规医学影像检查及诊断项目。

2）各项 X 线检查，凭临床医师详细填写申请单进行检查。急诊患者随到随检即时报告。各种特殊造影检查，应事先预约。

3）工作人员要严格执行患者识别规范、查对程序和技术操作常规，并要了解病情。

4）建立与完善医学影像操作常规与图像质量控制标准，重要摄片由医师和技术员共同确定投照部位及技术。特检摄片和重要摄片，待观察湿片合格后方嘱患者离开。建立患者确认程序，确保检查正确无误，保障患者安全。

5）危重或做特殊造影的患者，必要时应由医师携带急救药品陪同检查，对不宜搬动的患者应到床旁检查，要确认患者造影剂过敏史。

6）按规定的时限，由执业医师按规范书写诊断报告，X线诊断要密切结合临床。进修或实习医师应在上级医师指导下工作，不得独立执业。

7）X线检查结果是护理院工作的原始记录，对医疗、教学、科研都有重要作用。全部X线照片都应由放射科登记、归档、统一保管。借阅照片要填写借片单，并有经治医师签名负责。院外借片，除经医务科批准外，应有一定手续，以保证归还。

8）每天由上级医师主持的集体读片制，确保诊断质量，经常研究诊断和投照技术，解决疑难问题，不断提高工作质量。

9）严格遵守操作规程，确实做好操作人员及患者的放射防护工作，保护患者的隐私。工作人员要定期进行健康检查，并要妥善安排休假。

10）注意用电安全，严防差错事故。X线机应指定专人保养，定期进行检修。

（2）心电图、B超室工作制度：

1）在主管院长领导下，实行科主任负责制，健全科室管理制度，科主任是临床心电图、B超服务质量与安全管理的第一责任者。承担护理院临床诊疗的常规心电图、B超检查及诊断项目。

2）需作检查的病员，由临床医师填写申请单，检诊医师在检查前应详细阅读申请单，了解病员是否按要求做好准备。危重病员检查时应有医护人员护送或到床边检查。需预约时间的检查应详细交待注意事项。

3）工作人员要严格执行患者识别规范、查对程序和技术操作常规，并要了解病情。

4）及时准确报告检查结果，遇疑难问题应与临床医师联系，共同研究解决。

5）严格遵守操作规程，认真执行医疗器械管理制度，注意安全，定期保养、维修，并对机器进行检测。

6）各种检查记录应保管好，建立档案，经过批准和登记手续后才能借出。

7）按规定的时限，由执业医师按规范书写检查报告，要密切结合临床。进修或实习医师应在上级医师指导下工作，不得独立执业。

8）建立检查项目质量控制制度、程序与评价体系，有条件的科（室）每天由上级医师主持的集体读图制，确保诊断质量，经常研究诊断技术，解决疑难问题，不断提高工作质量。

（四）康复科工作职责与制度

1. 主要工作人员职责

（1）康复科主任医师职责：

1）指导全科医疗、教学、科研技术培训与理论提示工作。

2）定期查房，并亲自参加指导急、重、疑难病例的抢救，组织特殊疑难和死亡病例的讨论会诊。

3）指导本科主治医师和住院医师做好多项医疗工作，有计划地开展基本功训练。

4）担任教学和进修、实习人员的培训工作。

5）运用国内外先进经验指导临床实践，不断开创新技术，提高医疗质量。

6）督促下级医师认真贯彻执行各项规章制度，诊疗常规和操作规程。

7）指导全科结合临床开展科学研究工作。

8）完成领导交办的临时医疗任务。

（2）康复科主治医师职责：

1）在科主任领导下，在上级医师的指导下负责本科事实上范围的医疗、预防、教学、科研工作。

2）按时查房，具体帮助和指导住院医师进行诊断、治疗及特殊诊疗操作。

3）掌握病员的病情变化，病员发生病危、死亡，医疗事故或其他重要问题时应及时处理，并向科主任汇报。

4）参加值班、门诊、会诊、出诊工作。

5）主持病房的临床病例讨论及会诊、检查、修改、下级医师书写的医疗文件，决定病员出（转）院、出（转）科、审签出（转）院病历。

6）认真执行各项规章制度，诊疗常规和技术操作常规，经常检查本病房的医疗和护理质量，严防差错事故。

7）组织本组医师学习与运用国内外先进医疗技术，开展新技术、新疗法，进行科研工作，做好资料积累，及时总结经验。

8）担任临床教学、指导进修、实习医师工作。

9）完成领导交办的临时医疗任务。

（3）康复科医师职责：

1）在科主任领导下，在上级医师指导下分管病床，担任值班、出诊、抢救等床前工作，新毕业的医师实行3年24小时住院医生负责制。

2）按时完成检诊、查房、医疗文件的书写和治疗工作，对危重病应加强监护，积极抢救，并及时向上级医生汇报。

3）随同上级医生查房，做好查房前准备，并记录上级医师的指示。经上级医生同意，做好出（转）院工作。

4）认真执行各项规章制度，诊疗常规和技术操作常规，亲自操作或在上级医师的指导下进行各种检查和治疗，严防差错事故。

5）经常巡视病房，按时、准确记录病情，并做好交接班工作。

6）认真学习，运用国内外先进医学技术，积极开展新技术、新疗法，参加科研工作，并进行经验总结。

7）参加临床教学，根据情况指导进修、实习医生工作，修改其书写的文件。

8）随时了解病员的思想、生活情况，征求病员对医疗护理工作的意见，做好病员的思想工作。

9）完成领导交办的临时医疗任务。

（4）康复科主管治疗师职责：

1）在科主任及上级医师领导下进行工作。

2）负责本科理疗仪器的安装、保养和管理，并定期进行仪器的检修和鉴定。

3）负责检查电源、线路，保证治疗与操作安全。

4）积极开展技术革新，不断改进技术操作。

5）根据需要，担任部分技术操作，参加进修、实习人员的培训。

（5）康复科治疗师职责：

1）在康复医师的指导下，负责具体治疗工作，严格按照操作常规进行。

2）负责患者的检诊，确定治疗的种类、剂量、疗程，严防差错事故，做好医疗安全工作。

3）注意观察病情、治疗效果及反应，并向康复医师反馈，如有反应及时处理。

4）参加科内康复小组讨论、学习活动，积极钻研业务，运用国内外先进技术和经验，开展新技术、新项目。

5）担任本专业的会诊、科教工作。

6）负责向患者进行物理治疗、作业治疗等常识的宣教工作，介绍注意事项。

7）负责治疗登记和统计。

8）负责设备清洁、保养、清点和检查。

9）对经治患者的满意度负责。

2. 工作制度

（1）康复医学科主要面对伤残者、慢性病患者和疾病恢复期患者。

（2）康复治疗包括理疗、运动疗法、作业疗法、中医、饮食疗法、心理疗法、咨询等内容。

（3）患者在治疗前、中、后期，均应由康复医师对其进行功能测定和疗效评定，如：电生理学、心肺功能、语言交流能力、临床心理学、运动功能、职业能力。以便复诊和进一步治疗。

（4）接到康复治疗处方后，应了解治疗目的。如有疑问，应向医师询问，无误后方可进行康复治疗。

（5）治疗前向患者介绍治疗中应有的感觉和异常现象，以及注意事项。治疗中工作人员不得离开岗位，严格执行操作规程，密切观察病情和仪器指标，作好记录，如有异常，及时纠正。

（6）医护人员须具备安全用电和防火的基本知识，开启仪器前，应检查各旋钮、调节键是否在零位、机器通路无障碍。

（7）定期保养、维修仪器设备。

3. 常用康复医学目录

种类	项目	
中医康复疗法	针灸康复疗法	普针
		电针
		头皮针
	推拿康复疗法	颈椎推拿
物理因子疗法	电疗法（中频电疗法）	
	光疗法（红外线疗法）	
截瘫肢体综合治疗	手法	
	松动	
	肌力训练	
	降低肌张力	
	协调	
	运动功能提高	
运动疗法	被动运动	
	辅助主动运动	
	主动运动	
	抗阻运动	
	牵伸运动	
作业疗法	增强肌力训练	
	维持和扩大关节活动度训练	
	改善协调和灵巧度的训练	上肢协调运动
		下肢协调运动
	平衡训练	
	增强全身耐久力训练	
	感觉训练	
	患侧上肢功能训练	被动运动
		主动辅助运动
		上肢分离运动与控制能力训练
	肩胛骨运动训练	
	肩胛带负重训练	
	肩胛带抗阻力训练	

种类	项目	
作业疗法	抑制痉挛模式的被动运动	
	滚桶训练	
	上肢近端控制训练	
	木钉板训练	
	肘关节屈曲触头训练	
	肩关节半脱位训练	
	上肢分离运动强化训练	
	上肢操球训练	
	磨沙板训练	
	抑制手指屈曲痉挛手法	
	缓解肩关节疼痛手法	
	认知与知觉障碍的训练	注意障碍的训练
		躯体失认的训练
		穿衣失用的训练
		意念性失用训练

第六节　护理管理规范

护理院的主要工作是护理，在医院，往往是七分医疗、三分护理，在护理院却是三分医疗、七分护理。护理质量的好坏直接关系到护理院的发展。护理质量管理首先要形成系统的护理管理模式，明确各级护理人员职责。本节主要讲述护理院的护理管理办法及常见护理操作规范。

一、护理管理在爱心护理院的地位和作用

（一）在护理院的地位

护理院是一个总系统，护理指挥系统是护理院管理的一个分系统。每个系统之间有着密切的关系，相互依存，相互制约。护理部是职能部门，在院长领导下，负责领导、组织、管理全院的护理工作。与医疗、科教、后勤等部门的工作有着相互的联系。护理部主要职能是按照护理院总计划、总目标的要求，对护理工作进行计划、管理、控制和检查，以达到实施目标管理，加强队伍建设，提高业务技术水平和护理质量的目的。

（二）提高技术水平

加强护理管理可以提高护理技术水平及医疗护理质量。护理技术质量直接影响着医疗效果，又是衡量护理院水平的重要标志。只有良好的护理管理，才能提高技术水平，才能为老年人提供准确、安全、可靠、先进的治疗和优质的护理服务，才能提高医疗护

理质量。

（三）促进协作

加强护理管理，有利于促进各科室之间协作，如控制院内感染、合理应用抗生素等，必须依赖各科室之间的依存和制约，才能达到高质量、高效率的管理水平。

二、护理管理体系的设置

按照护理院护理管理标准，可形成院、科两级管理，具体模式：

1. 组织架构　分管护理院长→护理部→病区护士长→总务护士→护士、护理员

2. 质控模式　护理质量主要由护理部进行控制，制订质量检查标准。护理部具体实行每月分项分组不定期抽检，次月护士长例会总结。病区护士长每月对责任小组工作全面检查，每月科务会通报结果及整改措施。

三、护理工作各级人员职责

（一）业务副院长在护理管理中的职责

1. 在院长领导下，负责全院护理管理、业务、科研、教学工作，加强护理员管理。

2. 负责制订有关护理的年度工作计划，并组织实施，定期督促、检查、总结、纠正，保证计划贯彻落实。

3. 认真贯彻执行上级有关护理的规范、制度、操作规程，结合实际，组织制订、修改、完善护理制度、操作规程、服务流程，不断提高护理服务质量。

4. 组织制订全院的护理考核标准，经常组织检查、总结、修正和完善标准。

5. 组织制订业务继续教育和培训计划，提高护理人员"三基"水平。

6. 抓护理质量。深入科室，了解规章制度、护理质量、护理服务等情况，定期考核，分析结果，采取措施，不断提高服务质量。

7. 重视护理队伍建设，加强护理队伍人才的培养，研究人员配置，满足临床需要。

8. 加强护理员管理，配置一定比例的护理员数量，做好岗前培训。

（二）护理部主任职责

1. 在分管院长领导下负责全院护理工作，认真履行护理部职能。实施目标管理，拟订全年度护理工作计划和月计划。负责组织、协调与质量控制。定期向分管副院长汇报工作，并按期总结。实现护理工作的规范化、标准化管理。

2. 负责院内护理人员调配，向分管副院长提出护理人员升、调、奖、惩的意见。

3. 以现代护理观为指导，突出护理特色，拟订和组织修改全院护理常规与技术操作常规，检查指导各科室落实基础护理、分级护理与专科护理。

4. 深入科室，经常检查、督促各项护理工作的实施效果，定期组织护理查房，及时解决各科护理工作中的问题。对急、危、重患者及护理难度大的患者的特护工作，组织相关人员会诊或亲自进行技术指导。

5. 负责拟订全院各级护理人员的继续教育工作计划。做好基础理论、辨证施护能力与中、西医护理操作技能的培训。做好信息交流工作，及时介绍新理论、新知识、新技术、新方法，并组织推广与应用。定期组织业务技术考核。

6. 主持召开护士长会议，分析护理工作情况，传达、布置任务。并定期组织护士长相互检查、学习、交流经验，对护理人员发生的重大差错、事故要与各科室共同分析研究处理，不断提高护理工作质量与服务水平。

7. 开展职业道德教育，不断提高服务水平。掌握护理人员的工作、思想、学习情况，并与总务科等相关部门协商解决护理人员工作、生活中的困难。

8. 审查各科室提出的有关护理用品申报计划，并定期检查设备的使用与维护情况。

9. 定期组织检查、指导病房、供应室等工作质量，做好科学管理，使之达到制度化、常规化、标准化、规范化。

10. 负责制订临床实习护士的培训与教学计划，并定期检查临床教学质量。

11. 有计划地培养一支结构合理、素质优良的护理队伍和护理骨干人才。

12. 领导、组织全院护理人员开展护理科研工作。

（三）护士长职责

1. 在护理部和科主任的领导下，全面负责科内的护理业务管理，组织完成院部下达的各项指令的任务。

2. 管理病区，包括护理人员的合理分工，病区环境的整洁、安静、安全，患者和探视人员的管理。

3. 参加每周一次的院中层干部例会和每月一次的护士长例会，负责传达贯彻会议精神，并督促落实。

4. 营造护理技术学术氛围，组织护理人员参加科研和新技术的开展和应用，积极探索护理院护理管理的新模式，及时总结经验，撰写护理论文，制订年度护理工作计划，并于年底前报护理部并付诸实施。

5. 认真落实各项规章制度，负责对本科室护士和护理员的考核和护理过程的检查、督促与反馈，落实整改措施，每月召开一次护理工作会议，在日常工作中加强自查自纠，及时进行检查督促，每月将检查结果上报护理部。

6. 制订教学计划和教学目标，负责安排实习护士、新来院护士和护理员的带教，进行岗前培训，并检查计划的实施情况。

7. 组织科内危重患者的抢救，护理人员每月一次的业务学习和业务查房，每周一次行政查房。

8. 负责本病区护理人员的思想工作，教育其加强工作责任心，增强爱岗敬业意识，改善护理服务质量，遵守劳动纪律。

9. 负责各类仪器、设备、抢救物品、药品的管理。财产设备的保管要求做到账物相符。物资请领原则上每周一次，加强计划性，做到高效低耗。

10. 负责科室内、科室之间关系的协调，处理多环节因素的投诉，将投诉消灭在萌芽状态，对病区的护理满意率、投诉率负责，及时有效地处理投诉，努力使投诉不出科室。经常征求患者及家属的意见和建议，落实重点患者的管理的制度，采取有效措施预防各种院内伤害。

11. 主持召开每季一次的病员家属座谈会，对反映的问题及时与有关部门沟通，做到件件有落实，事事有记录。

12. 外出或不在岗时指定他人履行职责。

13. 履行另行规定的制度。

(四) 护士职责

1. 在护士长领导下和护师指导下进行工作。

2. 认真执行各项护理制度、护理常规和技术操作规程，正确执行医嘱，准确及时完成各项护理工作，做好查对及交接班工作，防止差错、事故的发生。

3. 做好基础护理、心理护理、饮食护理和服药护理。在护师指导下努力掌握运用护理程序，实施整体护理。

4. 经常巡视病房，密切观察与记录危重患者的病情变化，如发现异常情况应及时报告。

5. 配合医师做好危重患者的抢救工作及各种抢救物品、药品的准备和保管工作。

6. 向患者讲解住院规则、宣传防病健身的知识。经常征求患者意见，做好出院指导。

7. 协助医师进行各种诊疗工作，负责采集各种检验标本。

8. 参加部分护理教学和科研，指导实习护生和护理员的工作。

9. 做好病房管理、消毒隔离、物资药品材料的保管工作。

(五) 护理员职责

1. 在病区护士长的领导和护士的业务指导下，担任照顾患者的生活护理工作。

2. 做好患者入院的准备工作。

3. 做好病区环境的清洁工作。

4. 负责患者所用的脸盆、茶具等物品的清洁卫生，痰盂、便器的消毒处理，协助护士做好患者的终末消毒处理。

5. 负责给患者洗脸、漱口、洗头、洗脚、洗澡、进食、饮水、协助大小便等的全部生活护理。

6. 掌握保证患者安全的技巧，做好"五防"工作。

7. 掌握患者的有关情况及时汇报护士和医生。

8. 了解患者的饮食种类，严格按医嘱给予食物。

9. 及时收集和送检各类化验标本及护送患者进行检查和治疗。

10. 保持病室整洁，床单位清洁干燥，物品放置规范，定时开窗通风，保持室内空气清新，无异味、臭味。

11. 做好消毒隔离工作，妥善管理患者的物品及病区的被服和家具等。

12. 积极参加各类护理技能的培训，不断提高护理技术水平。

13. 帮助患者康复功能活动，必要时扶患者起床活动。

(六) 保洁员职责

1. 在病区护士长的领导和护士的指导下工作。

2. 负责病区及周围环境的清扫。

3. 负责所管辖区域至少一天清扫两次，随脏随扫。

4. 门窗、玻璃保持清洁明亮，每周擦洗一次。

5. 厕所每日用洁消净消毒，保持无臭味，无尿垢。

6. 走廊、楼梯、墙角每周彻底清洗一次，保持无污垢、无痕迹、无杂物、无死角、无积水。

7. 维持和谐的人际关系，遵守劳动纪律，讲究个人卫生，礼貌待人，尊老爱幼。

8. 在老人开饭时协助喂饭。

第七节　医疗护理工作制度和流程

一、工作制度

护理无小事，它直接关系到入住老人的生活质量与安危，以及护理院的经营与发展。根据卫生行政部门的有关规定，制订医疗护理核心制度，要求所有护理人员必须严格遵守。

（一）护士长行政值班制度

1. 履行护理行政值班职责，行使值班期间全院护理工作的组织领导权。

2. 值班者必须坚守岗位，巡视各护理单元时带好手机，保持通信通畅。

3. 掌握全院危重、新入院、手术患者的动态，负责检查护理人员岗位责任制落实情况、各项规章制度、操作常规执行情况以及护理人员的服务态度。负责值班期间全院护理工作的协调。

4. 接受各科室护理人员的请示、报告，及时协调处理，负责解决当日各科护理疑难问题。

5. 遇到突发事件或重大抢救时，协助院行政总值班，组织并参加抢救工作，同时及时向护理部汇报。

6. 做好值班记录，参加次日院晨会，汇报值班情况。

（二）查对制度

1. 临床医嘱

（1）开医嘱、处方或进行治疗时，应查对患者姓名、性别、床号、住院号。

（2）执行医嘱时要严格执行"三查八对一注意"：

①三查：服药、注射、输液，执行前、中、后均要查对。

②八对：对床号、姓名、药名、剂量、有效期、时间、浓度、用法。

③一注意：注意用药后反应。

（3）清点药品时和使用药品前，要检查质量、标签、失效期和批号，如不符合要求不得使用。

（4）用药前，注意询问有无过敏史；使用毒、麻药时要经常反复核对；静脉给药要注意药物有无变质，瓶口有无松动、裂缝；一次配制多种药物时注意配伍禁忌。

（5）查对：

①护士每日总查对全日医嘱一次，护士长每周查对1～2次。

②有疑问的医嘱必须问清后方可执行。

③整理医嘱后必须两人核对确认无误后签名。

④查对医嘱时必须注意力集中，核对每一个执行单，执行医嘱的护士执行后先自行查对一遍。

⑤抢救患者时，医生下达的口头医嘱执行时必须复诵一遍，待医生确认无误后方可执行，保留用过的安瓿，以两人核对后再弃去。

⑥医嘱经双人核对后均要签全名。

2. 输血查对

（1）按病历查对化验单和输血申请三联单，查医嘱、姓名、床号、住院号、血型、严禁同时采集两个患者的血标本。

（2）输血时应检查血袋有无破损，血液的颜色、性质有无异常。

（3）输血前，须经两人查对（三查十对）并签名，无误后，方可输入。输血过程中严密观察病情变化，并及时处理。

注："三查十对"内容

三查：血液的有效期、质量、输血装置是否完好。

十对：受血者姓名、床号、住院号、血型、交叉配血试验结果、供血者姓名、编号、血液种类、血量、核对采血日期。

3. 饮食查对

（1）查对医嘱后，以饮食单为依据，核对患者床前饮食标识，核对床号、姓名、饮食种类，并向患者宣传膳食治疗的临床意义。

（2）发放饮食前，查对饮食单与饮食种类是否相符，开餐前在患者床头再查对一次。

（3）禁食患者，应在饮食和床尾设有醒目标识，并告知患者或家属禁食的原因和时限。

（4）限制食物的患者，其家属送来的食物，须经医护人员检查后方可食用。

（三）分级护理制度

患者入院后，应根据病情决定护理分级，并作出标志。

1. 病情危重，须随时进行抢救的病员

（1）昼夜守护，严密观察病情变化。

（2）急救器材、药品，随时准备急救。

（3）定护理计划，并预防并发症，及时准确地填写特护记录。

2. 病情危重，须绝对卧床休息的患者

如重大手术后、休克、瘫痪、昏迷、高热、出血、肝肾衰竭等。

（1）卧床休息，生活上给予周密照顾，必要时制订护理计划和做护理记录。

（2）密切观察病情变化，每30分钟到1小时巡视一次。

（3）认真做好晨、晚间护理；根据病情更换体位、擦澡、洗头、预防并发症。

3. 病情较重、生活不能完全自理的病员

如大手术后病情稳定者，以及年老体弱、慢性病不宜多活动者。

（1）适当做室内活动，生活上给予必要的协助。

（2）观察病情变化，每1～2小时巡视一次。

（3）记录护理记录单，病情变化及时记录。

4. 病情较轻，生活基本能自理的患者

如一般慢性病、疾病恢复期等。

（1）护理常规护理，在医护人员指导下生活自理。

（2）每日巡视病房两次，注意观察病情，做好健康教育。

（3）督促患者遵守院规，根据病情参加一些室内外活动。

（四）交接班制度

1. 制度

（1）护理人员应严格遵照护理管理制度，服从护士长安排，坚守工作岗位，履行职责，保证各项治疗护理工作准确及时地进行。接班者提前15分钟到科室，阅读交班报告，交接物品。

（2）早班时，由夜班护士报告病情，全体人员应严肃认真地听取夜班交班报告。之后由护士长带领日、夜班护士共同巡视病房，床边交接病情及病房管理情况，要求做到三清：交班本上要写清、口头要讲清、患者床头要看清。

（3）交班者必须在交班前完成本班的各项记录及本班的各项工作，处理好用过的物品，为接班者做好物品的准备如：各类一次性耗材等，以便于接班者的工作。遇有特殊情况，必须做详细交待，与接班者共同做好工作方可离去。

（4）交、接班者共同巡视检查病房是否达到清洁、整齐、安静的要求及各项工作的落实情况。

（5）病房应建立日夜交班本和用品点交本，交班报告（护理记录）应按书写要求字迹整齐、清晰、重点突出。护理记录内容客观、真实、及时、准确、全面、简明扼要、有连贯性，运用医学术语。进修护士或实习护士书写护理记录时，由带教护士负责用红笔修改并签名。

2. 内容

（1）患者总数、出入院、转科、转院、死亡人数，以及新入院、危重患者、抢救患者等的一些特殊检查，有行为异常、自杀倾向、易跌伤的患者的病情变化及心理状态。

（2）医嘱执行情况，危重护理记录，各种检查标本采集及各种处置完成情况，对尚未完成的工作，应向接班者交待清楚。

（3）查看昏迷、瘫痪、消瘦、危重患者有无压疮，以及基础护理完成情况，各种导管固定和通畅情况。

（4）贵重、毒、麻、精神药品及抢救药品、器械、仪器的数量、技术状态等，并签全名。

接班时如发现问题，应由交班者负责；接班后如因交班不清，发生差错事故或物品遗失，应由接班者负责。

交接班的十个不交不接：

①交接班双方工作衣帽不整齐不交不接。

②本班工作未完成不交不接。

③为下班准备工作未做好不交不接。

④输血、输液不通畅不交不接。

⑤各种引流不通畅不交不接。

⑥医疗器械及药品账物不符不交不接。

⑦抢救物品不全不交不接。

⑧医嘱未查对不交不接。

⑨危重患者床褥不平整、不干燥不交不接。

⑩治疗室、办公室不整洁不交不接。

（五）护理差错、事故报告登记制度

1. 在护理活动中必须严格遵守医疗卫生管理法律，行政法规，部门规章和诊疗护理规范、常规，遵守护理服务职业道德。

2. 各护理单元有防范处理护理缺陷、纠纷的预案，预防缺陷、事故的发生。

3. 各护理单元应建立护理缺陷登记本，及时据实登记病区的护理缺陷。

4. 发生护理缺陷、事件后，要及时上报，积极采取挽救或抢救措施，尽量减少或消除由于缺陷、事故造成的不良后果。

5. 发生缺陷、事故后，有关的记录、标本、化验结果及造成缺陷、事故的药品、器械均应妥善保管，不得擅自涂改、销毁。

6. 发生护理缺陷后的报告时间：凡发生缺陷，当事人应立即报告值班医师、科护士长、区护士长和科领导。由病区护士长当日报科护士长，科护士长报护理部，并交书面报表。

7. 各科室应认真填写护理缺陷报告表，由本人登记发生缺陷的经过、原因、后果，及本人对缺陷的认识。护士长应对缺陷及时调查研究，组织科内讨论，护士长将讨论结果呈交科护士长，科护士长要将处理意见1周内连报表报送护理部。

8. 对发生的护理缺陷，组织护理缺陷鉴定委员会对事件进行讨论，提交处理意见；缺陷造成不良影响时，应做好有关善后工作。

9. 发生缺陷后，护士长对缺陷发生的原因、影响因素及管理等各个环节应做认真的分析，及时制订改进措施，并且跟踪改进措施落实情况，定期对病区的护理安全情况分析研讨，对工作中的薄弱环节制订相关的防范措施。

10. 发生护理缺陷、事故的科室或个人，如不按规定报告，有意隐瞒，事后经领导或他人发现，须按情节严重给予处理。

11. 护理事故的管理按《医疗事故处理条例》参照执行。

（六）护理文书书写要求

1. 书写要求

（1）病历应当使用蓝黑墨水、碳素墨水书写，需复写的资料可用蓝色或黑色的圆珠笔书写。

（2）病历书写内容应客观、真实、准确、及时、完整、重点突出，层次分明；表达准确、语句简练、通顺；书写工整、清楚；标点符号正确；书写不超过格线；在书写过程中，若出现错字、错句，应在错字、错句上用双横线表示，不得采用刀刮、胶黏、涂黑、剪贴的等方法抹去原来的字迹。

（3）病历的书写应当使用中文和医学术语。

（4）各项记录应注明年、月、日，急诊、抢救等记录应注明至时、分，采用 24 小时制和国际记录方式。如 2002 年 8 月 8 日下午 3 点 8 分，可写成 2002－08－08，15：08（月、日、时、分为单位数时，应在数字前加 0）。

（5）各种表格必须按项认真填写，每项记录字、行之间不得留有空格，无内容者划"—"。每张记录用纸均须完整填写眉栏及页码。

（6）各项记录书写结束时应在右下角签全名，字迹应清楚易认。规范使用汉字，简化字、异体字按《新华字典》为准，不得自行杜撰。

（7）病历由责任护士填写，各项内容必须由责任护士亲自通过交谈和检查取得资料，不应抄袭医师的病历内容（实验室及特殊检查项目除外），但可与医生共同询问病史。

（8）病历应在患者入院后 24 小时内完成，由护士长审阅，作必要的修改和补充签名。修改和签名一律用红笔。

（9）护理问题要确切，必须是属于护理范畴、用护理手段能予解决的健康问题，防止把医疗诊断或护理措施作为护理问题。

（10）护理问题应分清主次，按顺序排列，急需解决的问题列于最前。

（11）抢救危重患者未能及时记录的，应在抢救结束 6 小时内据实补记，并注明抢救完成的时间和补记时间。

（12）实习护士、试用期护士书写的护理记录，应经注册护士审阅、修改并签名，并注明修改日期。进修护士由接受进修的医院根据其胜任专业工作的实际情况认定后书写护理记录。

2. 书写内容要求

（1）体温单：

1）眉栏各项（姓名、科别、床号、住院号）均用蓝笔填写。

2）用蓝笔填写"日期"栏，每一个页第一日应写年、月、日（如 2002－03－03），其余 6 天只写日。如在 6 天中遇到新的月份或年度开始时，则应填写月、日或年、月、日。

3）用蓝笔填写"住院天数"，入院日起为"1"，连续写至出院。

4）入院、转入、出院、死亡时间用红笔纵行在 40～42℃间相应时间格内填写，时间应使用 24 小时制，一律用中文书写。转入时间由转入病区填写，如"转入××科 20：30"。

5）新入院患者每天测量体温、脉搏两次（6：00、14：00），连续三天；体温在 39℃（口腔温度）及以上者，每 4 小时测量一次；体温在 38.9～38℃者，每日测量 4 次；体温在 37.9～37.5℃者，每日测量 3 次（6：00、14：00、18：00）至正常。一般患者每天 14：00 测体温、脉搏一次。

6）体温曲线的绘制：

①患者体温突然上升或下降应予复试，复试符合，在原体温上方用蓝笔以一小写英

文字母"V"表示核实。

②者如拒测或因外出进行诊疗活动以及请假等原因未测体温，在34～35℃之间用蓝笔纵写"拒测"、"外出"、"请假"，前后两次体温断开不连接。

③患者离院请假应经医师书面同意并签字，假条存入病历，一般不得请假。

④下栏各项均用蓝笔填写：

摄入液量：按护理常规或医嘱将24小时总摄入液量填入体温单摄入液量栏内。

排出量：按护理常规或医嘱将24小时总出量填入体温单排出量栏内。如为导尿尿量，用（ML/C）表示。

大便次数：每24小时填写一次，记录前一天14：00至当天14：00时的大便次数。如无大便用"0"表示；如灌肠1次后大便的次数，应于次数下加短横线写E，如"0/E"，表示灌肠一次后无大便，3/2E表示灌肠2次后大便3次；大便失禁或人工肛门则用"※"表示。

血压：患者新入院当天由医师测量，填写于体温单血压栏内。

体重：以kg计数填入。患者入院时应测体重一次，住院期间根据病情需要，按医嘱测量记录。暂不能被测者在体重栏注明"卧床"。

皮试：根据需要将所作皮试结果记录在相应栏内，用红笔写"（阳性）"、蓝笔写"（阴性）"，不用"（＋）"、"（－）"表示。

（2）医嘱和医嘱单：

1）医嘱内容应当准确、清楚，每项医嘱只包含一个内容，并注明下达时间，具体到分钟。

2）一般情况下，医师不得下达口头医嘱。因抢救危急患者需要下达口头医嘱时，护士应当复诵一遍。抢救结束后，医师应当即时据实补记医嘱。

3）临时医嘱：临时医嘱有效时间在24小时以内。指定执行临时医嘱者，应严格在指定时间内执行。

临时备用医嘱（SOS医嘱）：仅在12小时内有效，过期尚未执行则失效。每项医嘱执行后均应及时注明执行时间并签名。

4）转科或整理医嘱时，应在最后一项医嘱下面用红笔划线，表示以前的医嘱一律作废；线下正中用蓝笔标明"转科医嘱"、"整理医嘱"（红线上、下均不得空行），在日期时间栏内写明当天日期时间。

（3）护理记录单：

1）危重患者护理记录：是指护士根据医嘱和病情对危重患者住院期间护理过程的客观记录。应用"危重症护理记录单"，记录内容包括患者姓名、科别、住院号或病案号、床号、页码、记录日期和时间，出入液量、体温、脉搏、呼吸、血压等病情观察，护理措施和效果，护士签名等。记录时间应具体到分钟。

2）用蓝笔填写眉栏各项，诊断只需填写医疗主要诊断。

3）护理记录内容应当根据相关专科护理特点，在病情栏内如实记录病情情况、采取的护理措施和实际效果。每班至少记录一次，病情变化及时记录。

4）入量包括药物和食物：药物栏内准确记录各种治疗药物的名称、用法、剂量

144

（含输血）等；食物栏内记录的饮食，包括流质、半流质、固体食物等。

5）当日上午7：00至次日上午7：00为24小时。7：00至19：00记录用蓝笔书写。19：00至次日7：00的记录用红笔书写。

6）24小时出入量由夜班护士在7：00用蓝笔结算。填入所划两道红线之间，未满24小时总结用蓝笔写明具体时数，如"16小时出入量总结"。

（4）护理评估单：

1）护理评估单严格按照护理文书的书写要求填写。

2）必须在严格护理体检后如实填写，要求及时、准确、完整。评估须符合老人的实际情况。

3）护理评估单的一般记录必须在老人入院后2小时内填写。

4）护士长在24小时内审核并签名。

（七）抢救工作制度

1. 加强训练

（1）定期对护理人员进行急救知识的培训，提高抢救意识和急救水平，抢救患者时做到人员到位，行动敏捷，有条不紊，分秒必争。

（2）抢救时要做到明确分工，密切配合，听从指挥，坚守岗位。

2. 急救用品制度

（1）一切急救用品实行"五固定"制度（定数量品种、定点放置、定专人管理、定期消毒灭菌、定期检查维修），各类仪器要保证性能良好。抢救物品不得外借，以保证应急使用。

（2）每日核对一次物品，班班交接，做到账物相符。药品、器械用后均需及时清理、消毒，消耗部分应及时补充，放回原处，以备再用。

（3）无菌物品需注明失效日期，超过一周应重新灭菌。

（4）参加抢救人员必须熟练掌握各种急救技术和抢救常规，以确保抢救的顺利进行。

3. 发挥领导作用

（1）抢救危重患者应按照病情严重程度和复杂性决定抢救工作的组织和实施。

①一般抢救由科室医师和当班护士负责。

②危重患者抢救应由该科室主任和护士长组织和指挥。并呈报医务科或分管院长。医护密切配合，护士以高度责任心和同情心，熟练正确进行治疗和护理，严密观察病情变化，做好各项护理记录。

（2）抢救工作中遇到有诊断、治疗、技术操作等方面的困难时，及时请示上级医师；上级医师要随叫随到，并迅速参加抢救工作。

（3）严格交接班和查对制度，在抢救患者的过程中，正确执行医嘱，口头医嘱要准确、清楚，尤其是药名、剂量、用法和时间等，护士执行前要复述一遍，确认无误后再执行，保留急救药物的空瓶，输血的空袋保留24小时以备事后查对，并及时记录护理记录单，来不及记录的于抢救结束后6小时内据实补记，并加以说明。

（4）检查总结：应由主管护士或护士长于抢救后组织总结。内容如下：患者到院后处理是否及时、准确。组织是否得力，医护配合如何，抢救中有无经验教训等。

（八）护理查房制度

护理查房是一项检查、督促、总结临床护理工作经验，提高护理质量和护士业务素质的有效制度，应该贯彻执行。

1. 护理查房的内容形式

（1）临床教学查房：

①内容：危重病员、疑难病员、大手术前准备、术后并发症的防治，急救病员的抢救处置等。

②形式：由护士长组织病区护理人员或护生及进修人员参加，重点发言，集体讨论，达到理论联系临床，锻炼分析问题能力的目的。

（2）个案查房：内容同（1）。形式由护士长指定病员，责任制护士报告病史和护理计划，必要时提出重点讨论问题，集体讨论，以集思广议，达到提高护理质量的目的。

（3）行政查房内容：病区管理规范化，危重病员护理，护理文书书写等。形式由护士长带领病区人员对检查项目进行评价，以肯定成绩，指示努力方向。

（4）夜查房内容：检查住院病员数、危重患者数、夜间病区秩序、夜间护士岗位责任制情况，并记录，第二天早晨向主管院长及护理部交班。

（5）跟随主任查房：了解主任对护理工作的要求，配合医疗，做好工作。

（6）查房安排：

①临床教学查房和个案查房每周 1 次。

②行政查房：每月 1～2 次。

③夜间查房：每周 1 次。

④跟随主任查房：每月 2 次。

护理部或总护士长每月组织行政查房或个案查房一次。以检查护理质量，进行临床教学。

2. 及时完成各级查房记录

各病区按规定查房，事先做好准备，查房中做好记录。

（九）消毒隔离制度

1. 医护人员上班要衣帽整齐，下班、就餐、外出应脱去工作衣。

2. 就诊、换药、处置工作前均应洗手，必要时用消毒液泡手，无菌操作时严格遵守无菌操作技术规程。

3. 病室内保持清洁整齐，定时开窗通风，每日用含氯制剂擦拭消毒桌、椅、柜、门窗、玻璃、墙壁、墙角、通道、配餐室、病室及各办公室。

4. 对转院（科）、出院、死亡病员用过的衣物、被服、房间都应进行终末消毒。

5. 贯彻执行一床、一桌一巾一擦拭，抹布用后清洗消毒备用。患者被服每周更换一次，换下的脏衣服放在指定的地点，不要在病区内清点脏被服。各室拖把分开，并有明显的标记，用后放在通风处。

6. 治疗室、换药室做到无菌物品和非无菌物品、污染物品分开放置，室内每天清洁一次，紫外线照射消毒半小时，并有记录。紫外线灯管使用不得超过 4000 小时，并定期测定其强度＞70μW/cm²。每月空气培养一次。进行换药时必须戴口罩、帽子。

7. 无菌器械、容器、敷料罐每周更换灭菌，持物钳每 4 小时更换一次，乙醇（酒精）棉球罐每日更换灭菌。一般物品灭菌不得超过一周。凡士林纱布每周消毒两次。

8. 病室内各种用具的消毒处理

（1）体温计用后先用水冲洗干净后，用含氯制剂浸泡半小时，然后用冷开水冲洗后擦干备用。

（2）餐具洗净后蒸汽消毒 15 分钟。

（3）面盆、脚盆洗净后泡于含氯制剂中半小时冲洗备用。

（4）胃管、氧气管、吸痰管、肛管洗净后煮沸或高压灭菌。面罩、橡胶导管、雾化导管、湿化瓶用后浸泡于含氯制剂中半小时。

（5）一次性氧气管每日更换一次，一次性引流管、袋每周更换两次。凡用过的一次性医疗用品用完后先行破坏集中于供应室消毒后统一处理。

（6）严格贯彻一人一针一筒一碗（换药）一消毒，推广使用一次性医疗器械，防止医源性感染。

二、工作流程

由于各护理院的情况不同，工作流程也不尽相同，以苏州市福星护理院为例，各班工作流程如下。

（一）主班工作流程（8：00～11：30　14：00～17：30）

上午

07：45　上班，打印输液巡视卡及日清单。

08：00　参加晨会，床头交接班，参加晨间护理。

09：00　清点各类药品（常备药品、毒麻药品）和抢救车，发送日清单。

09：15　更换各浸泡桶（盒）内消毒液。

09：30　校对夜间医嘱，处理日间医嘱，转抄给相关护士核对后执行。

10：30　取回临时药品，针剂交至连班配制，口服药及外用药送至患者床边并执行到位。

10：45　协助护工开饭并参与喂饭。

11：15　与连班交接（毒麻药柜等各基数药品）。

11：30　下班。

下午

14：00　与连班交接毒药、麻醉药品柜及各基数药品。

14：15　核对次日口服药，领取次日大输液及药品，抄输液单，摆次日大输液。

15：15　核对次日医保结算的费用（核对费用并及时通知信息中心再次核对，同时要告知各医技科室该患者要医保结算以免漏费现象）。

16：00　填写并上报日报表、饮食单，请领医疗文书及一次性耗材，登记一日护理工作量，粘贴输液巡视卡。

16：30　组织护工分发尿布、床单、被套等。

16：45　协助护工开饭并参与喂饭。

17：15　与小夜班交接毒药、麻醉药品柜及各基数药品并参与床头交接班。

17：30　下班。

一周重点工作

周一：整理护办各柜，领取适量的医疗文书。

周二：检查整理抢救车及各类药品。

周三：整理服药本、输液本、饮食本等。

周四：组织总校对医嘱工作。

周五：清洁治疗室各柜，检查规范各类物品，打扫护士办公室卫生。

注：

1. 每月初的第一个周一统计本月医保结账人员名单并写于黑板上；护士长休息时由主班代理护士长的日常事务。

2. 下班前必须完成本班工作方可下班，吸引器等其他器械使用后清洗干净交与下一班。

（二）连班工作流程（08：00～11：00　11：30～16：30）

上午

07：45　上班，检查无菌包是否在有效期内。

08：00　参加晨会，床头交接班。

08：20　核对并配置大输液，协助更换补液。

09：15　执行长期的各类注射医嘱，配置临时补液。

10：15　清洁治疗室各盘，准备要消毒的物品；执行糖尿病患者胰岛素的注射。

10：40　核对日间医嘱并提交至药房。

10：55　与责任护士交接班。

11：00　就餐。

中午

11：20　上班，与主班交接毒、麻药柜及各基数药品。

11：25　与责任护士床头交接班，巡视病房，查看患者输液及各管道通畅情况，检查中午患者的进食、吃药情况。

12：00　中午负责所有的医疗护理工作，填写护理巡视单。

下午

14：00　与主班交接毒、麻药柜及基数药品情况。

14：10　执行长期肌肉注射的治疗，准备好各消毒包送供应室消毒。

14：50　测量14：00的体温、脉搏，询问排便情况。

15：20　清洗各类浸泡物品（湿化瓶、压脉带、体温表等），保持备用状态。

15：45　擦拭各类车辆（治疗车、护理车、病历车、抢救车等），负责治疗室卫生。

16：00　医疗垃圾及生活垃圾的处理工作，负责处置室的卫生。

16：15　执行糖尿病患者胰岛素的注射。

16：30　与责任护士床头交接班，下班。

一周重点工作

周一：检查无菌包的情况，消毒无菌物品。

周二：清洗蓝色领药框及口服药盘。

周三：清洗蓝色领药框及口服药盘，消毒无菌物品。

周四：保养治疗车、护理车、病历车、抢救车、紫外线推车及紫外线灯管的擦拭。

周五：消毒无菌物品，彻底打扫治疗室卫生。

注：

1. 每周两次：负责消毒物品打包。

2. 下班前必须完成本班工作方可下班，吸引器等其他器械使用后清洗干净交予下一班。

3. 更换各类管道要在管道相应地方写上更换时间。

（三）责任护士工作流程（08：00～11：30　14：00～17：30）

上午

07：45　巡视病房，了解床位患者夜间睡眠及晨间的进食、吃药情况，准备输液巡视卡。

08：00　参加晨会，与夜班床头交接班，参与晨间护理。

09：10　执行本床位的鼻饲灌注、雾化吸入。

09：30　执行本床位的静脉补液、造瘘护理、口腔护理、会阴护理、气管切开护理；更换湿化瓶、氧气管、引流袋、胃管纱布及固定的胶布等及其他临时医嘱。

10：00　测量、记录本床位危重及发热患者的生命体征，按时书写危重护理记录单，检查护工给患者喂水及患者卫生情况。

10：15　发送本床位患者的口服药，接待新患者并做好入院宣教及填写入院评估单，必要时书写护理计划。

10：30　按等级护理巡视所管床位病房，填写护理巡视单，协助护工开饭并参与喂饭。

11：00　执行本床位鼻饲患者的流质灌注。

11：15　与连班床头交接班，检查中午患者的进食、吃药情况。

11：30　下班。

下午

14：00　与连班交接班，巡视所管的病房，了解患者中午休息情况，执行本床位患者的鼻饲灌注。

14：15　测量所管床位14：00的血压，记录生命体征至体温单上。

15：00　监督和协助床位护工给患者喂点心、喂水。

15：30　执行一日两次床位上患者的治疗和护理。

16：00　执行本床位患者的鼻饲灌注，检查床位护工的每日重点工作并与来院探视的患者家属沟通并作相应的记录，征求家属意见，每月做问卷调查。

16：15　发送本床位患者的口服药。

16：30　检查护工每日重点工作，次日护工晨会做讲评，与连班交接班。

16：45　书写交班报告；协助护工开饭并参与喂饭。

17：15　与小夜班床头交接班本床位患者的治疗及护理情况，检查床位患者晚餐进食情况。

17：30　下班。

一周重点工作：

周一：深静脉置管护理（含更换肝素帽）。

周二：检查有无积余的大小便化验单，督促及时地留取、送检。

周三：征求家属意见，做相关的记录。

周四：协助主班校对医嘱。

周五：深静脉置管护理，责任护士协助护士长组织护工业务学习。

注：

1. 每天两次：气管切开护理、口腔护理（上午、下午）；每日更换湿化瓶；每周一、五更换氧气管、引流袋、胃管纱布及固定的胶布；其余根据医嘱执行。

2. 下班前必须完成本班工作方可下班，吸引器等其他器械使用后清洗干净交与下一班，负责清洗口服药杯，要求每周两次。

3. 更换各类管道要在管道相应地方写上更换时间。

4. 负责本床位出院和死亡患者的终末处理。

5. 督促、指导、检查所管床位护理员的生活护理工作，加强病房规范化管理。

6. 特护及一级护理患者要制订护理计划，定期进行评价，并根据患者的病情变化及护理问题的改变而随时重新修正。

（四）小夜班工作流程（17：30～01：30）

17：15　上班，与主班交接，清点各类药品（常备药、抢救车、毒麻药）以及各类器械用物。

17：20　与责任护士床头交接班，巡视病房，查看患者输液及各管道通畅情况，检查晚餐患者的进食、吃药情况。

17：45　认真核对日间医嘱，校对化验单，并粘贴好明晨抽血器皿，分发留取大小便的标本盒。

18：00　测量18：00的体温，紫外线消毒治疗室、处置室、病房，并作相应的登记，按照要求定期擦拭紫外线灯管。

18：15　灌注鼻饲患者的流质。

18：45　记录18：00体温于体温单上。

19：00　认真巡视病房，填写护理巡视单，夏天给病房插上电蚊香，冬天按时关（开）空调。

20：00　发送20：00口服药，服药到口。

20：20　灌注20：00鼻饲患者的流质，执行夜间的治疗。

21：00　熄灯，必要时开床头灯，检查患者的入睡情况。

21：30　巡视病房，观察病情，填写护理巡视单，督促和协助护理员夜间的工作。

01：00　整理治疗室、办公室的卫生，书写交班报告。

01：20　与大夜班进行床头交接班。

01：30　下班。

注：

1. 小夜班重点是按等级护理巡视病房，观察病情，填写护理巡视单，督促和协助护理员夜间的工作。保持病区安静、清洁。

2. 下班前必须完成本班工作方可下班，吸引器等其他器械使用后清洗干净交与下一班。

（五）大夜班工作流程（01：30～08：00）

01：15　上班，清点各类药品（常备药、抢救车、毒麻药）以及各类器械用物。

01：20　与小夜班床头交接班，逐个巡视病房，查看患者夜间睡眠及呼吸情况，补液患者和留置管道患者的管道畅通情况。

02：00　认真核对小夜班的医嘱，核对化验单器皿粘贴情况。

02：30　执行本班的治疗，按等级护理巡视病房，观察病情变化，填写护理巡视单，督促和协助护理员夜间的工作。

05：30　准备晨间抽血的物品，指导和负责大小便标本的采集，打扫办公室、治疗室、处置室的卫生（含台面）。

05：50　测量和记录患者06：00的生命体征，执行治疗室、处置室、病房的紫外线消毒，并作相应的登记。

06：30　发送早晨的口服药、抽晨血，执行糖尿病患者胰岛素的注射。

07：00　执行鼻饲患者灌注流质，打日间办公室的开水。

07：30　书写交班报告和危重护理记录单，总结24小时的出入量并作记录。

08：00　晨会交班，与责任护士进行床头交接班，晨间护理结束后下班。

注：下班前必须完成本班工作方可下班，吸引器等其他器械使用后清洗干净交与下一班。

第八节　生活护理工作制度和流程

一、生活护理制度

（一）护理员交接班制度

1. 每班必须按时交接，接班者需提前15分钟到科室，穿戴整齐。

2. 晨间交接班由护士带领护理员对每个患者进行床头交接班，危重患者重点逐项交接。

3. 交接班双方须共同巡视病房，检查病房是否达到清洁、整齐、安静的要求及各项制度的落实情况。

4. 接班者查看患者的皮肤、神志、精神状况、二便情况、床单位是否整洁、饮食、老人身体的清洁状况及各项导管固定和引流情况。对尚未完成的工作也应交代清楚。

5. 交班者应为下一班做好必要的准备工作，以减少接班者的忙乱。如准备足够的尿布、开水等。

6. 接班者未到来之前，交班者不得离开岗位或脱去工作衣帽。

7. 在交班中如发现病情、患者物品交待不清，应立即查问。接班时如发现问题，应由交班者负责；接班后如因交班不清，发生差错事故或物品遗失，应由接班者负责。

8. 交班接班制度的十个不交不接

（1）交接班双方工作衣帽不整齐不交不接；

（2）本班工作未完成不交不接；

（3）为下班准备工作未做好不交不接；

（4）各留置管道不清点不交不接；

（5）患者的物品、被服数目不符不交不接；

（6）患者身体不清洁不交不接；

（7）每日工作重点未落实不交不接；

（8）患者床褥不平整、不干燥不交不接；

（9）病室不整洁不交不接；

（10）患者数未点清不交不接。

（二）消毒隔离制度

1. 护理员必须严格执行医院的消毒隔离制度。

2. 上班要衣帽整洁，下班、就餐、外出应脱去工作服。

3. 在实施各种处置前后均应洗手，严格执行各项生活护理操作规范。

4. 病室内保持清洁整齐，定时开窗通风，每天用含氯消毒液擦拭桌、椅、柜、门窗、洗漱间、病室地面、走廊、厕所。

5. 每周病室彻底大扫除一次，打扫门窗、玻璃、墙壁、卫生间、通道。

6. 贯彻执行一床、一桌一巾一擦拭，抹布用后清洗消毒备用。患者衣服每周更换一次，换下的脏衣服放在指定地点，不要在病区内清点脏被服。各室拖把分开，每天用消毒水浸泡，晾干于通风处。

7. 患者的餐具、茶杯、面盆、脚盆每日清洗，便马桶、痰盂随脏随倒随洗，每周用含氯消毒液浸泡消毒1～2次。

8. 对转院（科）、出院、死亡病员用过的衣物、被服、房间都应进行终末消毒。

（三）病房管理规范制度

1. 病房整洁、安静、舒适、安全。

2. 病房工作实行规范化管理，各项工作制度化、技术操作常规化、陈设规范化（适合老年人生活和行动）。

3. 护理人员遵守病房工作制度，做到"四轻"（走路轻、说话轻、操作轻、关门轻），不擅离职守。对患者及家属态度热情，不以医谋私。

4. 床单位整洁，床上无积物。床头柜内食品、用品分开，柜面物品放置整洁美观。

5. 病房陈设统一，室内物品和床位要摆放整齐，位置固定，要做到"四条线"（床、床头柜、床旁椅、被尾成线），"四不落地"（脸盆、便盆、鞋、尿布及被服），不得随意搬动。

6. 进入病房工作时必须穿工作服，着装整齐，进行操作时必须戴口罩。

7. 禁止在病室吸烟，保持室内清洁卫生，空气清新，每日清扫两次，每周更换被服及大扫除一次，定期进行空气消毒。

（四）护理员工作制度

1. 在护士长管理和护士指导下进行职责范围内的工作。

2. 护理员上班时必须着装整洁，仪表端庄，要求穿工作服，戴工作帽，不得穿拖鞋，病房内不准吸烟。

3. 必须严格遵守劳动纪律，执行院部和科室的各项规章制度，不可擅离岗位。

4. 只可担任患者的生活照料，绝对不允许替代护士做治疗性的工作。

5. 在病室中，必须做到"五轻"（走路轻、说话轻、操作轻、拿放物品轻、开关门窗轻），不可带亲友在病室内闲谈和留宿。

6. 必须主动关心体贴患者，认真及时观察老人病情变化，发现异常及时向护士汇报。

7. 保持病室环境清洁、安全，注意患者的行踪，以免发生意外事件。

8. 必须遵守院纪院规，不准私自向患者及家属索取小费和收受红包。

二、生活护理工作流程

（一）护理员白班工作流程

6：30　上班

协助尚能活动者穿衣，洗漱，整理床铺。

协助排便，留大小便标本，放标本框内。（护士收集）

打扫病房卫生，打开水，1：1000 洁消净拖地。

7：00　开饭，协助老人进餐。

8：00　参加早交班。

8：10　与夜班护理员进行床头交班，检查老人皮肤、排便情况、整理床单位、翻身叩背，更换衣被。

9：00　进行语言训练及肢体功能锻炼。

9：30　给患者喂水，喂食点心。

10：00　翻身叩背，协助排便，及时更换尿布。完成每日重点工作。

10：30　软食开饭，饭后漱口，洗脸。

11：00　普食开饭。（喂水）饭后漱口，洗脸。

11：30　协助排便、午睡，洗除污物。整理床单位，病房保持清洁卫生。晚班者下班，13：30上班。

12：00　巡视病房，卧床患者翻身叩背，检查二便。及时更换尿布。

14：00　协助尚能活动者穿衣，整理床铺。卧床者翻身叩背，检查二便。

14：20　整理收回的被服、尿布、衣裤。

14：30　给老人饮水，喂食点心或水果。（给每一位老人）

15：00　皮肤护理，会阴护理。给老人喂水、喂点心。

洗澡安排：夏季每日一次，春、秋、冬季每周一次。洗澡时防感冒，防跌伤。

16：00　巡视病房，卧床患者翻身叩背，检查二便。及时更换尿布。

16：30　开饭，协助进食。饭后漱口，洗脸。

17：30　早班者下班。晚班者协助排便，清除废物，打扫卫生。整理床单位，翻身扣背。

18：00　与小夜班护理员床头交接班，交班时注意患者的皮肤、神志、床上卫生、无污物。卧床患者翻身叩背，检查二便。及时更换尿布。

质量要求：

1. 服务态度良好，安心本职工作。

2. 保持病室整洁，物品放置规范有序，空气清新无异味、臭味。

3. 床单位平整、清洁干燥。

4. 老人做到三短、五无、六洁。

5. 每日工作重点完成良好。

6. 认真落实"五防"工作，无护理责任性差错或事故。

7. 做好护患沟通工作，努力做到护理零投诉。

8. 尊重医护人员，听从护士长及护士的工作安排，配合度良好。

9. 服务技术操作规范，按要求提供服务。

10. 做到提供服务完成率100％，老人和家属满意率80％以上。

（二）小夜班工作流程

16：00　上班，协助进食。

18：00　床头交接班，交班时注意患者的皮肤、神志，床上卫生、无污物。卧床患者翻身叩背，检查二便。及时更换尿布。

19：00　巡视病房，协助排便、喝水、漱口。

20：00　巡视病房，卧床患者翻身叩背，检查二便。及时更换尿布。

21：00　巡视病房，观察入睡情况及神志变化，检查更换尿布，协助排便。

22：00　巡视病房，观察入睡情况及神志变化，卧床患者翻身叩背，检查二便。及时更换尿布。

23：30　巡视病房，观察入睡情况及神志变化，检查更换尿布，协助排便。及时更换尿布。

24：00　巡视病房，观察入睡情况及神志变化，卧床患者翻身叩背，检查二便。及时更换尿布，保持床单位的清洁整齐。

00：30　与大夜班护理员进行床头交接班，交班时注意患者的皮肤、神志，床上卫生、有无污物。

质量要求：

1. 按时巡视病房，观察老人的病情变化及二便情况，发现异常及时汇报值班护士。

2. 认真履行岗位责任制、按时翻身，及时更换尿布，不擅自离岗、串岗。

3. 保持病室整洁、安静，观察老人睡眠情况，按时熄灯，节约水、电。

4. 做好夜间的"五防"，防止院内伤害事件的发生。

5. 严禁睡觉或干私活。

（三）大夜班工作流程

00：30　与小夜班护理员床头交接班，交班时注意患者的皮肤、神志，床上卫生、有无污物。

01：00　巡视病房，观察入睡情况及神志变化，检查更换尿布，协助排便。及时更换尿布。

02：00　巡视病房，观察入睡情况及神志变化，卧床患者翻身叩背，检查二便。及时更换尿布，保持床单位的清洁整齐。

03：00　巡视病房，观察入睡情况及神志变化，检查更换尿布，协助排便。及时更换尿布。

04：00　巡视病房，观察入睡情况及神志变化，卧床患者翻身叩背，检查二便。及时更换尿布，保持床单位的清洁整齐。

05：00　洗脸、刷牙，会阴护理，更换尿布，帮老人穿衣，整理床单位，打开水。

06：00　卧床患者翻身叩背，检查二便。及时更换尿布，留取大小便标本。

07：00　饭前洗手，协助喂饭。饭后洗脸。

07：30　协助排便，及时更换尿布，保持床单位整洁。打扫病室卫生，房间物品放置规范有序，清理污物。

08：00　参加早会，与白班护理员进行床头交班。

质量要求：

1. 按时巡视病房，观察老人的病情变化及二便情况，发现异常及时汇报值班护士。

2. 认真履行岗位责任制，按时翻身，及时更换尿布，不擅自离岗、串岗。

3. 保持病室整洁、安静，观察老人的睡眠情况。

4. 做好夜间的"五防"，防止院内伤害事件的发生。

5. 严禁睡觉或干私活。

6. 晨会交班时要求语言流利，声音洪亮，口齿清楚，简明扼要。

（四）周内重点工作流程

星期一：检查分管床位卫生情况，整理病员衣物及衣柜。

星期二：剪指甲、理发、刮胡须。

星期三：衣服做记号。

星期四：消毒各类卫生洁具。

星期五：更换床单、被套、内衣、内裤。

星期六：打扫分管床位卫生（做到六面光）。

（五）陪夜护理员工作流程

20：00　签到本签到，与夜班床头交接患者的皮肤、神志，床单位及排便情况。

每1～2小时给患者翻身叩背，观察患者的病情变化，协助排便，及时更换尿布，保持床单位整洁。

6：00　洗脸、刷牙，会阴护理，更换尿布，穿衣，整理床单位，清理污物，按要求留取大小便标本。

6：30　与日班交接班。

质量要求：

1. 在职在位，负责所陪护老人的生活护理工作。

2. 按时翻身，观察病情变化，发现异常及时报告值班护士。

3. 保持老人身体清洁，床单位整洁干燥。

4. 做好老人的"五防"工作，对老人安全负责。

5. 维持病室秩序，保持病房安静。

6. 按时熄灯，节约水、电。

（六）保洁员的工作流程

6：30　上班，打扫卫生间及病区公共区域卫生。

8：00　参加早交班。

9：00　清点后送脏的被服、尿布及患者的衣裤至洗衣房。打扫卫生间及病区公共区域卫生，有污物及时清理。将各楼层垃圾倒至回收点。保持所管辖的范围清洁无异味。

10：30　协助老人进食。

11：30　下班。

12：30　上班。检查及打扫卫生间及病区公共区域卫生，污物及时清理。

14：00　将送出的被服、尿布、患者的衣裤从洗衣房取回并分发给各楼层护理员。

14：30　检查卫生间及病区公共区域卫生，及时清理。

16：30　协助老人进食。

17：20　检查卫生间及病区公共区域卫生，及时清理。

17：30　下班。

质量要求：

1. 服从科室护士长的工作分配，保持辖区整洁。

2. 遵循护理消毒隔离制度，按规定消毒室内外环境。

三、生活护理标准

（一）护理员工作质量标准

1. 服务态度好，安心本职工作。

2. 积极配合护士做好好临床护理，尤其是危重、一级护理患者及两便的护理。

3. 关心、协助、帮助患者饮食，送饭送水到床头，及时喂水喂食。

4. 做好生活护理工作，做到

（1）五无：无压疮、无坠床、无烫伤、无跌伤、无窒息。

（2）五关心：关心老人的饮食、卫生、安全、睡眠、排泄。

（3）六洁：头发、口腔、皮肤、手足、会阴、肛门清洁。

（4）七知道：知道每位老人的姓名、个人生活照料的重点、个人爱好、所患疾病情况、家庭情况、使用药物治疗情况、精神心理情况。

5. 保持床单平整、干燥、无皱褶。

6. 对卧床被动体位的患者协助护士定时翻身（1～2 小时），做好压疮预防护理，杜绝因护理不当而发生的压疮。

7. 协助护士观察补液情况，对不合作的患者注意保护，防止针头拔出或滑出，不可随意调节滴速，保持无扭曲，确保滴注通畅。

8. 保持各种管道无扭曲、受压，如在护理时导管脱落及时通知护士。

9. 协助护士观察病情变化，有情况及时通知护士。

10. 患者如发生意外（如跌跤、出走、烫伤等），及时向护士汇报。

11. 做好病室内的清洁卫生，执行每日工作重点，保持病室整洁，空气新鲜、无异味。

12. 提供服务完成率 100%，压疮发生率为 0，老人和家属的满意率在 85% 以上。

（二）病区环境管理制度标准

1. 清洁卫生标准

病区走廊、室内外、楼梯无灰尘、无蜘蛛网、无杂物、无死角，并有制度要求。

（1）实行分片包干，定期打扫形成制度，每日勤小扫，每周一大扫。

（2）门窗、玻璃保持清洁、明亮，每周擦 1 次。

（3）走廊、楼梯、墙围每周抹 1 次，无污垢、无痕迹、无杂物。

（4）厕所每天至少打扫 2 次，随脏随扫，无污垢、无臭味。

（5）大小便器随脏随倒，每周彻底消毒 2 次。

（6）地面每日至少用 1∶1000 含氯消毒液湿式打扫 2 次，随脏随打扫，无积水，病室每日消毒 1 次。

病区经常保持整洁，定期进行检查监督。

2. 安静标准

（1）一般病区噪声应控制在 50 分贝以内。

（2）严禁在病室内喧哗，保持病区肃静，做到五轻：走路轻、说话轻、操作轻、拿放物品轻、开关门窗轻。

（3）所有人员一律穿软底鞋。

（4）尽量减少不必要的巡回路线，减少陪客和探视时间。

3. 整齐标准

（1）病区所有物品定点放置，陈设统一，墙壁除规定外，不张贴宣传品。

（2）病室、治疗室、办公室等，陈设应有统一规范要求。

（3）患者衣着适中，整洁，无长指（趾）甲，按时理发、刮胡须。

（4）室内光线柔和，色调适合，被褥适宜，有条件的病房可摆设盆景。

（三）生活护理操作评分标准示例

1. 床上擦浴

项目	评分标准	分值	得分
评估（10分）	1. 核对患者，自我介绍，解释操作目的；与患者沟通时态度和蔼，用语恰当	3	
	2. 患者病情、心理反应及配合程度；了解患者肢体活动度、皮肤完整度、清洁度等情况；了解患者习惯使用的水、防护用品	4	
	3. 病房环境是否清洁以及室内温度等	3	
准备（15分）	1. 护理员仪表端庄，衣帽整洁，戴好口罩，洗手	5	
	2. 物品准备齐全，关门窗、调室温、遮挡患者	10	
流程及注意事项（60分）	1. 核对患者，解释操作方法，请患者配合	3	
	2. 用物放置妥当，松开床尾盖被	2	
	3. 洗脸及颈部，持毛巾手法正确	3	
	4. 耳后、皮肤皱折处擦洗干净	2	
	5. 擦洗上身顺序、方法正确；注意患者保暖，用大浴巾盖好患者，不过多暴露患者	6	
	6. 穿清洁上衣，四肢有外伤时，先脱健侧衣裤后脱患侧，穿时反之	3	
	7. 泡双手并擦干	3	
	8. 换水、盆及毛巾	2	
	9. 擦洗会阴部（不用擦肥皂）	3	
	10. 换水、盆及毛巾	2	
	11. 擦洗下肢顺序、方法正确	6	
	12. 穿清洁裤	3	
	13. 泡脚并擦干	3	
	14. 安置患者舒适体位	8	
	15. 终末处理	6	
	16. 洗手	5	
考核评价（15分）	1. 操作中保持和患者交流，随时询问患者的感受，注意观察患者病情变化	6	
	2. 操作中动作娴熟，注意应用节力原则；注意患者保暖，未沾湿被褥	3	
	3. 注意患者保暖，不过多暴露患者，患者感觉舒适	6	

158

2. 卧床患者更换床单

项目	评分标准	分值	得分
评估（10分）	1. 核对患者，自我介绍，解释操作目的；与患者沟通时态度和蔼，用语恰当	3	
	2. 患者病情、心理反应及配合程度，了解肢体及活动情况等	4	
	3. 室内环境、温度以及床单元、患者衣裤清洁程度等	3	
准备（15分）	1. 护理员仪表端庄，衣帽整洁，戴好口罩，洗手	5	
	2. 病房内无患者进餐或进行治疗；酌情关门窗、调室温；必要时遮挡患者	5	
	3. 物品准备齐全，并按操作顺序放在护理车上	5	
流程及注意事项（65分）	1. 核对患者，解释操作方法，请患者配合	3	
	2. 移开床旁桌、椅，距离适中；放平床头、床尾	5	
	3. 移枕于对侧；协助患者往对侧翻身	4	
	4. 更换近侧各单，撤单、清扫方法正确	8	
	5. 打开大单一次成功，两头距离相等，折角手法正确	10	
	6. 移枕于近侧，协助患者往近侧翻身	4	
	7. 撤污中、大单，床垫去尘，方法正确	5	
	8. 依次将大单、橡胶单、中单拉平铺好，大单平紧、中缝对齐，折角方法正确	5	
	9. 移枕于中间，协助患者仰卧	3	
	10. 安置舒适体位；保持和患者交流	3	
	11. 移回床旁桌椅，收屏风，开窗通风	5	
	12. 终末处理，洗手	5	
	13. 效果评价符合实际操作情况	5	
考核评价（10分）	1. 操作中保持和患者交流，注意观察患者病情变化，注意保暖及保护患者隐私	4	
	2. 操作中应用节力的原理，动作熟练、流畅，幅度适中，翻身时无拖、拉、推等动作	3	
	3. 床单平紧，中单完全遮住橡胶单	3	

3. 协助老年人移向床头

项目	评分标准	分值	得分
评估（10分）	1. 核对患者，自我介绍，解释操作目的；与患者沟通时态度和蔼，用语恰当	3	
	2. 患者病情、心理反应及配合程度，了解肢体及活动情况等	4	
	3. 室内环境、温度适宜	3	
准备（15分）	1. 护理员仪表端庄，衣帽整洁，戴好口罩，洗手	5	
	2. 病房内无患者进餐或进行治疗；酌情关门窗、调室温；必要时遮挡患者	5	
	3. 物品准备齐全，拿两个软枕	5	
流程及注意事项（65分）	1. 核对患者，解释操作方法，请患者配合	3	
	2. 患者同意	2	
	3. 使老年人呈去枕仰卧位	5	
	4. 将枕头立于床头（避免老年人头部受伤）	5	
	5. 叮嘱老年人环抱两臂	5	
	6. 两臂放于胸前（如老年人能配合，可让老年人双手握住床头栏杆）	5	
	7. 双膝屈曲	2	
	8. 两小腿立于床上	5	
	9. 护理员站在老年人上半身对角线的延长线上	5	
	10. 一手经老年人颈后伸到对侧腋下	5	
	11. 另一手托住老年人臀部	2	
	12. 叮嘱老年人双脚用力蹬床面	3	
	13. 同时护理员用力将老年人移向床头	3	
	14. 安置患者舒适体位	5	
	15. 终末处理	5	
	16. 洗手	5	
考核评价（10分）	1. 操作中保持和患者交流，随时询问患者的感受，注意观察患者病情变化	6	
	2. 操作中应用节力的原理，动作熟练、流畅，幅度适中，翻身时无拖、拉、推等动作	4	

4. 协助老年人翻身叩背

项目	评分标准	分值	得分
评估（10分）	1. 核对患者，自我介绍，解释操作目的；与患者沟通时态度和蔼，用语恰当	3	
	2. 患者病情、心理反应及配合程度，了解肢体及活动情况等	4	
	3. 室内环境、温度适宜	3	
准备（15分）	1. 护理员仪表端庄，衣帽整洁，戴好口罩，洗手	5	
	2. 病房内无患者进餐或进行治疗；酌情关门窗、调室温	5	
	3. 物品准备齐全，拿3个软枕	5	
流程及注意事项（65分）	1. 向老年人解释征得同意	3	
	2. 护理员站在老年人一侧，嘱老年人环抱两臂并放于胸前（向右翻身时，右臂在下，左臂在上。向左侧翻身时与之相反）	5	
	3. 将枕头移向近侧，慢慢将老年人头部移向枕头	2	
	4. 护理员一手放在老年人腰下，另一手放在老年人臀部下	5	
	5. 将老年人身体移向近侧	2	
	6. 协助老年人双膝屈曲，以助侧卧	5	
	7. 掀开背部棉被，暴露背部	3	
	8. 护理员一手扶助老年人身体，另一手呈环杯状	5	
	9. 从背部下方至上叩背部数次	5	
	10. 操作后将老年人衣服整理平整	2	
	11. 将一大枕头放于老年人背部	5	
	12. 在老年人两臂间、两腿间各放一软枕	3	
	13. 协助老年人盖好被子	5	
	14. 整理用物与床铺	2	
	15. 开窗通风	3	
	16. 洗手	5	
考核评价（15分）	1. 操作中保持和患者交流，随时询问患者的感受，注意观察患者病情变化	6	
	2. 叩背的力度要适宜，位置要准确	5	
	3. 每侧叩击次数至少三遍	4	

第七章 护理院后勤管理规范

本章重点概述

护理院的管理主要是人、财、物三者，物的管理主要由后勤总务科承担，明确后勤人员的岗位职责和工作制度并严格遵守，做好院务保障、节支工作。

第一节 后勤人员岗位职责

一、总务科科长职责

1. 在院长领导下，负责全院的后勤工作。教育职工树立后勤工作为医疗第一线服务的思想，坚持下送、下收、下修，不断改善服务态度，提高服务质量。

2. 负责组织领导物资管理供应（除医疗仪器设备、卫生材料）、动力设备维修、病员膳食、职工食堂、房屋修建、锅炉、水、电、整顿、交通、劳动用品、被服洗涤、太平间管理、电话和生活等工作。保证医疗、教学、科研、预防工作的顺利进行。

3. 经常深入科室了解医疗及有关部门的需要，根据人力、物力和财力的可能，制订工作计划，检查督促执行情况，研究工作中存在的问题，改进工作，总结经验。

4. 组织后勤人员学习后勤业务，提高业务水平。

5. 组织本科人员做好进修、学习、参观人员的生活接待。督促检查本科人员做好各项后勤管理工作。

二、仓库管理员工作职责

1. 热爱本职工作，努力钻研业务，熟悉有关物品的用途、性能。努力为临床提供优质服务。

2. 负责仓库物资的管理，做好采购统计工作。

3. 妥善保管库存物资，分门别类摆放整齐，仓库整洁，并按月、季、半年、全年做好仓库物资的清盘及报表工作，配合财务，做到账物相符。

4. 加强科室仓库物资管理。半年一次会同科室清点科室物资、账目，做到与院的账目相符。

5. 坚持物资管理原则，凡采购的物资在质量、规格、单价或数量等方面不符合要求者，仓库保管员有权拒绝入库，并及时向总务科领导汇报。

6. 科室领用物品，按规定时间填写申请单，仓库保管员次日送货到科室。

7. 出借工具、物资必须凭有关领导签字同意的借条，严禁私自外借任何物资。擅自外借造成物资损坏、丢失等，全额赔偿。

8. 经常检查仓库货架的存放量，易耗常用物资要保证有货备用，不能缺档，如备用不足，报告总务科申请采购。

9. 定期对仓库进行安全检查，做好防火、防盗、防潮的落实工作。发现问题及时报告，把各类安全隐患解决在萌芽状态。

三、水电工工作职责

1. 负责全院水、电安装和维修保养工作。

2. 绘制好全院电路（动力、照明、电话、电铃）线路、消防的线路图，并及时归档，以防查考。

3. 做好水、电管理工作。每天一次深入科室巡视了解情况，发现问题，及时处理。杜绝院内私拉乱接现象，严防漏电、漏水等影响正常工作。

4. 一月一次全面检查、维修和保养机械设备，消除隐患，保证安全和正常运行。

5. 自觉执行材料领用制度，修旧利废、厉行节约，杜绝浪费。

6. 强化安全意识，按规定程序操作，保证安全、保护自己。

7. 遵守院各项规章制度，完成领导和总务处交办的其他工作。在班时间不得擅自离岗。

四、洗衣房工作人员职责

1. 在总务科长领导下负责全院被服洗涤、保管、消毒和缝补等工作，按规定折叠，并按时下收下送到病房。

2. 严格执行各类被服的消毒、隔离制度，注意安全，防止意外。

3. 严格执行被服的交收手续，防止错、漏和丢失，各类被服要分类存放，方便取用。

4. 爱护公物，修旧利废，回收敷料。节约用布、水、电、肥皂及其他材料等。

5. 加强烘干房管理，严防毁损被服，做好防火、防盗及机器保养管理工作。

五、营养科负责人工作职责

1. 在院领导、护理部的领导下工作，负责科室的行政事务和业务管理工作。

2. 以身作则，认真执行各项规章制度。

3. 对本学科的进展和动态、新技术和新方法有一定了解。

4. 负责对营养科工作人员的业务考核、规章制度执行情况的考核、工作质量的考核以及思想教育工作。

5. 协调营养科与临床科室的关系。

6. 汇总营养科工作人员提出的信息和建议，以完善科室管理工作。

7. 每月到病区向科主任、护士长及患者征求意见一次，对出现的问题，提出整改意见，以完善营养支持和治疗方案。

8. 制订本科室的工作计划，组织实施，督促检查，按期总结汇报。

9. 负责本科室的财产管理。

六、营养师工作职责

1. 熟悉营养学和临床营养学的专业理论及有关的专业理论和临床知识，掌握本科室的各项常规。

2. 认真学习，不断提高政治和业务水平，遵守劳动纪律。

3. 接到临床会诊单或电话通知后应尽快处理。

4. 对特殊患者要进行营养评价，确定各营养素的需要量。熟练地拟定营养治疗计划，开出营养处方，交膳食部制备。

5. 观察营养治疗效果，及时修改营养治疗方案。危重患者要每日查房，及时处理在营养支持和治疗中出现的各种问题。

6. 承担对医护人员、患者营养支持和营养治疗的知识宣传，组织厨师、配餐员学习营养知识及饮食卫生知识。

7. 负责食品的鉴定、检查，督促、指导饮食制备和分发。凡不符合饮食治疗原则和营养要求、不符合卫生标准的食品不得发出。

8. 做好日工作统计。如：营养师病房咨询记录、治疗饮食登记记录等。汇总治疗饮食种类及数目。协助科主任作好科室的管理工作。

9. 制订营养食谱，并计算营养价值。

10. 负责整理"小灶"食谱，并计算营养价值。

11. 设计特殊食谱，并计算营养价值。

12. 设计治疗饮食食谱，并计算营养价值，定期修改食谱。

七、营养护士工作职责

1. 每天下病房查看新患者，根据饮食通知单，安排患者的饮食种类。必要时通知营养师到病房看患者，写出营养治疗计划和医嘱。

2. 认真执行营养治疗计划，熟悉各种治疗饮食的原则，并能计算其营养价值。熟悉科室常用菜肴名称、特点、烹制方法、适应对象和价格。了解患者的籍贯、病情、饮食禁忌、特殊要求，根据医嘱和饮食通知单准确无误地将患者的饮食发送给患者。

3. 对各种治疗饮食进行监督检查，不符合营养治疗原则的停止发出。并要求厨师重做。

4. 严格执行《食品安全法》和营养科的制度，经常保持个人卫生、餐具卫生和清洁区域卫生。

5. 认真做好统计、报账工作，当天的账目当天结清上报。

6. 对患者进行营养知识科普宣传教育工作，帮助患者树立平衡膳食的科学饮食观和培养良好的饮食习惯。对一些称重饮食（如糖尿病饮食）等要注意患者是否自行进食规定食物以外的食物。

7. 文明用语，行为规范，礼貌待人，为患者提供优质的配餐服务。随时收集患者意见并及时反馈信息，以不断完善服务质量。

8. 患者出院时，帮助患者及其家属做好家庭食谱和出院指导。

164

八、食堂工作人员职责

厨房工作人员任务是在主管的领导下，根据任务要求做好每日主副食的加工、烹调和安全卫生工作。厨房工种多，分工细，工作人员要严格执行岗位责任制，做到各司其职，各负其责。

（一）厨师职责

1. 在厨房贯彻执行院部的决定和计划，经常了解患者及家属意见，不断改进饮食质量。

2. 负责原料采购计划，确定饮食品种的创新和淘汰。

3. 负责厨房物品、食品原料的保管。全面负责安全工作及卫生工作，做好厨房人员的思想政治工作、业务技术及考核等工作。

（二）厨工人员职责

1. 与仓库和厨房取得联系，及时了解加工原料的使用要求，不使供应脱节。

2. 做好原料初加工，对蔬菜等要拣细、拣好、洗净。严格按规定进行切配，提高净料率。注意收回下脚料，提高原料的利用率，防止浪费。工作完毕及时冲洗地面、台面，搞好环境卫生。保持操作场地清洁整齐。

（三）面点人员职责

1. 做好工作前的各项准备工作，保证准时供应。

2. 坚持质量标准，加工精细，味道可口，火候适宜，形态美观。

3. 生产设备使用后一定要洗干净并盖好，节约用电、用水、用气，防止事故发生。

九、传达门卫人员职责

1. 在总务科长领导下坚守工作岗位，切实做好安全保卫，维持秩序，如遇紧急事情要立即报告有关科室处理。

2. 对来访者，诊病及探视病员者，要态度和蔼，热情接待，耐心解释。

3. 严格执行探视制度，掌握原则，非探视时间有权阻止探视者进入病房，如无理取闹者，可转有关部门处理。

4. 检查出院病员出院许可证。陪伴、带物外出要有病房通行证方可放行。凡带大型物品出院（包括车辆），必须由病区出具证明。

十、汽车司机职责

1. 在总务科及院办公室领导下，坚守岗位，做好开车前的一切准备工作，任务下达，迅速出车。

2. 定期做好车辆的检修、保养和救护车的清洁消毒工作，保持车况良好，节约汽油，安全行驶，详细记录车辆运行情况。

3. 遵守交通规则，任务完成立即返回，不私自出车。

4. 爱护公物，管好材料和工具，并做好防火工作。

5. 司机实行 24 小时值班制。

第二节　后勤主要工作制度

一、总务科工作制度

1. 总务科要牢固树立为第一线服务的思想，坚持下修、下送、下收、上门服务的态度，提高工作质量。

2. 及时迅速、保质保量地组织好护理院的物质供应、设备维修、房屋修建、院容卫生等工作，保证医、教、研、防工作的顺利进行。

3. 制订年度、月度工作计划，并检查督促落实情况。

4. 每月召开科务会议，讨论工作计划，研究总务科的重大问题。

5. 每周下病房一次，及时了解医疗第一线对总务工作的要求。

6. 每月进行一次全院安全检查，发现问题及时解决。

二、总务科行政查房制度

1. 每周由科长带领有关人员深入各病区巡视查房。

2. 征求病区护士长对总务科工作的意见和要求，并做好记录。

3. 通过查房记录需解决的问题，应尽快落实或限期解决，一时难以解决的应向病区说明情况。

4. 在查房中经常向病区工作人员宣传加强各类设施的管理，做好节水、节电、爱护公物的宣传教育工作。

三、总务科技术工人培训复训制度

1. 从事技术工作工人均应进行岗位培训，经考试合格后持证上岗。

2. 总务科应推荐工作表现较好，符合条件的技术工人进行等级工培训。

3. 从事特殊工种的技术人员均须按国家劳动人事部门有关规定持证上岗，并定期复训，具体复训如下：

（1）汽车驾驶员每年审核执照一次。

（2）电工、电焊工每年审核复训一次，高压炉消毒工每四年复训一次。

四、物资采购制度

1. 物资采购必须根据部门需求，按申请计划采购。

2. 各部门必须按月向院部提出申请物品计划，并根据部门的要求，填写好物品名称、数量、规格、质量、价格等。交仓库保管员统计，由主管院长审批后，交总务科采购员采购。

3. 物资采购计划必须是当月必要的用品，不得超数量以免造成积压和浪费。

4. 急需用品由部门领导填写好急需物资申请表，并写明原因，申请数量、规格、大约价格等，交主管领导审批后交总务科解决。

五、物资报废、回收、处理制度

1. 所有部门物资需要报废，必须由部门领导提出书面申请，将物资报废的名称、规格、型号、数量、价格等填写好。经有关部门验证后方可报废。

2. 报废物资必须填写好护理院物资报废单一式三份，经相关部门签名，院领导审批，报废单交财产会计处理。

3. 物资报废后联同物资审批单一起交给物资仓库回收。

4. 基建、维修等其他过期不能用的废旧材料和物品，一律回收到护理院指定地点，由总务科统一处理，不得自行处理。

5. 清理、回收大宗废旧物品，变卖时须报主管领导批准后，方可处理。

6. 变卖后收入按财务制度处理交财务科。

六、房屋、集体宿舍管理制度

1. 全院房屋由总务科负责管理，业务用房未经总务科同意不得改变其用途、结构、内部设备、水电等设置。

2. 本院宿舍必须由职工本人居住，不得外借，违者责令其改过。

3. 房屋通道、走廊等公共场地不得堆放杂物，服从总务科管理，严格执行安全防火和卫生制度。

4. 集体宿舍入住须经总务科批准，办理有关手续，按指定房号居住，未经批准不得乱搬。

5. 宿舍人员由护理院配给每人一床一桌一椅。不得占用其他空置床位，不得拒绝总务科安排他人入住。

6. 集体宿舍不得留宿外来人员，外来人员须在晚上 23 时前离去。

7. 室内禁止使用煤炉、电炉，违者除没收炉具外，还每次扣罚 20 元，发生火灾或用电安全事故要追究责任。

8. 午休和晚上 23 时后，音响、电视机要关小音量，不准大声喧哗，以免影响他人休息。

七、基建管理制度

1. 全院的基建、维修工程项目由总务科按国家标准计划和护理院年度规划组织实施。

2. 年度基建维修计划由总务科负责制订，方案经充分讨论研究确定后，报领导批准实施，无特殊情况应按计划执行。

3. 基建工程须严格做好建前规划，按程序进行申报设计、报建等工作后方可施工，不搞违章建筑。同时要按规定收集各种基建档案资料，并于工程竣工验收后 3 个月内整理好移交院办公室保存。

4. 总务科负责对工程的材料质量、施工质量进行检查，如发现质量不符合要求，坚决制止，确保工程质量和安全。

5. 做好自供建材、材料的管理，工程量的复核、招标、预算、结算的审核工作。

6. 总务科负责施工队伍的安全、防火、卫生、教育工作，并督促其文明施工。按公安保卫部门要求做好施工民工的管理工作。

7. 基建、维修工程款超过 10 万元，要进行招标或议标取舍工程队（投标要有四个队以上、议标最少二个队以上）。并按投标、招标规定的程序进行，严禁弄虚作假。

8. 基建、维修款超过 1000 元，要做出预算，预算经审核确定后，连同合同书一起交一份给财务科，作付款和结算监督。

9. 工程竣工后，及时通知有关部门进行质量检查验收，质量符合要求后方可投入使用。

10. 基建管理人员做到廉洁奉公，遵纪守法，不以权谋私，秉公办事。

八、洗衣房工作制度

1. 负责全院被服洗涤、保管、消毒、浆熨、缝补、折叠、收送工作。

2. 按时到病区、科室收送被服、工作服，并做好清点工作，交送被服时要有科室人员签名。

3. 职工工作服、患者被服、污衣血衣要分类、分机洗涤，严格执行消毒隔离制度，防止交叉感染。

4. 被服、工作服等破损时，要缝补后方能送出。

5. 要熟悉掌握洗衣机、干衣机、脱水机的性能，严格按照规定程序操作机器设备，坚守岗位，做到人走机停，注意用电安全。

6. 要经常保持洗衣机、干衣机、脱水机清洁干净，维修工每周检查机器设备，发现问题，及时处理，认真做好维修保养工作。

7. 工作间要保持整齐清洁，每天下班前打扫卫生，每周六大搞一次，烘干机滤尘罩每天打扫一次，保证烘干机顺利运行。

九、仓库管理工作制度

（一）仓库物资验收保管制度

1. 对入库物品要详细检查数量、规格、质量品种，是否与订货合同或采购计划相符。

2. 对照发票验收入库，严格把好产品质量关，对低劣品质的产品要及时退货，严禁入库。

3. 凡购买固定资产设备，由使用科室和有关部门共同验收，财产会计及时建立账目。

4. 物资和设备物品购进，要及时验收入库，做到账物相符。

5. 物资验收入库后分类，妥善保管，落实防火、防霉、防损坏措施，以确保物资安全。

（二）仓库物资发放制度

1. 各科室应有专人负责物品保管和领用，其他人不得随意进入仓库领物品。

2. 领用物品必须由仓库负责人按部门物品审批计划发放，当面查清物品数量、规格、质量，发现问题立即退换，如一时解决不了的物品暂缓领回，等物品换回后通知部门领用。

3. 仓库的一切物品领用时，须按科室分类详细登记，由领物人签名，月末由仓库汇总送财务科核算。

（三）仓库物资盘点制度

1. 仓库物资每季度盘点一次，各类物资盘点由财产会计与仓库人员负责，盘点后将结果书面上报财务科、总务科负责人。

2. 盘盈、盘亏、报废、削价等要按报批程序报告处理调账，不得自行处理。

（四）仓库物资报废制度

1. 仓库人员要严格执行物资报废手续，手续不完善者，不得办理报废手续。

2. 单价在 500 元以上的后勤设备，由院长办公会议讨论；单价在 500 元以下的后勤设备，由分管院长审批。固定资产报废，必须由使用部门填写财产物资报废单，经管理部门签定后，方能办理报废手续。

3. 低值易耗品报废，必须交回报废物品，由仓库人员收回。

4. 医院的一切废旧物品，各部门不得自行处理、出售，应将废品物资存放到指定地点，由总务科统一办理。

十、电工工作制度

1. 负责全院供电、照明工作。

2. 管好配电间、发电房。严格执行供电局和劳动局有关高、低压运行的操作规程和护理院的各项规章制度。按规定经常巡视配电房、变压器的高压运行情况，并做好详细记录。

3. 照明线路、医疗线路、动力线路应分路输送，避免互相干扰。

4. 备用发电机应经常保持完好待用状态，每周试运行一次。如遇停电，立即进行发电，保证不致因断电而影响工作。对电动机等电器设备要定期维修，保证正常运行。

5. 建立安全用电管理制度，对工作人员进行用电安全教育，严防发生事故。

6. 做好线路、照明设备、动力机电设备的安装、改装、维修以及其他有关电器的维修工作，一般维修任务要做到及时、迅速、牢固、美观并注意节约用料，如遇维修任务较多，要区别轻重缓急合理安排维修工作。

十一、五金维修工工作制度

1. 五金维修工负责全院五金器件的维修、安装工作。

2. 各科如有维修项目（不含小维修），需填写维修通知单，送总务科主管人员安排。如属抢救、抢修急需，应立即通知人员到现场检修。小维修可直接与维修部门联系解决，但要做好维修后的登记验收。

3. 定期检查全院水管使用情况，及时维修和更换废旧、破漏水件。

4. 严格遵守各种维修技术规程，注意安全，防止意外。

5. 加强维修材料、工具的使用管理。工具一般不能外借，确实需要，须经科长批准。各类工具每半年清查一次，并报总务科或财产会计。

第三节　紧急事故应急程序

一、火警应急措施

（一）防火措施

1. 所有员工必须充分明白潜在的火灾危险，并主动掌握消防安全"四个能力"

（1）检查消除火灾隐患的能力；

（2）组织扑救初起火灾的能力；

（3）组织人员安全疏散逃生的能力；

（4）消防宣传培训教育的能力。

2. 任何员工如察觉发生火灾，必须及时扑救初起火灾，如火情严重必须立即报警，并通知所有其他员工。

3. 如发生火警无法扑救时，员工须立即拨打119报警，并与其他员工合力将住养老人，特别是需体力协助的老人紧急疏散。

4. 每晚应进行防火巡查，以确保

（1）所有发热/煮食的器具（如电炉、煤气灶等）已被关闭；

（2）疏散通道保持畅通，无杂物阻塞；

（3）在逃生通道上任何须锁上的门，在紧急情况下应能立即打开。

5. 除厨房外，不得在院内其他地方烹煮食物。

6. 不得在居室内或工作人员未能查看到的区域吸烟。

（二）火警处理

1. 火警警铃响起。

2. 如属于小火，员工可在确保自身安全的情况下将火扑灭。

3. 如火警情况可能危及老人安全，员工应立即通知其他员工和老人，以最方便的路线疏散至安全地方，员工须根据院内《火灾疏散预案》协助老人逃生。

（三）火警善后处理

1. 火灾发生过后，切勿移动有关范围内物品，把详细情况（如报警日期、时间、地点、有关人员到达时间等）记录在院内火灾警报记录本中。

2. 当消防员到达调查时，配合协助提供资料和了解相关情况。

3. 尽快恢复院内有关范围的清理及重新装修，以便恢复该地点原有用途。如部分老人房间未能及时恢复原有用途，院方应尝试安排有关老人迁入院内其他房间居住。

4. 如院内设施因火警而损毁，令院内服务受影响，院方应尽快维修并重新添置有关物品，恢复服务。

5. 如有老人或员工不幸于火灾中伤亡，院方须尽快通知其亲属及密切关注老人伤势进展情况，关怀探望伤者，并提供适当的协助。

6. 院方应就该次火灾的教训，再次检讨院内防火措施及火灾疏散计划，并加强对住养老人及员工的防火教育工作，避免意外再次发生。

（四）火灾逃生指引

1. 目的

（1）向院内老人发出指引，当遇到突发事件，应保持冷静，听从当班员工指挥。

（2）安排有关工作，由各部门员工实际分工，务必当遇到突发事件时，能做出快速应变反应。

2. 工作

（1）绘制院内火灾逃生出口平面图，张贴在院内显眼的区域。

（2）每年检查一次消防系统设备。

（3）每半年最少进行火灾演练一次，并留存记录。

3. 应变措施

（1）当火警鸣响、闪亮或有人呼喊发生火灾时，当班员工须立即赶到火灾现场，寻找火灾源头。

（2）若院内确实发生火灾，当班员工须立即做以下工作：

①切勿惊慌，保持冷静。

②通知其他工作人员协助疏散火灾附近的老人。

③在自身安全及可能情况下，在火场附近的员工可采用适当的灭火装置尝试扑救火灾，尽量将火场附近的气窗/房门关闭，以减慢火势的蔓延，并按指挥的指示进行。

④如火情较严重，立即拨打119报警，确保辖区内消防队收到火灾报警。

⑤疏散其他在居室内的老人到安全地点。

⑥完成疏散后，尽快通知院领导小组及安全保卫部门。

（3）火灾发生时，各岗位员工疏散方法如下：

1）全院性（工作日白天）：

①院领导总指挥现场救火，防止火势蔓延。

②安全保卫干部总指挥现场逃生，疏散老人。

③当班员工发出警报通知疏散，立即拨打119报火警，并紧急疏散老人。

④组织院内兼职消防员或精干力量进行火灾扑救，以及帮助行动不便老人逃生。

⑤坐轮椅或者行动不便的老人，须在员工搀扶下沿着近墙实施疏散，如情况不允许，则将这些老人留于其他指定远离火场的地方，等待消防员救援。

⑥起火点楼层老人：由安全保卫干部负责疏散。逃生出口为1楼大门或疏散通道，集合地点为活动广场。

⑦底层老人：在班组长及当班护理员的帮助指挥下，有秩序地从1楼大门或疏散通道进行疏散。

⑧高层老人：在班组长及当班护理员的帮助指挥下，有秩序地沿楼梯走到底层，从大门或疏散通道进行疏散，也可以从高层通向其他安全出口的通道进行疏散。

⑨如遇院长/分管院长不在院时，指挥救火及逃生工作则交由安全保卫干部/护理部主任/总务科科长负责，卫生所所长负责做好医疗紧急救治工作。

⑩疏散后，各楼层当班员工在安全许可情况下取点名表，在集合地点查点老人人数，如怀疑有老人或员工失踪，立即通知在场指挥的消防员。

2）全院性（夜间或假日）：

①行政值班人员作总指挥负责救火和逃生工作。

②当班员工发出警报通知疏散，立即拨打119报火警，并紧急疏散老人。

③护理员协助体弱或者行动不便的老人撤离及疏散到安全地点。

④疏散后，各楼层当班员工在安全许可情况下取点名表，在集合地点查点老人人数，如怀疑有老人或员工失踪，立即通知在场指挥的消防员。

⑤火灾发生时，如不能立即通知院长/副院长，也须第一时间告知。

（4）疏散注意事项：

①如火灾非在本院发生，员工须判断火灾是否会蔓延至本院，是否威胁到老人生命安全，如情况变坏，员工须立即疏散老人。

②员工须清楚知道火灾的确切地点，协助老人由远离火场的大门/疏散通道逃生。

③如火灾并非全院性，不受影响的员工安抚好所在区域的住养老人后，须到受影响的火灾地点，协助撤离住养老人。

④对行动不便的老人，如坐轮椅或使用拐杖者，员工先带他们到远离火场的安全区域。员工则返回院内，协助撤离其他老人。

⑤当老人疏散至集合地点时，部分员工须留下照顾并安慰其他老人，并清点人数，其他员工则继续协助撤离老人。

⑥老人疏散至集合地点后，其他行政工作人员（日间），护理员（夜间）协助清点人数，以确定老人人数，若数目不符，立即向现场扑救火灾人员报告员工/老人失踪情况。

⑦火灾扑灭，确保安全后，员工方可协助老人返回居室。

⑧火灾发生时，员工须敦促老人立即疏散，不可只顾收拾财物。

⑨应步行（搀扶），切忌奔走，靠墙扶手逃生，切勿使用电梯。

⑩火灾发生时，员工与老人须保持冷静，员工应尽量安慰老人并积极投入到救火及疏散老人工作中。

（5）火灾完全扑灭后，员工需要协助展开善后工作及清点损失，当班员工需填写详细报告以作记录。

（6）联系方式：①火灾报警：119；②救护车：120；③消防安全部门；④消防控制室。

二、停电故障响应

（一）风险评估，停电对院内的正常运作有无下列影响

1. 无水响应，因水泵停止运行。

2. 无电梯服务，行动不便老人如需外出就诊，要用人力搀扶或抬至底楼。

3. 停电时可能有人被困在电梯内。

4. 不能使用制氧机等理疗设备，可能危及老人健康。

5. 盗贼及不法分子有可能有机可乘。

（二）预防措施

1. 应在各楼面备足够数量的手电筒或后备照明工具（如应急灯），并确保手电筒内有足够备用干电池，各楼层员工及安全保卫部门应定期检查上述设施是否齐备。

2. 应加设一条备用电源线路，实行双路供电。有条件的大型养老院还可安装备用发电机，一旦停电，应立即启动发电。

3. 定期将医疗用品储备，作应急之用。

（三）处理方法

1. 当班员工应保持冷静并安抚老人，使其不必惊慌，安排老人留在安全区域。每层楼至少安排 1~2 名员工照顾老人。

2. 当班员工应取出手电筒或后备照明工具分发给相关员工使用。

3. 要确保没有员工、访客或老人被困在电梯内，如有人被困电梯，应按当时情况致电有关单位求救。

4. 当班护士要检查使用制氧机的老人健康状况是否有变化，必要时联系救护车送医院治疗。

5. 应立即致电有关单位安排紧急维修，尽快恢复电力供应。

6. 要锁好门窗，门卫把守好大门口，以防窃贼有机可乘。

7. 必要时可向邻近没有停电的医院或单位求助。

（四）事后工作总结

1. 应致电有关部门，查找停电的原因并确保同类事故不再发生。

2. 检查并完善员工应急处置方法。

三、水管爆裂及渗水

（一）预防措施

1. 定期巡查院内水管是否有腐蚀、漏水或损坏情况。

2. 如有以上情况出现，应尽快通知总务科派技工维修。

3. 定期更换残旧的水管。

4. 院方应储备沙包、雨鞋等防汛设施，以防水管爆裂浸水。

（二）处理

1. 观察现场环境，如个别水管爆裂，应立即关掉房间内的水管总阀门。

2. 当班员工应控制现场环境，疏散房间内老人，立即通知相关员工到房间内进行排水或清洁等善后工作。

3. 通知有关部门派人维修，如在夜间，可致电有关部门要求紧急维修组派人维修。

4. 事故如发生在夜间，当班人员应评估是否需要增援人手做善后工作。

四、停水事故响应

（一）风险评估，停水对院内的正常运作有下列影响

1. 不能供应正常的餐点和饮料。

2. 无水冲厕。

3. 不能替老人进行洗澡和身体清洁。

4. 不能清洗衣服。

5. 不能清洁环境及有关设备器材。

（二）预备措施

1. 查找停水原因，先检查总阀门是否被关掉。如总阀门未被关上，应致电有关部门要求紧急维修，尽快恢复供水。

2. 如因供水厂供水出现故障，可致电所在地区供水部门请求帮助。

3. 可向邻近没有停水的单位，要求取水应急。

4. 如因停水影响正常膳食供应，不能由厨房安排餐点给老人的情况，可向邻近餐饮单位订餐应急。应实现联络供应商，议定价钱和服务详情。

5. 确保所有消防栓关闭，以防恢复供水时浪费水。

（三）事后工作总结

院方应总结此次停水的原因及处理方法，以作出改善建议。

五、院内伤人事件

（一）轻度伤人事件

1. 遇到有相互打斗事件，应立即将当事人分开，并试图安抚双方情绪。

2. 如当事人受伤程度轻微，护士或护理员协助受伤老人治疗伤口。

3. 征询当事人是否需要报警求助。

4. 通知当事人的监护人。

5. 有关员工须立即填写《意外事故记录表》上报院长。

6. 对肇事者提出书面警告。

（二）严重伤人事故

1. 在确保自身安全的情况下，立即制止当事人的伤人行为并将其带离现场。

2. 如受伤者的伤势较重，医生/护士/护理员应立即进行急救并立即致电救护车和所辖警署，如情况紧急，拨打110向警方求助。

3. 通知当事人的监护人有关事件情况，如有需要，要求伤者监护人前往急症室陪护。

4. 有关员工须立即填写《意外事故记录表》上报院长。

5. 对肇事者做出书面警告或采取进一步行动。

（三）袭击者情绪失控/挟持人质

1. 在确保自身安全的情况下，试图平静袭击者的情绪，制止其行为。

2. 如未能在自身安全的情况下制止袭击者的行为或规劝对方放下凶器，则尽量疏散人群离开现场，以免受到伤害。

3. 立即报警求助，由警方处理场面。

4. 通知肇事者及伤者的监护人有关事件情况，要求伤者的监护人前往急症室陪护。

5. 有关员工须立即填写《意外事件报告表》上报院长。

6. 事件平息后，向受害者提供心理辅导，如有需要，应做出书面警告或采取进一步行动。

六、盗窃事件

（一）预防工作

1. 员工应将个人的财务锁好，并避免将大量金钱及贵重物品放置在办公室或房间内。

2. 负责管理院内及老人财物的员工应避免存放大量现金，平时应将钱款锁好，下班前将钱款锁在保险箱内。

3. 员工应将容易携带的公共财产（如相机等）存放好，借用后应放回原处，切勿随处乱放。

4. 凡属公共财物，应加上易于识别的标记。

5. 员工应妥善保管好办公室钥匙，如遗失应立即通知分管院长，切勿自行复制。

6. 确保其他钥匙用完后，放回钥匙箱内。

7. 员工在下班时应将抽屉、柜子及门橱锁好，方可离去。

8. 员工应时刻保持警惕，发现可疑人员应上前询问，并确保自身安全。

9. 员工应劝导老人，避免存放大量金钱及贵重物品，并将个人财物锁好。

（二）处理

1. 最先发现盗窃事件的老人/员工必须立即通知当班护理员，前往现场查看。

2. 查看现场遭破坏的设施，并立即查证是够有老人和员工在院内受伤或失踪。

3. 如果有证据显示院内遭窃，例如门锁被破坏或窗户被打破，立即向警方求助。

4. 如有伤亡事件，报警时要求救护车到场。

5. 在警方及救护车到达前，由卫生所医生对伤者给予急救，并协助现场保持冷静。

6. 清点老人/院方财物损失，同时要尽量保持现场环境物件不被移动或清理，以免妨碍警方的调查工作，并拍摄现场情况，以便向保险公司申请理赔。

7. 有关员工填写《失窃事故登记表》。

第四节　老年人营养膳食管理

护理院膳食服务的管理包括食品的采购、储存、加工、制作和服务，以及食品的卫生监控管理，为老人提供经济、实惠、卫生、可口的营养膳食，并维持食堂的收支平衡。

一、饮食分类

（一）普通饮食

适用于病情较轻，体温正常和无消化道疾患，疾病恢复期及不必限制饮食者。

1. 必需适合身体需要的平衡膳食，含有充足的各种营养素。

2. 一般正常的食品均可采用。

3. 避免应用强烈辛辣刺激性的食品或调味品。

4. 脂肪食品、油炸食品及其他不易消化的食物应少用。

（二）软质饮食

适用于消化不良、轻微发热、消化道疾患、口腔疾患或咀嚼不便的患者和术后恢复期。

1. 食物要易于消化，便于咀嚼，因此一切食物烹调要切碎，烧烂煮软。

2. 不用油炸及粗纤维多的食物，忌用强烈辛辣的调味品。

3. 长期采用软饭，因蔬菜都是切碎煮软，维生素损失较多，所以要注意补充，如多用维生素C含量丰富的食物，如鲜番茄汁、鲜果汁、新鲜蔬菜榨汁等。

（三）半流质饮食

适用于体温稍高、体弱、消化道疾病、咀嚼不便和消化不良等患者。

1. 食物应极软，纤维素少，易于消化，易于咀嚼及吞咽，呈半流动糊状的食物。

2. 少食多餐，通常为每2～3小时进餐一次，每天5～6次。

3. 如有消化道出血的患者，应采用少渣半流质。

4. 可用的食物包括：米粥、面片汤、蛋类、乳类、豆类、煮水果等。

5. 禁用食物：油脂多或油煎炸的食物、含粗纤维多的食物，以及辛辣调味品等。

（四）流质饮食

适用于病情严重、高热、吞咽困难、口腔疾患、急性消化道疾患及腹部手术后等患者。配餐原则：

1. 食物呈液体或在口中溶化为液体者。

2. 少食多餐，每2～3小时供应一次，每日6～7次，每次200～250ml。

3. 凡用鼻饲管喂入的流质，忌用蛋花汤、浓米汤，以免管道堵塞。

（五）低脂肪饮食

挑选油脂、胆固醇含量低的食物。适用于肾功能不全或血脂高的肾病患者。可用食物：海藻、紫菜、黑木耳、山楂、洋葱、莲籽、芹菜、荸荠、海带、粳米、面食等。禁用肥肉、蛋黄等。

（六）低盐、无盐饮食

食物中含盐量每天在5g以下为低盐饮食，不加盐者为无盐饮食。适用于急、慢性肾病患有水肿、高血压者。禁止一切腌制食物，如咸菜、咸肉、香肠、火腿、皮蛋。

二、患者饮食管理制度

1. 病员饮食分为基本饮食、治疗饮食，供临床根据病情选用。

2. 经治医师按病情和治疗需要开饮食医嘱，护士填写饮食通知单送营养室，并做好饮食标志。

3. 临床医护人员应观察了解老人饮食情况，开饭时负责检查膳食发放是否准确，发现问题及时与营养医师联系解决。

4. 营养医师根据膳食通知单及饮食治疗原则，结合临床病情需要制订适当食谱。

5. 老人、家属及护理员不得擅自调换饮食种类，食用治疗膳食老人未经医师同意不得食用自备食品。

6. 凡禁食老人，应在饮食牌和床尾设有醒目标识告诉老人或家属禁食的原因和时限。

7. 老人开饭时，医护人员应协助护理员喂饭，以保证老人及时用膳。

8. 给老人提供良好的进食环境以促进老人食欲。

9. 为患者做好进食准备，老人进食时应将治疗巾或餐巾围于胸前，以保持衣服及被单的清洁。

10. 病区的饮食汇总单填写必须准确，并于每日 16：00 之前送到营养室。

三、营养科管理制度

1. 营养科在院长领导下工作，临床营养是护理院工作的重要组成部分，是行使对住院患者进行营养评价、营养治疗的部门。

2. 从事临床营养工作的专职营养师与床位比不能少于 1：200。

3. 必须严格执行《食品安全法》《医疗机构管理条例》等相关法律、法规。

4. 营养科实行科主任负责制，定期讨论在贯彻护理院的质量方针和落实质量目标、执行质量指标过程中存在的问题，提出改进意见与措施，并有反馈记录文件。

5. 负责制订住院患者的各类膳食的适应证和膳食应用原则。

6. 营养科结合护理院特点负责制订本院住院老人膳食种类，并指导、监督营养厨房按照要求保质保量制作、分发治疗膳食，保障食品安全。

7. 营养科负责住院老人的营养评价，接受特殊、疑难、危重患者的营养会诊，提供各类营养不良/营养失衡患者的营养支持方案，按照《病历书写规范》的要求进行记录。

8. 必须牢固树立以患者为中心、为临床服务的理念，确保食品安全。要为糖尿病、高血压、高血脂、心脑血管疾病、特殊、疑难、危重患者等提供适合其病情治疗需要的膳食，并进行营养与健康宣传教育服务，在出院时提供膳食营养指导；为临床人员提供临床营养学信息。

9. 各类住院老人膳食应包括基本膳食（如普通膳食、半流质膳食、流食）；治疗膳食（如低盐膳食、低脂低胆固醇膳食、高蛋白膳食、低蛋白膳食、高膳食纤维膳食、少渣（无渣）膳食、糖尿病膳食、配方膳食）。根据收治病种增添治疗膳食种类。有条件的参与或承担肠内营养支持工作。

10. 由营养科主任负责召集，每月一次由临床营养专业人员和营养厨房的管理人员、厨师长的联席会议，汇报和评估临床营养工作有关各项工作制度执行、协调情况，并有会议记录。

11. 参加住院患者座谈会，听取并征求住院病员及家属意见；参加医、护、技联席会议，汇报对诊疗服务流程中存在的缺陷（问题），提出协调意见。

12. 人员资质：营养师持有卫生行政部门颁发的营养专业技术资格证书。

13. 有岗前培训和在职继续教育制度和计划。

14. 对营养厨房实行外包（或）委托加工服务的机构，同样必须将以下制度及职责的要求列入外包（或）委托加工合同，进行签约与监督管理。

四、患者饮食通知制度

（一）新入患者

1. 值班护士执行医嘱后，转抄医嘱至饮食单上。

2. 床头标明饮食卡。

3. 填写饮食通知单送至营养室。

4. 值班护士告知床位护理员新入患者饮食。

5. 事先咨询接待室已通知科室患者入院时间时，科室责任护士根据患者情况嘱床位护理员备好饭菜，以免营养室下班后无法供应。

（二）在院患者更改饮食

1. 医生下达禁食医嘱后，饮食单上饮食要随之变动，填写饮食通知单送至营养室。

2. 饮食调整的患者执行医嘱后，更改饮食单，填写饮食通知单送至营养室。

3. 所有更改饮食及患者禁食均要更改床头饮食卡并告知床位护理员。

4. 每日下午16点主班护士填写每日饮食单送至营养室，以便准备次日饮食。

（三）特殊情况下饮食管理

1. 患者紧急入院正值就餐时间时，值班护士直接电话通知营养室需要准备的饮食，备好后营养室通知科室取回。

2. 死亡患者要及时填写饮食通知单，醒目注明死亡字样，送至营养室。

（四）加餐患者饮食

1. 科室患者如有加餐先填加餐菜单嘱家属至收费处缴费（护士可代家属缴费）。

2. 收费处收费盖章确认后菜单返回病区由主班送至营养室。

3. 转科患者加餐由转入科室通知营养室转入床位。

4. 加餐原则：本周点好下周加餐饮食。

五、厨房管理制度

1. 虚心听取群众意见，不断提高烹调技术和服务质量。根据食谱和临床治疗需要，按质、按量制备膳食，保证按时供应，积极配合医疗。

2. 精打细算，节约用粮、燃料、水、电，爱护公物，管好物资。

3. 以味道和质感为主，对菜点的色、香、味、形、营养、卫生进行综合分析，正确地评价菜点质量的好坏。

4. 注意节约原料，在刀工处理时，必须掌握大材大用，小材小用，量材使用，不得浪费。

5. 各类食品由专人采购，单据以原始凭证为准，做到不采购霉烂变质食物。生熟分开，保证储藏质量，严防饮食途径传染疾病，严防食物中毒。

6. 食堂人员要注意个人卫生，定期体检，健康状况不符合要求者，应立即调离。

7. 保持食堂和餐厅内外环境整洁。

8. 严禁在操作时吸烟。抹布要经常搓洗，不能一布多用，以免交叉感染。

9. 贯彻食品卫生"五四制"，即采购员不买腐烂、变质的原料；保管员、验收员不收腐败变质的原料；加工人员（厨师）不用腐烂变质的原料；服务员不售腐烂变质的食品，保证饮食安全。

六、食堂人员体检制度

1. 食堂人员每年必须体检一次。

2. 新参加工作人员包括临时工，必须先体检取得健康证后方可上岗。

3. 影响食品卫生的疾病，根据《食品安全法》规定，患有痢疾、伤寒、病毒性肝炎等消化道传染病的人员，以及患有活动性肺结核、化脓性或者渗出性皮肤病等有碍食品安全的疾病的人员不能上岗，待病好后凭医疗单位证明方能复工。

4. 食品卫生人员每年要接受卫生知识培训和法制、职业道德教育，良好的职业道德是从业人员做好个人卫生的保证。

5. 做到"四勤"（勤洗手剪指甲；勤洗澡理发；勤洗衣服、被褥；勤换工作服），坚持洗手、戴口罩，注意个人卫生。

七、食堂卫生管理制度

1. 贯彻执行《食品安全法》，实行食品卫生"五四"制度。

2. 不出售变质、不洁食品。

3. 生熟食品及刀、案、容器分开，放入冰箱的熟食品盖好，无交叉污染。

4. 公用餐具用后消毒，保持厨房、操作间、餐厅清洁卫生。地面、餐桌整洁，无油污。

5. 仓库整洁通风、无鼠。食品分类存放，离墙垫高，防止受潮霉变。

6. 炊事人员要养成良好的卫生习惯，做到"四勤"：勤洗手剪指甲；勤洗澡理发；勤洗衣服、被褥；勤换工作服。工作衣帽整洁，定期健康查体，无传染性疾病，不穿工作服上厕所。

7. 分发、卖食品前要洗手，一律使用食品夹，卖饭时不吸烟，不随地吐痰，不面对食品咳嗽、打喷嚏。

8. 无食物中毒现象。

9. 经常保持室内外清洁卫生，每日一小扫，每周大清扫。

八、食品卫生"五四"制度

（一）四不
1. 采购员不采购变质腐烂原料；
2. 验收员不验收变质腐烂原料；
3. 加工人员不用变质腐烂原料；
4. 营业员不卖变质、腐烂食品。

（二）四隔离
1. 生与熟隔离；

2. 成品与半成品隔离；

3. 食品与天然冰隔离；

4. 食品与杂物、药物隔离。

（三）四定

1. 定人；

2. 定物；

3. 定时间；

4. 定质量。

（四）四过关

1. 洗；

2. 涮；

3. 冲；

4. 消毒。

（五）四勤

1. 勤洗手剪指甲；

2. 勤洗澡理发；

3. 勤洗衣服、被褥；

4. 勤换工作服。

九、餐饮具及食品生产工具清洁、消毒制度

1. 碗、盘、碟等餐具及食品生产工具容具的清洁消毒，做到专人负责，并实施质量监督；

2. 专用洗涤池必须保持清洁，平时无油垢、污渍，做到专池专用；

3. 洗刷碗碟餐具等食品生产用具，必须按照一洗、二涮、三冲、四消毒、五保洁的顺序。做到无油污、水渍；

4. 洗净后的碗碟用具及有关容器要存放于指定位置，避免污染；

5. 餐具蒸气消毒每次 20 分钟、红外线消毒 40 分钟，消毒后碗碟应存放在保洁橱内，防止混淆。

十、食品仓库管理制度

1. 凡食品入库前必须做好检查和验收工作，有发霉、变质、腐败、不洁的食品和原料，不准入库。

2. 食品入库后，原料分类存放，对主副食物不得靠墙或直接放在地面上，以防止潮湿、发霉变质，做到少采勤购，避免存放时间过长，降低食品质量。

3. 食品在仓库存放期间，要经常到仓库检查。发现变质腐败等情况，应及时报告科领导，以便及时处理。不合格食品不得出库。

4. 仓库内保持清洁、卫生、空气流通、防潮、防火、防虫蛀。仓库内严禁吸烟。

5. 仓库内物品存放要整齐整洁，做到无鼠、无蝇、无虫、无灰尘。

6. 加强入库人员管理。非仓库管理人员，未经许可不得进入仓库。

十一、食堂防火安全制度

1. 工作前对灶台、煤气管道、燃气口、开关等进行安全检查，如发现漏气要及时报告，待修复后再使用。使用时先点火，后开气，使用期间人员不得擅自离开，用后及时关闭开关，关闭煤气阀门必须签字登记。下班前要检查有否关闭煤气总开关及电源，同时关好门窗。

2. 油炸食品时，不得离人，油锅起火时严禁用泼水方法扑救。

3. 保持厨房清洁，及时清除灶台和排气口油垢，冲洗地面时应防止将水溅洒在电器设备及电源线上。

4. 保管好消防器材，学会使用灭火器，熟记消防火警电话。

5. 搞好食品卫生，不准购买霉烂变质食品，以防食物中毒。

6. 室内不准堆放易燃易爆及剧毒药品，灭蝇灭鼠类药品要单独存放，并专人保管。

7. 积极配合临床，开展临床营养科研工作，随时观察疗效，不断总结经验。

第八章　护理院财务管理与审计监督

本章重点概述

　　财务部门是一个非常重要的职能部门，是独立的业务机构。它在院长的直接领导下，以《中华人民共和国会计法》和《会计人员工作规划》等有关条例规定为准则，严格执行各种财经规章制度，正确行使职权，是做好财务管理的重要保障。

第一节　财务部门职能与职责

一、主要职能

　　1. 认真贯彻执行《中华人民共和国会计法》《医院会计制度》《医院财务制度》和国家有关的财务管理制度，执行护理院统一的财务制度。

　　2. 建立健全财务管理的各种规章制度。编制财务计划，加强经营核算管理，反映、分析财务计划的执行情况。检查监督财务纪律的执行情况。

　　3. 积极为经营管理服务，通过财务监督发现问题，提出改进意见，促进护理院取得较好的经济收入。

　　4. 合理分配收入，厉行节约，合理使用资金。

　　5. 积极主动与有关机构及财政、税务、银行部门沟通，及时掌握相关法律、法规的变化，有效规范财务工作，及时提供财务报表和有关资料。

二、人员工作职责

（一）财务主管人员职责

　　1. 编制财务收支计划、拟订资金筹措和使用方案，有效地使用资金。

　　2. 进行成本费用计划、控制、核算，督促有关部门降低消耗、节约费用、提高经济效益。

　　3. 建立健全经济核算制度，利用财务会计资料进行经济活动分析，及时向院长提出合理化建议。

（二）会计人员职责

　　1. 按照国家会计制度的规定，记账、复账、报账做到手续完备，数字准确，账目清楚，按期报账。

　　2. 按照经济核算原则，定期检查、分析护理院财务、成本和利润的执行情况，挖掘增收节支潜力，考核资金使用效果，当好护理院参谋。

　　3. 妥善保管会计凭证、会计账簿、会计报表和其他会计资料。

　　4. 完成院长或财务主管交付的其他工作。

（三）出纳人员职责

1. 认真执行现金管理制度。

2. 严格执行库存现金限额，超过部分必须及时送存银行，不坐支现金，不认白条抵押现金。

3. 建立健全进出纳各种账目，严格审核先进收付凭证。

4. 严格支票管理制度，编制支票使用手续，使用支票须经院长签字后方可生效。

5. 积极配合银行做好对账工作。

6. 配合会计做好各种账务管理。

7. 完成院长或财务主管交付的其他工作。

第二节　财务主要工作制度

一、财务工作管理制度

1. 会计年度自1月1日起至12月31日止。

2. 会计凭证、会计账簿、会计报表和其他会计资料必须真实、准确、完整，并符合会计制度的规定。

3. 财务工作人员办理会计事项必须填制或取得原始凭证，并根据审核的原始凭证编制记账凭证。会计、出纳员记账，都必须在记账凭证上签字。

4. 财务工作人员应当专人定期进行财务清查，保证账簿记录与实物、款项相符。

5. 财务工作人员应根据账簿记录编制会计报表上报院长，并报送有关部门。

6. 会计报表每月由会计编制，财务主管负责审核，上报一次。会计报表须经财务主管、院长签名或盖章。

7. 财务工作人员对本护理院的各项经济实行会计监督。对不真实、不合法的原始凭证，不予受理；对记载不准确、不完整的原始凭证，予以退回，要求更正、补充。

8. 财务工作人员发现账簿记录与实物、款项不符时，应及时向院长报告，并请求查明原因，作出处理。财务工作人员对上述事项无权自行作出处理。

9. 财务工作应当建立内部稽核制度，并做好内部审核。

10. 出纳人员不得兼管稽核、会计档案保管和收入、费用、债权和债务账目的登记工作。会计与出纳不得由同一人担任，实行钱账分开。

11. 财务工作人员调动工作或者离职，必须与接管人员办清交接手续。

二、住院处工作制度

1. 住院处负责办理老人住院、出院手续及老人住院期间的缴费工作。

2. 住院处是护理院重要文明窗口之一，对老人/家属要态度和蔼，坚持文明用语，解释问题时要耐心，对老人/家属不顶、不气、不刁难。

3. 收费员必须工作认真、仔细，努力提高工作效率，减少排队等候时间。

4. 收据要项目齐全，字迹清晰，准确无误，接受现金要唱收、唱付，当面点清，不多收、不少收、不漏收。

5. 周转资金不得超过规定限额，每天现金收入及时交银行，不准挪用公款，做到日清、日结。

6. 妥善处理病员退款，凡退款者须持有关凭证、符合退款手续的，方可退款。

7. 工作时间不得擅离岗位，提高警惕，加强防范，做到人离加锁，出入带锁，注意安全。

三、票据管理制度

1. 财务部门必须加强票据的管理，设有专人保管，严格领用缴销手续，做好票据领销登记工作，使用登记本。领用票据要按照编号顺序依次发放，不得中断跳号。

2. 财务部门使用的票据必须按照财政部门的有关规定，由财务科统一申报印制或购买，统一保管，统一使用，其他任何部门不得擅自印制或向市场购买票据，不准以便条作为收据或结算单据。凡不按票据管理规定使用票据的部门或个人，一切后果自负。

3. 在业务规定范围内使用的票据，不得擅自买卖、转让和代开票据，各单位一切收款凭证必须加盖单位财务专用章。对作废票据必须将各联贴在存根上，注明作废原因，并加盖"作废"戳记。

4. 管理票证人员要认真做好各项收费及收费票据的稽核工作。复核收据存根与各项收费日报表缴款金额应相等，发现差错及时查明原因，认真处理，并有稽核记录本。记录复核结果情况，明确责任。对回收的票据存根抽检率不低于20％。

四、内部稽核制度

1. 审核财务预算、计划指标项目是否齐全，编制依据是否可靠，计算是否正确，审核后如发现不足应提出建议，以便完善计划与预算。

2. 审核实际发生的经济业务或财务收支是否符合现行法律、法规和财务制度规定，监督岗位责任制及各项操作规程的执行情况，发现问题应及时反映、制止或纠正。

3. 审核会计凭证的经济内容是否真实合法，凭证附录是否有效或符合相关手续，凭证各项要素是否完整，印鉴及有关签章是否齐全，数字（包括大小写、金额、日期）是否准确有效，会计科目分录使用是否正确等。

4. 审核会计账簿、会计报表和其他会计资料的数字与内容是否真实准确，相互之间的对应关系是否一致，上下期数字与内容是否衔接，具体格式和内容是否符合有关法律、法规及财务制度规定。

5. 审核各项财产物资的增减变动和结存情况，并与有关部门的账簿记录核对，确定账账、账实是否相符。如不相符应及时查明原因，提出整改措施。

6. 审核往来款项和其他应收应付票据的内容是否真实，数字是否准确，手续是否齐全。督促往来款项定期清理核对，如发现问题及时查明原因予以纠正。

7. 根据稽核工作中掌握的情况，结合有关制度、操作规程和办法对会计核算中经常出现的问题提出合理化建议，不断增强自我约束和风险防范的能力。

第三节 财务管理内容

财务管理是保证护理院财务、资金操作规范、安全、良性运行的重要保障，具体内容有账务管理、资金管理、预算管理。

一、财务管理

包括财务人员管理、财会人员交接班管理、账号、现金、支票管理。

（一）财会人员管理

财会人员必须忠于职守，坚持原则，在财务主管领导下开展工作。财务主管有权对财会人员考核、提出奖惩意见，对不适宜在财会岗位上工作的人员，财务主管可向院长提出调离财会岗位。

（二）财会人员交接班管理

会计人员工作调动或离职，必须与接替人员办理交接手续，没有办理交接手续的不得离职。

1. 会计人员离职前，必须将本人所管的会计工作全部移交清楚，接替人员必须认真做好接管移交工作，并继续办理移交未了的事宜。

2. 会计人员移交手续前，必须做好下列工作：

（1）已经受理的经济业务，尚未填制的会计凭证，应填制完毕；

（2）尚未登记的账目，应登记完毕，并在最后一笔金额后加盖印章；

（3）整理应移交的各项资料，对未了事项要写出书面材料。

3. 编制移交清单，列出应该移交的凭证、账表、公章、现金支票、文件、资料和其他物品。

4. 会计人员办理移交，必须有监交人员负责监交。一般会计人员交接，由财务主管监交；财务主管交接，由院领导监交，必要时由上级主管部门派人监交。

5. 移交人员要按照移交清单，逐项移交，接替人员要逐项核对。

（1）现金、有价证券必须与账本余额一致；不一致时，移交人要在规定期限内负责查清补齐。

（2）会计凭证、账本、报表和其他会计资料必须完整无缺，不得遗漏；如有短缺要查明原因，并在移交清单中注明，由移交人负责。

（3）银行存款账户余额必须与银行对账单相符。各种财产物资和债权、债务的明细账户要与总账有关余额核对相符。

6. 交接完毕盖章。移交清单应一式两份，交接双方各执一份留存。

7. 接替的会计人员应继续使用移交账本，不得自行另立新账，以保持会计记录的连续性。

8. 财会人员临时离职或因事、因病不能到职时，财务主管或院领导必须指定人员接替或代替。

（三）账号管理

所有银行账号均由财务部门归口管理，院内其他独立账号都要接受财务部门的监督、检查和业务指导，严格按照规定的业务范围开展工作，并按时向院领导上报会计报表。

（四）现金管理

1. 严格执行国务院颁发的《现金管理暂行条例》，加强现金使用管理，现金必须符合以下使用范围：

（1）支付员工工资及各项津贴；

（2）个人劳务报酬；

（3）根据国家及主管部门和院规定发给个人奖金及劳保福利；

（4）出差人员差旅费；

（5）转账结算起点以下的各种零星开支；

（6）需要支付现金的其他支出。

2. 现金收付管理包括收入现金管理和支出现金管理。设置"现金日记账"，出纳员根据稽核过的收付款凭证办理现金收付，并按业务顺序逐笔登记现金日记账。每日终了，结出现金余额，并于库存现金实际数核对相符，现金收支必须做到日清日结。护理院现金管理中，绝大部分是老人入住费用，应做到以下几点：

（1）入住收费应有标准及相关管理制度，并严格按照收费标准和收费管理制度核对老人的床位费、护理费、伙食费、医疗费和其他服务费用；

（2）每次收取费用要向老人及亲属开具凭证，必要时打印详细收费清单。老人对收费存有疑问时，要热情接待查询，耐心逐项解释，不得拒绝，确实存在工作疏忽或错收、重复收取应及时纠正，并向老人致歉；

（3）老人逾期未交费，要及时向老人所在科室下发收费催缴通知单，督促老人及亲属及时缴费；

（4）老人出院、转院或去世，要及时为老人/亲属办理结帐业务。

3. 库存现金不得超过银行核定的限额。

4. 严禁以各种"白条"抵充库存现金，任何人不得虚报用途领取现金，不得私用公款。

5. 转账结算起点以上的经济往来，必须用转账支票支付。

6. 单位大宗采购，不得用现金支付。

7. 现金提存必须用专车，由两名以上财会人员办理，存提现金的车不得搭乘他人，不得绕道办理其他事情。

8. 库存现金不得两人同时保管，金库钥匙、密码不得让第二人掌握，限额以上的现金必须及时存入银行，遇节假日，要对金库进行查封。

9. 财务主管要定期检查金库。

（五）支票管理

1. 凡在本市购买物品，支付劳务费、修理费、加工费及运费等项目的结算可使用支票。

186

2. 限额以上的开支用现金支票支付，限额以下的开支以现金方式支付。

3. 支票有效期为 10 天（签发日除外），到期遇节假日顺延，签发支票必须用黑色签字笔。

4. 借支票必须填制转账支票借用单，写明借款单位、用途、最大限额、预计报销时间和借款人等，由主管领导签字后方能借支，否则财务部门不予办理。对于无预算的项目，财务部门不予借支。

5. 支票必须在 7 天内报销，超过 7 天因特殊原因不报销者应主动到财务部门说明情况，否则财务部门将停止对借款单位的借款。

6. 一律不准出租、出借支票或转让给别的单位和个人使用。支票原则上谁借谁报，不允许代借代报，借支票人丢失支票，必须在当天通知财务部门，并按比例扣发奖金。

7. 财务主管应定期或不定期地对借支票情况进行检查，出纳应于每周五向财务负责人通报账号存款情况，以便发现问题，及时采取果断措施。

二、资金管理

主要包括固定资金管理、流动资金管理和专项资金管理等。

（一）固定资金管理

固定资金是固定资产的货币表现，是指护理院所有的主要劳动资料和耐用消费品的形态，包括房屋、运输工具、医疗设备、其他建筑物和福利设施等。

固定资产管理应重点抓好固定资金设账立卡及登记工作，以保证固定资金的完整无缺。此外，还应提高对固定资金的使用以及正确计算和提取折旧基金。

（二）流动资金管理

流动资金是指护理院垫付给员工的工资和其他业务支出的消费周转资金。占有形态为货币、库存材料、库存药品等流动资产。它与固定资产一样是护理院组织各种活动的不可缺少的基本条件之一。流动资金管理可分为现金管理、银行存款管理、库存材料和库存药品管理以及其他流动资金管理等。

（三）专项资金管理

专项资金也称专用资金，是指各种具有特定来源和专门用途的资金。包括专项拨款、大修理基金、职工福利基金、职工奖励基金和事业发展基金等，专项资金管理应做到以下几点：

1. 贯彻专款专用原则　划清专项资金与其他资金的界限，不得相互挪用。各专项资金也要划清界限，分清用途，除规定可以统一调剂或合并使用外，不得相互占用，保证专项资金专款专用，满足专项任务的要求。

2. 加强计划管理　为了有计划地使用专项资金，财务部门必须编制专项资金收支计划，对专项资金的支出项目，需要进行调查研究，认真测算和会审，保证收支平衡，略有结余。在时间和金额上保证重点，分清轻重缓急，统筹规划，合理安排，要先收后支，量入为出，使收支款项不仅在账簿上，也在时间上相适应，绝不能用另外的资金垫支，并要求在资金使用上精打细算，力求节省，充分发挥资金的最大效用。

3. 实行集中管理和分级管理相结合的原则　为了管好各项专项资金，必须把有限的专项资金统一规划和综合平衡。在院长统一领导下，由财务部门负责集中管理，编制收支计划，实行按部门、按项目的预算控制或指标包干等办法，保证计划的完成。护理院应制订集中管理和分级管理制度，明确各有关职能部门和使用单位在专项资金管理中的职责和权限，力求做到职、权、利相结合。

三、预算管理

财务预算即财务计划，也叫计划预算。它是对未来一定时期编制的综合性预算。财务预算既是单位经济活动的起点和出发点，又是监督和检查单位收支情况的依据，以及考核评估其经济效益的标准。因此，必须认真、准确、及时地编制并进行有效的管理。

（一）财务预算编制

财务预算编制是财务管理的重要内容。编制财务预算是一件严肃的事情，应结合本单位的具体情况和有关规定进行编制。财务计划、财务编制是否及时和准确直接影响总预算的质量，为了正确地编制单位财务计划，应该遵循以下原则：

1. 必须根据计划、人员编制和各项开支标准的定额，结合上年度预算执行情况，预算分析下半年或年度的收支状况，遵循先自下而上、后自上而下的原则，按照不同的管理方式进行编制。

2. 必须坚持自力更生、勤俭办院的方针。在编制财务计划、预算过程中，防止"宽打窄用"，原则上不搞赤字，预算强调开源节流、精打细算，提倡少花钱、多办事，充分发挥预算资金的使用效果。

3. 财务预算的编制要有科学性、合理性，要注意听取预算执行部门的意见。如果预算指标定得过高，难以完成就会挫伤执行部门的积极性；而预算指标定得过低，又不能调动执行部门的积极性。所以计划的编制要强调科学与合理。

（二）财务预算管理方式

财务预算的管理方式是指总预算对单位预算资金缴拨的管理上所采用的不同方式。常用的管理方式有以下几种：

1. 全额预算管理　全额预算管理是指单位的收入和支出全部纳入预算，机构支持全部由上级拨款，收入除预算收入外，全部上缴上级主管部门或财务部门，不实行以收抵支。

2. 差额预算管理　差额预算管理是指本单位的收入抵补支出后，不足部分由预算拨款，并将收支差额列入拨款预算。

3. 自收自支管理　自收自支管理是指单位收入不需上缴，其支出也不由预算拨款，而是以其收入按指定用途用于相应的支出，结余不上缴，差额不补助，自求收支平衡。这种管理方式有利于自立自强，调动职工的积极性，有利于提高单位的经济效益。

四、成本管理

成本是指生产一种产品或提供一项服务所消耗的各种费用总和的货币表现。成本核算是分析和计算实际成本的过程。成本管理是通过对产品和服务成本构成进行分析、计算，找出降低成本的有效途径，并实施控制成本的管理。

爱心护理院的成本可以包括总成本和各单位成本。成本管理的目的至少有两个：第一，为制订、修订产品、服务价格提供依据；第二，寻找生产、服务和管理上存在的问题和漏洞，即找出降低成本的有效途径。其最终目的是提高爱心护理院的经济效益。

第四节　财务监督与审计

财务监督是依据国家政策和法令，对单位财务的合法情况进行监督的一种方法。分为会计监督和审计监督两部分。

一、会计监督

《中华人民共和国会计法》规定，各单位的会计结构，会计人员对本单位实行会计监督。

1. 会计机构、会计人员对不真实、不合法的原始凭证，不予受理。

2. 会计人员对账簿记录与实物，发现款物不符的时候，应当按照有关规定处理，无权自行处理。

3. 会计人员对违反国家财政制度、财务制度规定的收支，不予办理，对单位行政领导人坚持办理的，会计机构、会计人员可以执行，同时必须向上级主管单位行政领导人书面报告，请求处理，并报审计机关。

二、爱心护理院审计监督

1. 审计职能　在我国，审计分为国家审计、社会审计和内部审计。内部审计是护理院加强财务监督的重要手段，是国家审计体系的组成部分，是护理院改善经营管理、增收节支、提高经济效益的需要，是维护财经纪律、坚持勤俭理财的需要。

2. 审计的作用　有利于护理院加强经济管理，认真执行国家法律、法规。

3. 内部审计的程序　一般分为准备、实施、总结三个阶段。必要时也可进行复审和后续审计。内部审计应处理好几个关系：

（1）处理好内部审计与上级审计的关系。

（2）处理好内部审计与部门、单位领导的关系。

（3）处理好与财务部门和其他职能部门的关系。

第九章　老年人评估工作规范

本章重点概述

　　全面、综合地评估老人的生理、心理和社会生活功能是帮助老人获得服务和资源、改善生活质量、保持独立生活的第一步。良好的评估技巧要求工作人员张开双眼去观察，竖起耳朵去倾听。本章将简单介绍如何为老年人实施生理及心理评估，以及社会工作者在参与老年人生理、心理评估中发挥的作用①。

第一节　评估的目的条件和内容

　　老年评估一般是由一个服务团队来完成，包括医生、护士、社会工作者、心理学家和物理治疗师等，每个专业的人员对老人做出本专业领域的评估，然后整个工作团队制订出干预和治疗计划。

一、实施评估的目的

　　评估的目的是要获取一些基本信息，并在此基础上识别出哪些支持性或康复性服务可以帮助老人保持独立的、令他们满意的生活方式。评估还是一个教育的过程，它让老人和相应的支持系统警惕可能会危及老人福祉的高危情况。一个实实在在的彻底的评估既应该识别出老人能充分发挥自身功能之处，也应该识别老人面对的重大挑战。一旦识别出老人受到的限制，就能以支持老人康复或者得到替代功能为目标提供具体服务。

二、实施评估的条件

（一）物理环境

　　工作人员要确定老人能得到辅助性的器具，诸如助听器、眼镜、义齿等，或者是步行器、拐杖之类的行走器械。还有一点也非常重要，那就是评估场所要有充足的光线，这样老人就能看见评估所使用的书面材料，清楚地看到评估的工作者。要尽量减少由开门、背景噪声或者是令人恼火的强光造成的注意力分散。收音机和电视机应该关掉，确保老人能不受干扰地听到做评估面谈的人的问话并能看清评估者。

　　如果评估时要向老人索取具体的药物治疗、医疗记录或经济状况方面的资料，那么应该在评估前就给他充裕的时间以便找到相关的记录，这样在面谈的时候就能及时拿到手。老人如果对评估的内容有基本的了解，在面谈的时候就会更加自信。

　　尽管家人对获得额外的评估资料最终可能会有帮助，但是在第一次评估时要尽量单

---

① 凯瑟琳. 麦金尼斯-迪特里克著. 隋玉杰译. 老年社会工作-生理、心理及社会方面的评估与干预. 第 2 版. 北京：中国人民大学出版社，2008.

独跟老人进行。有配偶或家人在身边不仅会影响老人回答问题，而且会增加他人试图代老人回答问题的可能性。

（二）选择最佳时机做评估

工作人员要选一个老人不疲倦或感觉尚好的时候做评估。对于健康状况非常差的老人来说，疲倦会让他应付不了评估过程中长长的问答。如果评估所需的时间较长，又有许多细节问题，就应该把它分成几次进行，并且控制每次的时间。早晨和傍晚可能是由某种器质性脑损伤的老人一天中比较迷糊的时候，如果要准确了解老人的功能状况，那么这两个时间段就不是适宜做评估的时间。

（三）解释评估的目的

老人需要非常清楚地知道评估的目的，谁要求做评估，以及最终的评估结果会用来做什么。当老人在不能知情的情况下给予授权时，或者显得没有能力理解评估的目的时，工作人员应当尽一切可能保护老人的权利和尊严。即使老人看起来并不是完全理解不了评估，工作人员无论如何也应该花时间向老人解释评估的目的。解释工作对工作人员而言是个防范措施，能确保自己清楚评估的目的，同时也用行动表明身为专业人员对老人的尊重。

（四）保密问题

对工作人员来说，向服务对象担保所说的一切都会绝对保密是有诱惑力的，但在做老年人评估的时候，绝对保密根本做不到，其他相关人员会知晓评估的结果。工作人员有责任告知老人都采取了哪些保密措施，让老人知道只有在绝对必要的情况下才会把资料披露给有权过问老人福祉的服务提供者和家人。工作人员要向老人保证，其个人资料会得到尊重和保护，也有义务据实向老人解释保密的相关事宜。

三、实施评估的内容

具体评估老人哪方面的功能取决于评估的目的。对于身体或医疗方面没发现有什么问题但是有严重抑郁症的老人，工作人员可能只会评估老人的精神健康状况。对于情绪或认知方面没表现出有什么问题但是日常活动有困难的老人，评估的重点可能是老人日常活动的功能水平。工作人员更重要的事情是去观察，从观察中收集尽可能多的资料，并让老人持续不断地积极参与评估过程。

（一）一般情况

先拿到老人的基本情况信息，如姓名、地址、出生地址和婚姻状况、家庭情况等，对工作人员开展工作有好处。首先，将这些情况正确记录下来以备将来使用至关重要。其次，收集这些资料的过程给了老人一个机会，让他跟工作人员在一起的时候感到舒服自在，避免老人感觉在接受"审查"。再有，要掌握老人更为个人化的信息，先了解其家人的情况会有帮助。如果老人有家人的话，问问他的兄弟姐妹和子女的情况，这样就可以开始了解可能会有的支持系统。

工作人员要准备好倾听老人诉说评估所需的资料之外的东西。老人可能会利用这个机会来试探你是否愿意听他们说话，或者是向你显示他引以为荣的自己或家人取得的成绩。花时间帮老人放松，让他感觉与你相处一点也不拘谨是值得的。讨论个人爱好和其他兴趣也能帮助你更完整的了解这个受评估的老人。

（二）身体健康

医生运用有关生理衰老过程中正常变化方面的指示，仔细观察有哪些身体上的变化正在影响老人。对老人身体健康的第一印象是什么？老人行走困难吗？坐着起身时艰难吗？身体协调有困难吗？老人有震颤或瘫痪迹象吗？是否有语言含混不清或半边身体虚弱无力？是否感到心脏方面有问题？听力、视力是否有损伤？

（三）心理功能

心理功能评估包括：人格、智力、记忆力、痴呆和谵妄几个方面。

1. **人格**　人格是个人心理功能的一部分，它能深刻说明个人是怎样看待世界的，以及如何应对压力。问老人从年轻时开始，他感觉自己有了什么变化。老人认为自己生活中最大的压力源是什么？如果老人提到了一个让他特别困扰的事件，探索一下他是怎么应对压力的。老人的回答能让工作人员深入了解他调动解决问题技能的能力。

2. **智力**　受教育水平并不是老人智力能力的最准确的指征，老人运用智力资源去解决问题或保持与生活的对接才是其智力的更好指征。受教育非常少的老人可能有令人称奇的创造力和资源，用来保持对环境的掌控感。

3. **记忆**　老人对自身记忆力的评估对于了解其记忆功能是否减退十分重要。老人记起最近发生的事和很久以前发生的事是否比较困难？老人是否刻意去记一些事情？老人在评估过程中总重复特定的信息而自己并没有意识到这一点。试着确定老人是否担心丧失记忆，是没有意识到这一点，还是接受这一事实，认为它是变老的一部分。

4. **痴呆症**　痴呆症的症状是老人处理和表达逻辑思想、确定时间和方位、检索近期和远期记忆的能力逐渐减退。心理评估的目的不是让工作人员来诊断痴呆症，而是收集病症资料，这些资料可能表明老人需要进一步检查认知损伤，然后提出建议。

（四）情绪状况

1. **抑郁症**　评估老人的情绪要求确定老人的情绪状态是否稳定，是否适宜进行评估。比如，老人是否显得抑郁或者表示自己感到悲哀或大部分时间无精打采？严重抑郁有两个主要特点：首先是抑郁情绪和明显对以往有乐趣的活动失去兴趣；其次是感到极度悲哀，常常会一阵阵哭泣，正常睡眠被打乱，可能出现习惯性失眠或者嗜睡。患抑郁症的人一般会表示长期感到倦怠，没有正常的精力。老人可能关心自己不再能做的事，而不是由于疾病或年老自己的长处和能力受到的损伤。

2. **自杀意念**　患抑郁症的老人可能会表示感觉自己活的毫无价值，会反复出现想死的念头或自杀意念。自杀是 65 岁以上老人中排在第十位的死亡原因。老年人的自杀风险要比年轻人高 50%。评估老人的情绪时必须认真考虑其自杀风险。在评估过程中应该询问几个简单的问题以清楚确认老人的自杀风险是否有所增加。

（1）您曾经觉得生命不值得留恋吗？如果有的话是在什么时候？

（2）您曾经考虑过结束自己的生命吗？如果有的话是在什么时候？

（3）您现在还这样想吗？

（4）您曾想过用什么方式结束生命吗？

（5）您计划好了吗？

（6）是什么阻止您没按自己的计划做？

3.焦虑与忧虑　抑郁的特点是长时间感到悲伤和毫无希望，而焦虑则被界定为有强烈的内部不适感、畏惧、唯恐要发生什么糟糕的事，同时伴有呼吸过快、高度紧张、头痛或颤抖等躯体症状。老人可能很容易有事没事就心烦意乱或深深忧虑。他们可能难以集中精力做简单的事，对于一些事情的回想可能会由于情绪上处于激动不安的状态而受到影响。

第二节　老年人生理评估

一、入院评估

护理院在办理老人入院手续前，应当对老人的情况进行评估，并如实填写《入院评估表》。评估内容主要包括老人的感知、认知、思维判断、行动、生活自理各项能力及主要病史、本次入院主要专科情况等。对不符合爱心护理院收治条件的老人不得办理住院手续；对有住院指征、符合护理院收治范围的老人，不得推诿。对拟收治入院的老人，应当在《参保人员入院评估表》上拟定医疗护理方案，包括护理等级、治疗护理原则、主要药物使用、康复计划、进一步辅助检查、可能转归等。

护理院可成立评估小组，设置评估场所，配备必要医疗设备器材。评估小组由一名分管业务的院领导负责，指定一名责任心强、业务能力好的副高职称以上医师任组长，一名护理经验丰富的护师和一名相关科室医师参加。

评估、评价应当准确客观。负责该项工作的院领导、评估小组组长、参加评估人员均需签字以示负责。每次评估、评价资料应当一式两份，病区留存一份，另一份由院部分类、分期保管备查。

＊＊护理院
老人入院评估表

姓名：		性别：		出生年月：		婚姻状况：		住址：	
监护人（家属）姓名：		与入住老人关系：				联系电话：			
过去史、家族史、手术史、药物过敏史（阳性记录）：									
T：　℃		P：　次/分		R：　次/分		BP：　/　mmHg		体重：　kg	
意识：清楚　模糊　嗜睡　烦躁　昏迷					表情：　正常　冷漠　痛苦				
记忆力：良好　减退					理解能力：完全理解　部分理解　无法理解				
视力：良好	左： 右：	模糊	左： 右：	表达能力：清晰表达　含糊表达　不能表达					
听力：正常	左： 右：	减退	左： 右：	严重减退	左： 右：	情绪：低落　正常 亢奋			

行为症状：游荡 言语粗鲁 行为粗鲁 破坏性行为多疑	睡眠：正常 入睡困难 早醒 药物辅助睡眠

大便：正常 便秘 腹泻 失禁 小便：尿频 尿急 尿痛 尿中断 食欲：正常 亢进 下降		

咀嚼困难：有 无	吞咽困难：有 无	自主能力：全部自理 协助 偏瘫 全瘫

活动能力：自行下床活动 坐椅子 卧床自行 翻身 辅助翻身	肌力：0级 Ⅰ级 Ⅱ级 Ⅲ级 Ⅳ级 Ⅴ级	上	左： 右：	下	左： 右：

全身营养状况：良好 中等 不良 肥胖 消瘦 恶病质	皮肤、黏膜：正常 黄染 发绀 水肿 潮红

口腔：正常 溃疡 假膜	伸舌：正常 左偏 右偏

鼻唇沟：正常 左变浅 右变浅	牙龈：正常 红肿 出血 溃疡

牙：义齿 缺齿	导管情况：无 胃管 气管 鼻导管 导尿管通 畅不通畅

压疮：无 部位： 大小：× cm 深度：cm	来护理院前居住地址：家庭 老年公寓 护理院 医院 其他

本次入院目的：医疗护理 出院后康复护理 临终关怀

各系统及主要脏器功能状况（体格检查发现）

专科情况（针对本次入院的主要原因）

辅助检查：

疾病诊断：

处置意见：暂不收治入院治疗 收治本院治疗 建议转送上级医院治疗

收治本护理院后的治疗护理方案：	护理等级：＿＿＿＿护理

评估小组：组长＿＿＿＿＿＿＿

＿＿＿＿＿＿＿

＿＿＿＿＿＿＿

院领导：＿＿＿＿＿＿

年　月　日

194

二、住院阶段评价

老人入住护理院后，工作人员应当精心护理，按要求做好医疗护理记录。对住院满一个月的老人治疗护理效果应当进行阶段评价，并如实填写《住院阶段评价表》，做到合理检查、合理治疗、合理控制费用。评价应当准确客观。负责该项工作的院领导、评估小组组长、参加评估人员均需签字以示负责。每次评价资料应当一式两份，病区留存一份，另一份由院部分类、分期保管备查。

＊＊护理院
住院老人治疗阶段评价表

姓名：	性别：	年龄：	病区：
床号：	住院号：	入院时间：	评价时间：

一般情况：T：_____℃　P：___次/分　R：___次/分　BP：___/___mmHg
体重：_____kg　饮食：_____次/日　睡眠：_____
大便性状：_____次/日　小便：_____次/日

感知、认知、思维、活动能力情况变化：

各系统及主要脏器功能变化：

专科情况：

辅助检查：

据此，考虑：出院　近日出院 继续住院治疗 转院

评估人：

三、日常生活能力量表

日常生活能力量表（Activity of Daily Living Scale，ADL），由躯体生活自理量表（Physical Self - maintenance Scale，PSMS）和工具性日常生活活动量表（Instrumental Activities of Daily Living Scale，IADL）组成。主要用于评定被试者的日常生活能力。该量表项目细致，简明易懂，比较具体，便于询问。评定采用计分法，易于记录和统计。

195

（一）项目及评定标准

ADL 共有 14 项，包括两部分内容：

（1）躯体生活自理量表，共 6 项：上厕所、进食、穿衣、梳洗、行走和洗澡。

（2）工具性日常生活能力量表，共 8 项：打电话、购物、备餐、做家务、洗衣、使用交通工具、服药和自理经济。

结果按 4 级评定：①自己完全可以做；②有些困难；③需要帮助；④根本没办法做。

（二）结果解释

主要统计量为总分、分量表分和单项分。总分最低为 14 分，为完全正常；大于 14 分表现有不同程度的功能下降，最高为 56 分。单项分 1 分为正常，2～4 分为功能下降。凡有 2 项或 2 项以上单项分≥3，或总分≥20，表明有明显功能障碍。ADL 受多种因素影响，年龄、视、听，以及运动功能障碍、躯体疾病、情绪低落等，均影响日常生活功能。对 ADL 结果的解释应谨慎。

（三）评定注意事项

评定时如被试者因故不能回答或不能正确回答（如痴呆或失语），则可根据家属或护理人员等知情人的观察评定。如无从了解，或从未做过的项目，假如没有电话也从未打过电话，记为 9 分，以后按具体研究规定处理。

日常生活能力表（ADL）

评定时按表格逐项询问，如被试者因故不能回答或不能正常回答（如痴呆或失语），则可根据家属、护理人员等知情人的观察评定。圈上最合适的分数。

	自己完全可以做	有些困难	需要帮助	根本无法做
1. 乘公共汽车	1	2	3	4
2. 行走	1	2	3	4
3. 做饭菜	1	2	3	4
4. 做家务	1	2	3	4
5. 吃药	1	2	3	4
6. 吃饭	1	2	3	4
7. 穿衣	1	2	3	4
8. 梳头、刷牙等	1	2	3	4
9. 洗衣	1	2	3	4
10. 洗澡	1	2	3	4
11. 购物	1	2	3	4
12. 定时上厕所	1	2	3	4
13. 打电话	1	2	3	4
14. 处理自己的财物	1	2	3	4

第三节　老年人心理评估

老年人由于体质下降、子女不在身边等多种原因，尤其是住在护理院的老人们，心理上会变得很脆弱，不利于老年人的康复，做好心理护理十分重要。针对老年人所特有的生理及心理特点，护理院工作人员除应具备良好的职业道德和护理技术外，更重要的还要对老人进行心理评估及评价，通过心理对疾病的能动作用，有助于疾病的康复。随着医学模式的转变和以人的健康为中心的整体护理观念的确立，国内外有关心理护理的研究不断深入，无论是在理论方面还是在实践方面都取得了许多新的进展。

一、简易智力状态检查

在 65 岁以上的老年人群中，5% 患有痴呆，痴呆的核心症状为智力减退，其检查虽然也可应用标准化的智力检查，如韦氏成人智力测验，但对人力和时间的要求较高，不易取得老年人的合作。简易智力状态检查（mini－mental state examination，MMSE），是最具影响的认知缺损筛选工具之一，具有快速、简便的优点。

（一）项目及评定标准

MMSE 共 19 项，30 小项。项目 1～5 是时间定向。6～10 为地点定向。项目 11 分三小项，为语言即刻记忆。项目 12 为五小项，检查注意力和计算。项目 13 分三小项，检查短程记忆。项目 14 分二小项，为物体命名。项目 15 为语言复述。项目 16 为阅读理解。项目 17 为语言理解，分三小项。项目 18，原版本为写一句句子，考虑到中国老人教育程度，改成说一句句子，检测言语表达。项目 19 为图形描画。

被测者回答或操作正确记"1"分，错误记"5"分，拒绝或说不会，记 9 分或 7 分。

（二）结果分析

MMSE 的主要统计指标为总分，为所有记"1"的项目（小项）的总和，即回答（操作）正确的项目（小项）数，范围为 0～30。

（三）评定注意事项

要向被试直接询问，注意不要让其他人干扰检查，老人容易灰心或放弃，应注意鼓励。具体要求：

1. 第 11 项只允许主试者讲一遍，不要求被试者按物品次序回答。如第一遍有错误，先记分；然后再告诉被试者错在哪里，并再让他回忆，直到正确。但最多只能"学习"5 次。

2. 第 12 项为"连续减 7"测验，同时检查被试者的注意力，故不要重复被试的答案，也不得用笔算。

3. 第 17 项的操作要求次序准确。

中文版简易智能状态检查（MMSE）

	正确	错误
1. 今年的年份？　　　　年	1	5
2. 现在是什么季节？　　季节	1	5
3. 今天是几号？　　　　日	1	5
4. 今天是星期几？　　星期	1	5
5. 现在是几月份？　　月	1	5
6. 你能告诉我现在我们在哪里？		5
例如：现在我们在哪个省、市？		
省（市）		
7. 你住在什么区（县）？　区（县）	1	5
8. 你住在什么街道？　街道（乡）	1	5
9. 我们现在是第几楼？　楼层	1	5
10. 这儿是什么地方？　地址（名称）	1	5

11. 现在我要说三样东西的名称，在我讲完之后，请你重复说一遍，请你好好记住这三样东西，因为等一下要再问你的（请仔细说清楚，每一样东西一秒钟）。

　　"皮球"　　　"国旗"　　　"树木"
　　请你把这三样东西说一遍（以第一次答案记分）。

	对	错	拒绝回答
皮球	1	5	9
国旗	1	5	9
树木	1	5	9

12. 现在请你从100减去7，然后从所得的数目再减去7，如此一直计算下去，把每一个答案都告诉我，直到我说"停"为止。

　　（若错了，但下一个答案都是对的，那么只记一次错误）。

	对	错	说不会做	其他原因不做
93	1	5	7	9
86	1	5	7	9
79	1	5	7	9
72	1	5	7	9
65	1	5	7	9
停止！				

13. 现在请你告诉我，刚才我要你记住的三样东西是什么？

	对	错	说不会做	拒绝
皮球	1	5	7	9
国旗	1	5	7	9
树木	1	5	7	9

14. （访问员：拿出你的手表）

请问这是什么？

	对	错	拒绝
手表	1	5	9

（拿出你的铅笔）
请问这是什么？

	对	错	拒绝
铅笔	1	5	9

15. 现在我要说一句话，请清楚地重复一遍，这句话是："四十四只石狮子"（只许说一遍，只有正确，咬字清楚的才记 1 分）

	正确	不清楚	拒绝
四十四只石狮子	1	5	9

16. （访问员：把写有"闭上您的眼睛"大字的卡片交给受访者）请照着这张卡片所写的去做。（如果他闭上眼睛，记 1 分）。

	有	没有	说不会做	拒绝	文盲
闭眼睛	1	5	7	9	8

17. （访问员：说下面一段话，并给他一张空白纸，不要重复说明，也不要示范）
请用右手拿这张纸，再用双手把纸对折，然后将纸放在你的大腿上。

	对	错	说不会做	拒绝
用右手拿纸	1	5	7	9
把纸对折	1	5	7	9
放在大腿上	1	5	7	9

18. 请你说一句完整的，有意义的句子（句子必须有主语、动词）

　　记下所叙述句子的全文

句子合乎标准	1
句子不合乎标准	5
不会做	7
拒绝	9

19.（访问员：把卡片交给受访者）

这是一张图，请你在同一张纸上照样把它画出来（对：两个五边形的图案，交叉处形成一个小四边形）

对	1
不对	5
说不会做	7
拒绝	9

二、痴呆简易筛查量表

痴呆简易筛查量表（Brief Screening Scale for Dementia，BSSD）易于掌握，操作简便，可接受性高，是一个有效的、适合我国国情，应用较为广泛的老人是否有痴呆的筛查用表。

（一）项目及评定标准

BSSD有30个项目，包括了常识/图片理解（4项）、短时记忆（3项）、语言/命令理解（3项）、计算/注意（3项）、地点定向（5项）、时间定向（4项）、即刻记忆（3项）、物体命名（3项）等诸项认知功能。

评分方法简便，每题答对得1分，答错为0分。

（二）结果分析

统计量为BSSD的总分，范围为0～30分。

（三）评定注意事项

1. 年、月、日（第1～3题）：按照阳历纪年或阴历纪年回答均为正确。

2. 五分分币、钢笔套、钥匙圈：回忆时（第12～14、21～23题）无需按照顺序。

3. 连续减数（第15～17题）：上一个计算错误得0分，而下一个计算正确，后者可得1分。

4. 命令理解（第18～20题）：要按指导语将三个命令说完后，请被试者执行。

痴呆简易筛查量表（BSSD)

指导语：老年人常有记忆和注意等方面问题，下面有一些问题检查您的记忆和注意能力，都很简单，请听清楚再回答。
1. 现在是哪一年
2. 现在是几月份
3. 现在是几日
4. 现在是星期几
5. 这里是什么市（省）
6. 这里是什么区（县）
7. 这里是什么街道（乡、镇）
8. 这里是什么路（村）
9. 取出 5 分硬币，请说出其名称
10. 取出钢笔套，请说出其名称
11. 取出钥匙圈，请说出其名称
12. 移去物品，问"刚才您看过哪些东西"（5 分硬币）
13. 移去物品，问"刚才您看过哪些东西"（钢笔套）
14. 移去物品，问"刚才您看过哪些东西"（钥匙圈）
15. 1 元钱用去 7 分，还剩多少
16. 再加 7 分，等于多少
17. 再加 7 分，等于多少
18. 请您用右手拿纸（取）
19. 请将纸对折（折）
20. 请把纸放在桌子上（放）
21. 请再想一下，让您看过什么东西（5 分硬币）
22. 请再想一下，让您看过什么东西（钢笔套）
23. 请再想一下，让您看过什么东西（钥匙圈）
24. 取出图片（孙中山或其他名人），问"请看这是谁的像片?"
25. 取出图片（毛泽东或其他名人），问"请看这是谁的像片?"
26. 取出图片，让被试者说出图的主题（送伞）
27. 取出图片，让被试者说出图的主题（买油）
28. 我国的总理是谁
29. 一年有多少天
30. 新中国是那一年成立的

三、老年临床评定量表

老年临床评定量表（Sandoz Clincal Assessment Geriatric，SCAG），主要用来评定老年精神病患者治疗前后的变化，适合于所有老年精神病患者，特别是住院者。

（一）项目及评定标准

SCAG 由 18 个项目组成，加上总体印象共 19 项。分 7 级评分，1～7 分，分别为：①无；②很轻；③轻；④中等；⑤偏重；⑥重；⑦极重。量表作者规定了各项条目的定义和评定线索：

1. 情绪抑郁　指沮丧、悲观、无能为力、绝望、疑病、被家庭和亲友弃之不顾感、早醒等。按患者主诉、态度和行为评定。

2. 意识模糊　指对环境、人物和时间的关系不确切（似乎"并非身历此时此地"），思维缓慢，理解、铭记和操作困难，思维不连贯。按患者在检查时的反应和行为及上次检查后医疗档案中的意识模糊发作情况评定。

3. 警觉性　指注意和集中困难，反应性差。按检查所得评定。

4. 始动性　对开始或完成工作任务、日常活动甚至是个人必需的事，缺乏自发性兴趣。按观察评定。

5. 易激惹　心神不宁、易怒、易受挫折，对应激或挑战情景耐受性差。按检查时的一般态度和反应评估。

6. 敌对性　攻击性言语、憎恶、怨恨、易争吵、攻击行为。按检查印象及观察到的患者对他人的态度和行为评定。

7. 干扰他人　频繁的不必要的要求指导和帮助，打扰他人。根据检查及平时的行为评定。

8. 不关心环境　对日常事情、以往关注的娱乐或环境（如新闻、电视、冷热、噪声等）缺乏兴趣。按检查时的诉说和平时行为的观察评定。

9. 社交能力减退　与他人关系差、不友好，对社交活动和交流性娱乐活动态度消极，孤单离群。按平时观察而不按患者诉说评定。

10. 疲乏　懒散、无精打采、萎靡不振和倦怠乏力。按患者诉说及日常观察评定。

11. 不合作　不服从指导、不能按要求参加活动。即使参加也是心怀不满、怨恨或不考虑他人。按检查和平时观察评定。

12. 情绪不稳　指情感反应的不持久和不确切，如易哭、易笑、易对非激发性情景产生明显的正负反应。按观察评定。

13. 生活自理　指照料个人卫生、修饰、梳洗、进食的能力减退。不按患者自述，而按观察结果评定。

14. 食欲　不愿进食，进食减少，挑食或偏食，体重减轻，需补充额外饮食。按其进食行为是否需要鼓励及体重变化评定。

15. 头昏　包括真正的眩晕、不明确的失去平衡或失去运动能力的发作、头部的非头痛性主观感觉（如头晕）。结合体检和主诉评定。

16. 焦虑　担忧、忧虑、对目前和未来过分关注、害怕，以及某些功能性主诉，如头痛、口干等。按其主观体验及体检时发现的颤抖、叹息、多汗等体征评定。

17. 近记忆缺损　记不起来新近发生的、对患者具有一定重要性的事件或经历，如亲人访视、进食内容、环境明显变化和个人活动。按一套规定问题询问并评定。

18. 定向障碍　地点、时间定向差，错认，甚至搞不清自己是谁。仅按检查所得评定。

19. 总体印象　综合检查、观察及全部临床资料，评定患者的生理和心理功能状况。

（二）结果分析

统计指标包括总分和单项分，其中最重要的是总分，即第 19 项（总体印象）。该量表曾多次用于药理学研究，如痴呆患者的药物治疗，认为它能较敏感地反映治疗前后的症状和行为的改变。

（三）评定注意事项

评定应由熟悉患者情况、经过训练的精神科医师进行。评定依据包括精神检查、病史记录及其他有关资料。

老年临床评定量表（SCAG）

	无	很轻	轻	中	偏重	重	极重
1. 情绪抑郁	1	2	3	4	5	6	7
2. 意识模糊	1	2	3	4	5	6	7
3. 警觉性	1	2	3	4	5	6	7
4. 始动性	1	2	3	4	5	6	7
5. 易激惹	1	2	3	4	5	6	7
6. 敌对性	1	2	3	4	5	6	7
7. 干扰他人	1	2	3	4	5	6	7
8. 不关心环境	1	2	3	4	5	6	7
9. 社交能力减退	1	2	3	4	5	6	7
10. 疲乏	1	2	3	4	5	6	7
11. 不合作	1	2	3	4	5	6	7
12. 情绪不稳	1	2	3	4	5	6	7
13. 生活自理	1	2	3	4	5	6	7
14. 食欲	1	2	3	4	5	6	7
15. 头昏	1	2	3	4	5	6	7
16. 焦虑	1	2	3	4	5	6	7
17. 近记忆缺损	1	2	3	4	5	6	7
18. 定向障碍	1	2	3	4	5	6	7
19. 总体印象	1	2	3	4	5	6	7

四、老年抑郁量表

老年抑郁量表（the Geriatric Depression Scale ，GDS）是专用于老年人的抑郁筛查表，有较好信效度，并与 SDS、HRSD、BDI 等常用抑郁量表有较高的相关。

（一）项目及评定标准

GDS 以 30 个条目代表了老年抑郁的核心，包含以下症状：情绪低落、活动减少、易激惹、退缩、痛苦的想法，对过去、现在与将来的消极评价。每个条目都是一句问话，要求受试者以"是"或"否"作答。30 个条目中的 10 条（1，5，7，9，15，19，21，27，29，30）用反序计分（回答"否"表示抑郁存在），20 条用正序计分（回答"是"表示抑郁存在）。每项表示抑郁的回答得 1 分。

（二）结果分析

按不同的研究目的（要求灵敏度还是特异性）用 9～14 分作为存在抑郁的界限分。一般地讲，在最高分 30 分中得 0～10 分可视为正常范围，即无抑郁症，11～20 分显示轻度抑郁，而 21～30 分为中重度抑郁。该表用于筛查老年抑郁症。

（三）评定注意事项

GDS 是专为老年人创制并在老年人中标准化了的抑郁量表，在对老年人的临床评定上，它比其他抑郁量表有更高的符合率，在年纪较大的老人中这种优势更加明显。本量表为 56 岁以上者的专用抑郁筛查量表，而非抑郁症的诊断工具，每次检查需 15 分钟左右。临床主要评价 56 岁以上者以下症状：情绪低落、活动减少、易激惹、退缩，以及对过去、现在和未来的消极评价。但 56 岁以上主诉食欲下降、睡眠障碍等症状属于正常现象，使用该量表有时易误评为抑郁症。因此分数超过 11 分者应做进一步检查。

老年抑郁量表（GDS）

选择最切合您一周来的感受的答案，在每题后 [ ] 内答"是"或"否"。
您的姓名（　） 性别（　） 出生日期（　） 职业（　） 文化程度（　）
1. 你对生活基本上满意吗？[ ]
2. 你是否已放弃了许多活动和兴趣？[ ]
3. 你是否觉得生活空虚？[ ]
4. 你是否常感到厌倦？[ ]
5. 你觉得未来有希望吗？[ ]
6. 你是否因为脑子里有一些想法摆脱不掉而烦恼？[ ]
7. 你是否大部分时间精力充沛？[ ]
8. 你是否害怕会有不幸的事落在你的头上？[ ]
9. 你是否大部分时间感到幸福？[ ]
10. 你是否常感到孤立无援？[ ]
11. 你是否经常坐立不安，心烦意乱？[ ]
12. 你是否希望呆在家里而不愿去做些新鲜的事？[ ]
13. 你是否常常担心将来？[ ]
14. 你是否觉得记忆力比以前差？[ ]

选择最切合您一周来的感受的答案，在每题后〔　〕内答"是"或"否"。
15. 你觉得现在活得很惬意吗？〔　〕
16. 你是否常感到心情沉重？〔　〕
17. 你是否觉得像现在这样活着毫无意义？〔　〕
18. 你是否总为过去的事烦恼？〔　〕
19. 你觉得生活很令人兴奋吗？〔　〕
20. 你开始一件新的工作很困难吗？〔　〕
21. 你觉得生活充满活力吗？〔　〕
22. 你是否觉得你的处境已毫无希望？〔　〕
23. 你是否觉得大多数人比你强得多？〔　〕
24. 你是否常为些小事伤心？〔　〕
25. 你是否常觉得想哭？〔　〕
26. 你集中精力有困难吗？〔　〕
27. 你早晨起来很快活吗？〔　〕
28. 你希望避开聚会吗？〔　〕
29. 你做决定很容易吗？〔　〕
30. 你的头脑像往常一样清晰吗？〔　〕

五、焦虑自评量表

焦虑自评量表（Self‐Rating Anxiety Scale，SAS），用于评定焦虑患者的主观感受。SAS测量的是最近一周内的症状水平，评分不受年龄、性别、经济状况等因素的影响，但如果应试者文化程度较低或智力水平较差不能进行自评。

（一）项目及评定标准

SAS共20个项目，每个项目有4级评分，其标准为：1分表示没有或很少有；2分表示小部分时间有；3分表示相当多时间有；4分表示绝大部分时间或全部时间有。评定的时间范围，应强调是"现在或过去一周"。评分题，依次评为1、2、3、4分。

（二）结果分析

SAS的主要统计指标为总分。将20个项目的得分相加算出总分"Z"。根据 $Y = 1.25 \times Z$，取整数和部分的标准分。$Y < 35$，心理健康，无焦虑症状；$35 \leq Y < 55$，偶有焦虑，症状轻微；$55 \leq Y < 65$，经常焦虑，中度症状；$65 \leq Y$，有重度焦虑，必要时需请教精神科或心理医生。

（三）评定注意事项

SAS可以反映焦虑的严重程度，但不能区分各类神经症，必须同时应用其他自评量表或他评量表如HAMD等，才有助于神经症临床分类。

焦虑自评量表（SAS)

填表注意事项：下面有二十条文字，请仔细阅读每一条，把意思弄明白，然后根据您最近一星期的实际情况在适当的方格里划√，每一条文字后有四个格，表示：①没有或很少时间；②小部分时间；③相当多时间；④绝大部分或全部时间

	①	②	③	④
1. 我觉得比平时容易紧张或着急				
2. 我无缘无故在感到害怕				
3. 我容易心里烦乱或感到惊恐				
4. 我觉得我可能将要发疯				
5. 我觉得一切都很好				
6. 我手脚发抖打颤				
7. 我因为头疼、颈痛和背痛而苦恼				
8. 我觉得容易衰弱和疲乏				
9. 我觉得心平气和，并且容易安静坐着				
10. 我觉得心跳得很快				
11. 我因为一阵阵头晕而苦恼				
12. 我有晕倒发作，或觉得要晕倒似的				
13. 我吸气呼气都感到很容易				
14. 我的手脚麻木和刺痛				
15. 我因为胃痛和消化不良而苦恼				
16. 我常常要小便				
17. 我的手脚常常是干燥温暖的				
18. 我脸红发热				
19. 我容易入睡并且一夜睡得很好				
20. 我作恶梦				

第四节　老年社会工作的干预

老年社会工作的场所范围广泛，形形色色。在这些场所，社会工作者常常有独特的角色，他们主要关注老年人心理和社会生活方面的健康。

新入住护理院的老人常常都会有深深的抑郁感，他们会为失去自立和思念家人、朋友而感到悲伤。一旦安置了老人入住护理院，社会工作者就要帮老人调整自己，以适应护理院的作息制度和比较固定的生活。社会工作者可以帮老人牵线搭桥，参加院内的各项活动，以改善老人精神健康以及身体健康状态。

从专业发展之初，社会工作在解决所有年龄群的人所面临的社会与情绪问题的挑战

时，就已经开始运用小组的方式开展工作。所谓老年小组工作是指在社会工作者的协助和指导下，利用老年组员之间的互动和小组凝聚力，帮助老年组员学习他人的经验，改变自己的行为，正确面对困难，恢复自己的社会功能和促进自己成长的专业服务活动。

一、小组工作方法的优势

（一）小组动力的治疗性效果

做老人小组工作与进行一对一的干预有非常大的不同。小组工作既会运用社会工作者的治疗技巧，也会发挥小组的动力作用。这种小组动力是在三个人或更多的人围绕着同一个共同的目标或目的互动的时候产生的心理社会力量。小组成员在小组内建立起关系网，学习把彼此作为支持来源和反馈来源。在小组中形成的团结精神能让成员衍生出归属感和目的感。在小组中能发生"奇迹"，它是一对一地开展老人工作所无法成就的。这种目的感和社会联结感对有些老人会特别有用。

（二）效率

与一对一的工作方法相比，小组工作方法能让更多的老人有机会得到支持性服务和治疗性服务。在护理院可能只有一两位社会工作者，但他们却要满足几百位老人的需要，所以能同时满足数量较多的老人需要的小组工作方法就显得极其重要。不用一对一的方式，而是用小组工作的方式做治疗，就能同时让数位老人得到同一服务。

（三）效果

以老人为对象的小组工作不仅能有效地向老人提供服务，而且能有效地满足他们的心理社会需求。尽管目前还不能证明在用于老人时小组工作方法比个人干预更有成效，但是有相当多的研究支持小组治疗要比不采取治疗措施好。

（四）社会化

社会隔离会造成老人有更深程度的抑郁，为老人开办小组可以直接解决他们社会关系缩减，社交机会减少的问题，为他们创造一个小的社会系统，缓解因隔离带来的痛苦，并帮助老人拓展重建小组之外的社会网络所需的社交技巧。

（五）交友验证

小组能让老人感到可以将自己在人生这一时刻体会和经历的东西与他人交流。对一个近期丧偶的老人来说，难以想象别人跟自己的痛苦有什么关系，能提出什么有意义的建议，告诉自己如何去应对悲伤。但是小组能向老人传达这样的信息：在经历了创伤性事件后，悲伤、愤怒或害怕都是正常的。知道其他老人也正在走出调整自己的阶段，找到缓解强烈孤独感的方法，对这位丧偶老人来说便是希望和安慰。

（六）重建有意义的生活角色

加入小组可能能让老人有机会跟他人谈谈自己的阅历和见解，这对住在护理院中的老人来说是难得的机会。老人可以跟他人谈论自己在某个特定领域的专长，可以把关注点放到自己过去和现在拥有的能力上，而不是伤残上。重新肯定毕生的能力有助于老人在人生的这一时刻改善自尊，重新获得掌握新角色、学习新活动的信心。

（七）灵活性与多样性

小组工作的两大优势是灵活性和多样性。几乎在任何老人工作场所都可以组织和开办小组。还有各式各样的小组适合有不同兴趣和能力的老人。举例来说，缅怀往事小组可以面向有中度认知损伤的老人，也可以面向认知功能良好的老人。社交和娱乐性小组组织的活动可以是简单地听听音乐，也可以是有较高要求的对歌剧和艺术问题的讨论。

二、小组工作的类型

可以用于老年人工作的专门小组很多，挑选合适的小组类型要求社会工作者非常清楚自己的目标是什么，选中的方式能够切合目标老人的心理社会功能。

（一）缅怀往事小组

1. 目的　缅怀往事，即回忆以前的生活事件，目的之一是让老人回忆起愉快、幸福的往事，帮他们改善当前的情绪状态。另一个目的是通过查看老人过去如何成功地应对人生难题来改善老人的自尊和应对技巧。第三个目的是改善社交技巧。

2. 活动形式　小组传统上由 7～9 人组成，外加一个小组带领者。一般有 6～12 节活动。

3. 组员资格　有轻度痴呆症的老人运用缅怀往事疗法可能会有让人意想不到的好处。

4. 活动内容　缅怀往事的一种形式是按时间顺序来安排社会工作者与老人见面的活动。将人生分为儿童期、青少年期、青年成人期、中年期和老人期五个大的阶段，每个大的阶段分配两周的时间。如果缅怀往事的目的是为了改善老人的自尊，那么社会工作者可能要帮助老人找出每个人生阶段取得的主要成就。如果目的是找出应对问题的长处，那么可能就要让老人回忆在一生中的特定时段他们是如何度过艰难时光的。如果目的是引发正面的、幸福的家庭生活回忆，那么社会工作者可能就要引导老人盘点人生这些阶段度过的最快乐的时光。每一阶段的主题的挑选取决于对具体的老人实施缅怀往事干预的目的。

（二）现实辨识小组

1. 目的　现实辨识是一个过程，在这一过程中轻度到中度认知混乱的老人会在环境中获得一些提示，帮助他们确认时间、方位或者人。倘若向老人提供持续的刺激和适当的环境提示，帮助他们重新搞清楚自己目前身在何处，可能会有助于阻止老人的记忆力丧失。

2. 活动形式　小组由 5～7 人组成，另有一位小组带领者。一般每天活动 1～2 次，每次 30 分钟。

3. 组员资格　有轻度或中度头脑混乱或记忆力丧失问题的老人最适合参加现实辨识小组。

4. 活动内容　现实辨识小组会将多种活动组合在一起，目的是用实际的辨识活动刺激老人，让他能弄明白时间、方位或者人。现实辨识小组的核心工具是导向板、活动挂图、公示板或黑板，上面列出当前的时间、季节、天气情况、即将到来的节日和活动、小组聚会的地点或其他的环境线索，帮助老人增强辨识能力。

（三）动机激发小组

1. 目的　老年社会工作者面临的最困难的任务之一，就是让老人参加个人和群体活动。即便社会工作者认为特定的选择对老人来说有多么好，但是老人仍有权利选择自己想做什么，不想做什么。与他人杜绝交往会加重老人的抑郁症并使老人与环境脱节，对那些功能没有什么问题或者问题极其轻微的老人来说更是如此。由于长年累月缺少社会接触而形成的淡漠和了无生气会让老人的交往能力受损，强化退缩倾向。动机激发小组的目的就是要"刺激和激活那些不再对眼前或将来感兴趣或投入的人"。小组活动用来帮助老人重新与他人建立联系，摆脱满脑子一直装的都是自己和自己的麻烦的状况。

2. 活动形式　小组传统上由 10～15 位老人组成。小组活动总共 6～12 节，每周举办一次。

3. 组员资格　成员为没有患痴呆症或削弱功能发挥的抑郁症，要有一定的听力和语言表达能力。

4. 活动内容　动机激发小组应该聚焦在让人愉悦的活动上，避免把重点放到让老人感到烦恼的关系、健康问题或无望的事。老人应该感到参加小组是享受，有乐趣，让他们有机会建立新的友谊，接触到新的和自己熟悉的感兴趣的领域，并在自己问题之外的世界中找到新的兴趣点。

（四）社交与娱乐性小组

1. 目的　社交与娱乐性小组是为那些想保持社会接触的老人设计的。这个小组要吸引的是那些原本就已经积极投入到生活圈子中的老人，他们要寻找同路人，寻找学习新东西的机会，或是跟其他老人分享自己的兴趣。这些小组的着眼点主要是获得乐趣。

2. 组员资格　成员若能具备多种才艺和多样化的兴趣，并且在个人能力上水平差不多，社交和娱乐性小组就会开办得非常成功。爱讲话的成员和不爱讲话的成员的比例要调配好，这一点很重要。

3. 活动内容　社交与娱乐性小组可以开展的活动没有限制。它完全取决于目标老人的兴趣。可以简单到每周玩一次宾果游戏，也可以是小组成员感兴趣的、要求有缜密安排的室外活动。最重要的是老人对选定的活动感兴趣。

（五）支持性小组

1. 目的　支持性小组专门用来帮助老人应对与年迈联系在一起的艰难的生活转变，如丧偶、患慢性病、变更住所或者是有令人困扰的家庭关系。

2. 组员资格　支持性小组最常见的纽带是成员共同经历的生活事件。一般来说，小组把成功应对生活挑战的老人和刚经历危机的老人组合在一起会比较有益。

3. 活动内容　任何支持性小组要获得成功都要看小组能否形成温暖的、相互尊重的气氛，鼓励成员在小组中讲自己的"故事"。谈论自己对于生活转变的感受可以帮助老人往前走。当老人在克服悲伤往前走的过程中遇到麻烦时，其他的小组成员可以充当现实中的参谋，给悲伤老人和小组带领者提供非常宝贵的反馈意见。

（六）治疗性小组

1. 目的　治疗性小组的着眼点是用小组具有的解决问题的力量，来帮老人改变不良的或功能失调的行为形态。治疗性小组要直面问题，并引导成员贡献力量，找出解决问题的办法。在老人应对各种精神问题或者从这些问题摆脱出来的过程中，小组方法被用来增强或恢复老人的功能。

2. 组员资格　小组成员的挑选对象通常是有类似的精神健康问题的老人，这些老人应该自愿加入小组而不是被家人、医生或精神健康专业人员强迫。参加小组的成员有想要查看自己行为的动机，并愿意倾听小组成员和小组带领者的意见。

3. 活动内容　建立个人目标和小组目标是治疗性小组早期阶段的主要活动，如果成员本人能认定自己的目标就更可能会投入到小组活动中。小组治疗的流派包括了缅怀往事、人生回顾、现实辨识等，这些派别各有特定的小组活动规程，提供了有计划地、系统地进行小组干预的方法。

第十章 护理院医疗告知工作规范

本章重点概述

《医疗事故处理条例》及《中华人民共和国执业医师法》中明确规定，医疗机构及其医务人员必须向患者履行告知义务。患者的知情同意权也是在临床医师履行告知义务时体现出来的。临床医师履行好告知义务是提高医疗质量及病案质量的关键，是降低医疗风险、提升医疗安全的基本工作之一，是在依法履行医师的义务。本章将简述护理院的医疗告知工作规范。

第一节 告知义务的法律规定及形式

一、告知义务的法律规定

通常所说的义务分为多种，本书所讲的义务是指法律义务，指依照法律或依照约定应当履行的职责，它表现为负有义务的主体必须做出一定的行为或者不得做出一定的行为。义务的产生可以根据法律的直接规定产生，也可以根据当事人之间的约定产生。义务的负担者是义务人，义务的要求者或者受益者是权利人，为了保障现实存在的义务能够切实得到有效履行，法律规定了相应的保障制度，使未依法或依约履行义务的人员承担一定的法律责任。这种法律责任包括民事责任、行政责任和刑事责任。

医疗告知义务，是指医方在诊疗过程中应当向患者、患者家属或有关人员如实告知病情、治疗措施、医疗风险等与患者诊治有关的内容，属于法律义务。

（一）医疗机构的告知义务是《合同法》规定的义务

1. 患者到护理院就医治疗，与护理院形成了医疗服务合同关系，对于合同的双方都应该尽职尽责的履行自己的义务，任何一方的违约都会给对方造成一定的损失。我国《合同法》第六十条规定："当事人应当按照约定全面履行自己的义务。"医疗机构对患者的告知义务是有别与其他行业的，患者只有通过医疗机构的告知，才能对自身的健康状况作出初步的判断，并进一步作出选择诊疗方案的计划。医疗服务合同是《合同法》中的一种，并受《合同法》约束。在医疗服务合同中，医疗机构对患者的告知义务，是必须履行的义务。

2. 医疗机构的告知义务与患者享有的知情权是相对应的。如果医疗机构违反对患者的告知义务，就会对患者的权利造成侵害，那么医疗机构就必须承担民事责任。医疗机构的告知义务，对于保护患者的合法权益，界定医疗侵权责任，平衡受害患者与医疗机构的利益关系，具有重要的意义。

（二）医疗机构的告知义务是一种法定的义务

我国的《执业医师法》《医疗事故处理条例》《医疗机构管理条例》等法律、法规都明确规定患者的知情权与医疗机构的告知义务。

《执业医师法》第二十六条规定："医师应当如实向患者或者其家属介绍病情，但应注意避免对患者产生不利后果。""医师进行试验性临床医疗，应当经医院批准并征得患者本人或者家属同意。"

《医疗事故处理条例》第五十六条第一项规定：未如实告知患者病情、医疗措施和医疗风险的，由卫生行政部门责令改正；情节严重的，对负有责任的主管人员和其他直接责任人员依法给予行政处分或者纪律处分。

《医疗机构管理条例》第三十三条规定："医疗机构实施手术、特殊检查或者特殊治疗时，必须征得患者同意，并应当取得其家属或者关系人同意并签字；无法取得患者意见又无家属或者关系人在场，或者遇到其他特殊情况时，经治医师应当提出医疗处置方案，在取得医疗机构负责人或者被授权负责人员的批准后实施。"

《医疗机构管理条例实施细则》第六十二条规定："医疗机构应当尊重患者对自己的病情、诊断、治疗的知情权利，在实施手术、特殊检查、特殊治疗时，应当向患者作必要的解释。因实施保护性医疗措施不宜向患者说明情况的，应当将有关情况通知患者家属。"在进行手术、特殊检查、特殊治疗时要求医疗机构向患者作必要的解释，并且取得患者或家属的"同意"，而且"同意"必须采用签字这一方式来进行。"

从以上的规定可以看出，医疗机构的告知义务是一种法定的义务，之所以把医疗机构的告知义务规定为一种法定的义务，主要是因为医疗行为具有较高的风险性，对人的生命、身体健康具有不同程度的侵害，只有使患者的知情权得到充分有效的保障，患者对其医疗行为的认可，才使医疗行为的合法性得到保障。

二、告知的形式

通常有口头告知和书面告知，告知应做到及时、客观、全面、准确、规范并且通俗易懂。

（一）口头告知是针对操作简单、无严重并发症或并发症发生率低的有创检查、治疗，向患者交代检查、治疗的意义并征得同意后，可以不履行书面告知手续，如周围静脉穿刺、肌肉注射等；

（二）书面告知是针对操作过程较为复杂、有可能发生严重并发症或并发症发生率较高以及治疗后果难以准确判定的有创检查、治疗，必须履行书面知情同意手续。主要包括：

1. 实施各类手术、有创检查和治疗；

2. 输注血液及血液制品；

3. 实施麻醉；

4. 开展新业务、新技术；

5. 实施临床实验性治疗；

6. 术中冰冻切片快速病理检查；

7. 对患者实施化疗、放疗、抗痨治疗等；

8. 在急诊或病情危重、处于抢救状态下，患者或其亲属要求终止治疗、出院、转院等；

9. 手术中需要临时改变方案等。

三、告知的意义

（一）使患者充分知情后作出自愿的、合理的选择

患者是医疗活动的决定者，但患者往往处于被动的地位，要使患者作出正确、合理、且自愿地决定，往往要依赖医务人员提供的信息和建议，医务人员是实施医疗行为的建议者和操作者，在医患沟通过程中无疑是一个非常重要的角色。既要管理疾病、提出决策、合理支配医疗费用，还要调动患者积极配合，将善意的行为有效传递给患方，使患方作出合理地选择，在治疗中才能得到患者的积极配合，取得最大限度的治疗效果。

（二）使患者充分理解风险，达到风险共担

通过医患之间充分的沟通交流，使患者充分理解医疗行为的目的及风险，自愿签订治疗知情同意书，达到主动承担医疗风险的目的。

当存在明显信息不对称时，尤其在患者的文化程度、理解能力较低时，有效沟通的难度重大，就需要花费更多的时间和精力做好沟通，有效防范医疗纠纷的发生。通过充分的医患沟通，力求达到三个主要目的：

（1）使医患双方目标协调一致；

（2）使患方的期待更为实际；

（3）使结果可接受。

（三）医生履行告知义务是保证医疗行为合法性的基础

《侵权责任法》《执业医师法》《医疗事故处理条例》等法律、法规明确规定了医务人员的告知义务是法定义务。医学的复杂性、特殊性决定了医疗风险是客观存在的，甚至是不可预知、不能防范的。医务人员必须认真履行告知义务，全面、真实、准确、客观地告知，不能避重就轻，不宜带有倾向性，切忌误导或不适合地影响患者，让患者在充分知情的情况下自主地做出选择，理解病情并愿意配合诊疗活动、共同承担风险。医生履行告知义务是保证医疗行为合法性的基础，是依法行医的重要表现，是尊重患者知情的权利，也是防范医疗纠纷的措施之一。

值得注意的是，并不能以医务人员履行了告知义务，患方签署了知情同意书，医方就可以为自己的错误免责，关键仍要看诊疗行为本身有无过错，医务人员是否尽到了应尽的各项义务，如果没有，医方仍要承担责任；反之如果医方没有履行告知义务，并因医疗行为使患者身体受到伤害，医务人员不能免责。

第二节　告知义务的内容

医疗告知的最终目的在于患者对医疗措施、医疗风险的理解，并自主做出是否同意的选择和决定。医疗告知内容的范围不可能有一个统一的标准。在实践中，由于医疗行为本身是动态的，医务人员对患者的告知也必须是一个动态的过程，要善于根据诊疗的

不同阶段及时地把有关信息告知患者。诊疗活动是一个完整的过程，医疗告知应当伴随于这个过程的始终。

一、入院告知

1. 护理院的基本情况，包括机构状况、服务项目、生活设施、医疗护理、生活安排、收费价格及家属或委托人配合等事宜。

2. 入院后第 2～3 天告知老年人的诊断、目前病情、治疗护理方案、预后。

二、特殊检查

因病情需要所必需的检查项目和创伤较大检查，需告知老年人家属及委托人，讲明检查目的、意义和检查中可能会出现的意外。

三、特殊治疗和护理

主要指特殊药物（如三类抗生素、精神类药物等）、营养支持、输血及鼻饲、留置静脉输液、保留导尿等操作中可能出现的意外，以及因病情需请会诊。

四、转院、出院

（一）转院

因病情需要转院进一步治疗，应及时联系转诊医院、签署转院单，并及时告知家属或委托人，如拒绝转院的，应签名认定。

（二）出院

应签署出院单，告知老年人及家属即时病情、注意事项、联系方式。床位医师 3 天内应进行随访，给予指导。

老年人自动转院或自动出院的家属或委托人应签名认定，并保持必要联系。

五、病情危重或发生意外

病情发生危重或出现意外，应立即进行抢救并及时通知家属、交代病情，告知可能的预后，危重老年人应签发病危通知书。发生意外应分析原因，如实告知。

老年人死亡后应告知死亡时间和原因，签署死亡通知书。

六、医疗保护性约束

因病情出现自残或危害他人安全行为的，需采取医疗保护性约束，应进行告知取得家属或委托人同意，家属或委托人拒绝的，可动员老年人出院。

七、费用告知

每月应告知一次费用清单，出院前应告知全部费用清单。

八、护理告知

（一）护理告知的特点

1. 全程性——护理告知贯穿于整个护理工作的全过程。

2. 技巧性——要求护理人员要仔细观察，注重细节，讲究语言技巧。

3. 科学性——护理告知的内容包含着广泛的医学、护理、伦理、心理知识。因此，作为一名合格的护士，只有具备了扎实的护理基础知识，才能更好地为老人服务。

4. 服务性——护理院是特殊的服务场所，老人是特殊的服务对象，护理工作是护理院与老人连接的重要窗口。

（二）护理告知的内容

履行护理告知义务既是护理人员的法定义务，也是凝结知识、技术、爱心的一门沟通艺术，是防范和减少医疗事故、工作差错的一项不可忽视的基础性工作。

1. 入院护理告知内容

（1）一般老人的入院告知内容：介绍病区环境、规章制度、负责医生和护士、科主任查房、活动时间及范围等。

（2）急症、危重老人的入院护理告知内容：对家属及其护送人员口头告知病情变化及用药治疗、护理等方面的情况，危重症老人实行特别护理，告知老人家属特别护理的原因和目的，以取得家属的配合。

2. 出院护理告知内容

出院前向老人或家属讲解如何办理出院手续，医生决定老人出院日期，要通知家属做好准备。责任护士进行出院指导，交待康复期注意事项。

3. 护理操作的告知内容

（1）生活护理告知事项：生活护理告知内容广泛，护理人员在操作中一般只进行口头告知。

（2）治疗护理告知事项：

1）一般治疗护理告知内容：

①清洁、舒适及安全护理：机体的清洁，达到促进康复的目的。防止发生坠床，使用保护具的目的、意义。

②更改用药或停药以及某些药物不良反应的表现等，应及时告知患者。

③向老人及家属告知输液、输血的目的，在输液过程中应该严格控制滴速，护士应向老人说明原因。

2）特殊护理操作前的告知内容：

①灌肠。

②导尿：导尿是为尿潴留老人解除痛苦。

③洗胃。

（3）留取检验标本时应告知的注意事项：

①血液标本。

②尿标本。

③大便标本。

④痰标本。

（三）护理告知技巧

1. 语言交流策略

（1）运用得体的称呼语。

（2）巧避讳语。

（3）善用职业性口语——注意尊重老人的人格，不伤害老人的自尊心。

（4）注意口语的科学性、通俗化。

2. 非语言交流技巧——身体语言、风度、气度。

3. 合理运用口头告知。

第三节　告知义务的法律责任

法律、法规既然比较明确地规定了医疗机构的告知义务是法定义务，那么是义务就要履行，不履行义务就要承担相应的法律责任，也就是说其行为就具有违法性。

一、判断医疗机构的行为是否具有违法性

判断医疗机构的行为是否具有违法性，主要看医疗机构的告知是不是进行了充分有效的告知行为。充分的告知义务，是对他人的人格尊严、自由、生命等权利的尊重，与《宪法》的基本原则一脉相承。

充分告知的判断标准有两个：

（一）在现有的医疗科学技术水平下，医生对患者的身体状况所进行的检查与诊断，该检查与诊断作为医疗机构有义务向患者作出具体的说明。

（二）告知必须是完全、充分、及时的。

1. 完全、充分的告知应当包括患者的病情、手术名称、其他可供选择的治疗办法、手术的目的效果、可能发生的风险、不良后果、预防措施、应急方案等。如果医生向患者告知的信息不全或患者没有充分的理解，而由此又造成重大的不良后果，应认为医疗机构未尽告知义务。

2. 及时的告知包括在本护理院的医疗水平不能达到当前专科医院一般水平的情况下，有告知患者及时转诊的义务，不履行此义务或因迟延履行告知给患者造成损害的，可构成缔约过失责任。

综上所述，无论是未履行告知义务还是未履行充分的告知义务，或者错误告知，或者迟延履行告知义务等都会对患者的现实利益或者期待利益造成不同程度的损害，是对告知义务的未尽谨慎与勤勉的违反。医疗机构只有充分认识到告知义务的重要性，才能更好的保护自己的切身利益，也能够保护患者的合法权益，从而促进医患关系的改善，减少医疗纠纷的发生。

二、医疗机构违反告知义务承担的责任

（一）行政责任

对负有责任的主管人员和其他直接责任人员依法给予行政处分或纪律处分。

（二）民事责任

医方违反告知义务，往往同时侵犯了患者的知情选择权利，甚至进而给患方造成了实际的人身财产损害，构成民事侵权。如此，医疗机构及其医务人员还应对造成的损害承担相应的侵权责任。

侵权行为有一般侵权行为和特殊侵权行为之分，医疗侵权属于一般侵权行为的范畴。一般侵权责任的构成，需要具备四个要求：

（1）违法行为；

（2）损害结果；

（3）违法行为与损害结果之间的因果关系；

（4）过错：行为人主观上有过错，包括故意和过失。

医方违反告知义务构成侵权责任必须符合以下要件：

1. 违反说明告知义务　告知义务属于医方的法定义务。反之，未依法履行告知义务或未恰当履行告知义务，则构成违法。

2. 损害事实

3. 因果关系　不履行告知义务，对于由此造成的损害，可以认定违反告知义务与损害的发生有因果关系。

4. 过错　医方违反法律规定不履行告知义务，违反法律规定即可认定具有过错。

对于满足以上要件的医疗行为，医方要对其违反医疗告知义务的行为承担侵权责任。

（三）刑事责任

如果确因不履行告知义务，导致患者重大人身损害造成医疗事故，情节严重构成医疗事故罪的，有关责任人员还应承担刑事责任。

三、告知义务的免除

一般而言，可以免除医疗机构及其医务人员告知义务的情况包括：

1. 如果告知可能给老人本人导致不良影响，可不必向其本人说明。

2. 由于情况紧急无法取得老人同意的。

3. 法律、法规的特别规定，如法律规定的对结核病患者采取的强制治疗措施。

4. 即使不告知老人，老人也能知悉的传统治疗、常规性医疗的固有危险。

5. 由于老人的体质特殊，无法预测的病情变化或不能控制的意外情形所导致的危害结果，不必告知。

6. 医疗行为的危险性轻微，发生的可能性极小，没有必要告知。

7. 老人明确表示无需医疗机构及其医务人员告知。

四、医疗告知与医疗事故

1. 告知在医疗事故鉴定中的地位

《中华人民共和国执业医师法》《医疗机构管理条例》等法律、法规规定患者享有与自身疾病相关的知情同意权。因此，告知义务是医务人员在医疗执业过程中必须承担的一项法定义务。医务人员不依法履行，不正确履行法定的告知义务，将要承担相应的责任。

2. 告知在医疗事故鉴定中的作用

（1）是判断医疗机构是否侵犯患者知情同意权的客观依据：在鉴定实践中，一般认为，如医方能够举证医务人员针对患者的具体情况实施了告知，就应认定医方没有侵犯患者的知情同意权。否则，应认定医方存在侵权行为。

（2）是判断医疗机构及其医务人员是否存在医疗过失的证据。

第四节 医疗告知与知情文书范本

近年来，医疗纠纷呈逐年上升的态势，在众多医疗纠纷中，医患沟通不足、告知不当是引发医疗纠纷的重要因素。中国医师协会调查显示，80％的医疗纠纷因医患沟通不当引起，医疗纠纷诉讼案件涉及患方知情同意权被侵害的情况较多。护理院是医疗机构，在对老年人收治中，也要认真严格遵守医疗告知与知情法律规范，减少医疗纠纷，维持正常医疗秩序，尊重老年人及其家属及监护者的知情权与处置权，处理好医患关系。

一、护理院医疗告知与知情文书范本编辑说明

本节借鉴并参考国内主要知名医院的现有告知文书范本，结合护理院实际工作，将范本分为两类：

第一类为通用告知文书。这些告知文书主要针对老人入院、出院以及诊疗过程中各科室均会经常涉及的告知情景而设计，例如入院须知、授权委托书、拒绝治疗告知书、病危通知书等。

第二类是检查、治疗同意书。"志愿书"同"告知同意书"一样，包括医师的告知与老人的自主选择两个部分。比较而言，"告知同意书"中老人处于被动同意的地位，"志愿书"则更强调老人主动选择，突出老人的自主选择权利。为了树立尊重老人自主选择权的意识，本书中的示范文书大部分称"志愿书"，而未采用"告知同意书"的名称。这些医疗文书针对各临床科室及辅助科室具体的检查和治疗操作而设计。

在使用本书的过程中会遇到一些术语，例如监护人、近亲属、关系人，根据我国民事法律及卫生法律、法规的有关规定，监护人、近亲属和关系人分别是指：

（一）监护人

1. 未成年人的监护人

（1）未成年人有父母的，是其父母。

218

（2）未成年人的父母已经死亡或者没有监护能力的，由以下有监护能力的人担任监护人：

①祖父母、外祖父母；

②兄、姐；

③关系密切的其他亲属、朋友愿意承担监护责任，经未成年人的父、母所在单位或者未成年人住所地的居民委员会、村民委员会同意的。

（3）对监护有争议的，由未成年人的父、母所在单位或者上述居民委员会、村民委员会从中指定或者在提起诉讼后由人民法院指定。

（4）如果没有前述人员担任监护人，由未成年人的父、母所在单位或者上述居民委员会、村民委员会或者民政部门担任。

2. 精神病患者的监护人

无民事行为能力或者限制民事行为能力的精神病患者，由下列人员担任监护人：

（1）配偶；

（2）父母；

（3）成年子女；

（4）其他近亲属；

（5）关系密切的其他亲属、朋友愿意承担监护责任，经精神病患者的所在单位或者住所地的居民委员会、村民委员会同意的；

（6）对监护有争议的，由精神病患者所在单位或者上述居民委员会、村民委员会从中指定或者在提起诉讼后由人民法院指定；

（7）如果没有前述人员担任监护人，由精神病患者所在单位或者上述居民委员会、村民委员会或者民政部门担任。

（二）近亲属

近亲属是指配偶、父母、子女、兄弟姐妹、祖父母、外祖父母、孙子女、外孙子女。上述人员担任立同意（志愿）书人必须具有完全民事行为能力。

（三）关系人

关系人是指监护人、近亲属以外的与老人本次就医有一定关系的同事、朋友及其他人员、组织。

二、通用告知文书选择范本

入院须知

姓名	性别	年龄	地址
尊敬的老人、老人家属或老人的法定监护人、授权委托人： 　　您好！首先欢迎您入住我院，感谢您对我院的信任和支持。 　　现将住院老人须知通知您，希望得到您的理解和配合，让我们共同创造一个温馨的环境，使老人早日康复。			

您享有的权利和应履行的义务：

一、在我院就诊中您享有的权利

1. 您享有医疗救治、护理、预防保健服务的权利。

2. 您享有知道疾病诊断、病情进展、医生建议的治疗方案、费用、相应风险、疗效及预后的权利，医护人员会将有关情况向您说明，如您有不明之处，请及时提出请医护人员解答。您对医生提出的诊断及治疗方案享有选择权和决定权。

3. 您的身体出现不适或需要帮助时，请使用床头呼叫器呼叫医护人员，或者通过其他方式通知护士站，我们将及时为您提供医疗、护理服务。

4. 您可以书面委托具有民事行为能力的人作为您的代理人，代您行使相关的知情同意权利和诊疗选择决定权利。

5. 您有权利复印法律规定范围内的病历资料。

6. 我院尊重您的隐私权，您可以要求医生对您的病情进行保密。

7. 我院规定，工作人员不得收受"红包"，请您监督，如有违反者，请举报至院办公室，电话_____。

8. 我院在每个病区都设立了意见箱，欢迎您及家属对我院工作提出宝贵意见，以及时改进我们的工作和服务。

9. 如果发生医疗纠纷，应保持理智、冷静，按照法律规定的程序进行处理，包括向护士长、科主任或医务部反映、投诉，并可与我院协商解决，或申请卫生行政部门调解处理，或向人民法院提起诉讼。但绝不能扰乱正常的医疗工作秩序，损害其他老人的权益，更不能殴打医务人员以及破坏我院的公共设施和财物。

二、在我院就诊中您应履行的义务

1. 您必须提供真实的个人信息，包括姓名、性别、年龄、身份证号、地址、联系方式及报销类别等。如果不使用真实姓名，您就放弃了真实姓名的权益，将由您自行承担由此引发的不良后果。凡冒用他人姓名就医而发生的医疗费用及纠纷等后果自负。

2. 您必须向医护人员详尽如实地提供与您健康有关的一切情况，包括本次患病的基本情况、既往病史、诊治经过、药物过敏史及其他有关详情。凡因隐瞒病情而发生的延误诊治、费用等后果自负。

3. 请您和家属遵守我院的规定和制度，听从医护人员的指导和安排，不要擅自翻阅病历和其他医疗记录，如欲了解病情可向主管医师垂询。

4. 请您在办理住院手续前携带足够的个人生活用品，入院后如再需要生活用品则应由亲属代办。入院后请您遵守我院规定。住院期间未经医师书面同意请勿擅自离开病区、我院及擅自外宿，以免发生意外，陪护人员尤其要注意。若您擅自离开病区、我院或者外宿而引起的任何意外情况后果自负，我院不承担任何责任。擅自离院超过1天视为拒绝治疗，按自动出院处理。老人若因特殊情况需要亲自离院的必须签订外出协议书。

5. 医护人员查房、治疗时间请您不要离开病房。不要在病室内大声喧哗或做其他与诊疗无关且有碍医疗秩序的事情。自觉维护病室内外环境整洁，严禁在病房内吸烟，不要向窗外倒水和丢东西。

6. 您需要进行特殊检查、特殊治疗、手术时，在医生充分告知的前提下，您应签署知情同意书。文书一经自愿签署，即具有相应法律效力，对您正确行使自己的合法权益具有重要意义。

7. 您应遵从医生的医嘱积极配合治疗、按时出院，出院后，您应该按照医生的医嘱进行活动、休息并且保证定期复诊。

8. 您应及时足额交纳医药费用，如果由于医药费用不到位延误诊疗从而导致不良后果，我院不承担责任。需了解费用可向病区医护人员咨询或到收费处询问。

9. 您不能要求医护人员为您提供虚假医学文书和票据。

10. 住院期间未经主管医师同意，您不得擅自到院外就诊、购药、私自请医师来我院会诊及采取其他治疗手段，否则由此发生的不良后果自负。

11. 为确保安全，严禁在病区、病室内吸烟、饮酒，严禁使用电炉、酒精炉、煤油炉、电饭煲、电暖气及其他家用电器，违者将按我院有关规定处理，由此发生的不良后果自负。

12. 为了保障老人生命安全，保证医护人员执行医疗行为，病室及室内卫生间门不得反锁、拴死。

13. 病房为公共场所，老人个人的手提电脑、现金、证件等贵重物品请勿带入病房，如若带入请自行妥善保管，防止丢失，特别是手机等易丢失物品。老人违反规定造成财物损失的，我院不承担赔偿责任。出院时请带走属于您的全部私人物品，否则我院将视为弃物并按弃物处理。

14. 医生根据老人病情开具陪住医嘱。陪住家属应严格遵守我院的相关制度和规定。陪护人员应具备完全民事行为能力，负责对老人的监护。特别是发现老人精神异常擅自离开病区或攀爬窗、栏杆等异常情况时，应及时制止、告知和协助医务人员处理。相关问题请咨询主管医护人员。老人及亲属请遵守探视制度，未经主管医师同意不得自行留宿、陪床。

15. 请您爱护公共财物，自觉维护我院公共场所卫生、清洁，维护病房安全、安静，请您不要干扰其他老人诊疗。为确保安全、避免意外，请您爱护并按常规使用病房设备，请不要损坏和移动病房设备和擅自更换病房和病床。

16. 我院因限于条件以及上级部门要求，对结核病等传染病不能诊治，由科室讨论或科主任以书面形式提出，转专科医院治疗，请您协助我们完成转院工作。

17. 请您尊重医护人员的人格权、人身权。请您不要泄露其他老人的病情和隐私。

18. 住院期间，医务人员根据您的病情需要，实施静脉穿刺，抽血、输液或进行深静脉穿刺和其他体腔内插管等操作时，因老人个体差异的原因，很难保证一次成功而需重复操作，也可能因个体差异的原因在输液过程中出现外渗、肿胀、疼痛等，请理解并积极配合。当然，我们会尽力做到最好。

19. 住院患者应服从主管医生的诊疗方案，如有疑问可向主管医生反映，也可直接向上级医师或病区主任反映，擅自拒绝检查、治疗而引起的一切后果自负。

如违反上述规定引发的一切后果，需由您自行承担责任。

感谢您及家人对我们工作的支持和配合，祝您早日康复！	
老人签名：	
亲属/监护人/委托人签名：	与老人的关系：
联系电话：	宣教护士签名：
	年　　月　　日

授权委托书

老人姓名＿＿＿＿＿ 性别＿＿＿＿＿ 年龄＿＿＿＿＿ 床号＿＿＿＿＿ 住院号＿＿＿＿＿

委托人（老人本人）＿＿＿＿＿ 性别＿＿＿＿＿ 年龄＿＿＿＿＿
有效证件号码：＿＿＿＿＿＿＿＿＿＿＿＿＿ 住址＿＿＿＿＿＿＿＿＿＿＿＿＿

受托人＿＿＿＿＿ 性别＿＿＿＿＿ 联系电话＿＿＿＿＿＿＿＿＿
有效证件号码：＿＿＿＿＿＿＿＿＿＿＿＿＿ 住址＿＿＿＿＿＿＿＿＿＿＿＿＿
与老人关系：□配偶 □子女 □父母 □其他近亲属 □同事 □其他＿＿＿＿＿

本人于＿＿＿＿＿年＿＿＿＿＿月＿＿＿＿＿日因病住院。本人在住院期间，有关病情的告知以及在诊断治疗过程中需要签署的一切知情同意书，本人郑重委托由＿＿＿＿＿作为我的代理人，代为行使住院期间的知情同意权利，并履行相应的签字手续，全权代表本人签字，被委托人的签字视同本人的签字。

委托人签署同意书后所产生的后果，由老人本人承担。

老人签名：＿＿＿＿＿（手印）　　　　＿＿＿＿＿年＿＿＿＿＿月＿＿＿＿＿日

受托人签名：＿＿＿＿＿（手印）　　　＿＿＿＿＿年＿＿＿＿＿月＿＿＿＿＿日

入住重症监护室（ICU）须知

病员家属您（们）好：

由于病员病情复杂、危重在我科将进行一段时间的抢救、治疗与监护，病员在我科监护期内相关情况需要您（们）的了解与配合遵守，具体如下：

1. 本病区不予以陪护，病员家属请留 1~2 位在原病区床位 24 小时等候，外院转入病员请在我院附近租住旅馆住下。

2. 请留下您的联系电话号码，以便及时与您取得联系（联系电话必须开机，必须是市内电话或本地手机），一旦病员发生病情变化及外出检查时我科会及时通知您。

3. 探视时间为每天下午 3~4 点。小孩以及有呼吸道感染疾病者不予探视。为保护患者，防止交叉感染，探视时限制每床位 1 位家属，并在探视区穿好隔离衣，戴好帽子，穿好鞋套依次进入病区。探视时间外本病区范围内家属不准滞留。

4. 病员入住时请家属及时送入以下病员日常所需物品：脸盆（2 个）、毛巾（2 条）、面巾纸（2包）、湿纸巾（2 包）、红色卫生纸（2 包）、纸杯（2 个），相关物品用完后将及时与您电话联系，并按门铃送入。

为了病员的健康，希望大家能相互理解，相互配合，使病员早日康复出室。

社会基本医疗保险自费自负项目知情同意书

医院名称：　　　　　　　科室名称：　　　　　　　住院号码：

老人姓名：　　　　　　　性　　别：　　　　　　　床位号码：

临床诊断：　　　　　　　谈话日期：　　　　　　　谈话地点：

病友您好！非常感谢您对我院医护人员工作的信任和支持。

一、在参保老人住院期间，医生根据老人的病情，需要使用以下基本医疗保险基金不予支付或部分支付的药品、诊疗项目、医用耗材，请您充分了解所用药品、诊疗项目、耗材的作用、不良反应及需要个人承担的费用情况，认真阅读以下条文中医生所填写内容，如果您明白无误并同意使用，请签字确认。

参保老人需要使用的基本医疗保险基金不予支付或部分支付的药品、诊疗项目或高值医用耗材为：

名称　规格　单价　基金支付（％）　拟用数量　基金支付限额　个人承担金额

1. ＿＿＿＿＿＿＿＿＿＿＿＿＿＿＿＿＿＿＿＿＿＿＿＿＿＿＿＿＿＿＿＿＿＿＿＿

2. ＿＿＿＿＿＿＿＿＿＿＿＿＿＿＿＿＿＿＿＿＿＿＿＿＿＿＿＿＿＿＿＿＿＿＿＿

3. ＿＿＿＿＿＿＿＿＿＿＿＿＿＿＿＿＿＿＿＿＿＿＿＿＿＿＿＿＿＿＿＿＿＿＿＿

4. ＿＿＿＿＿＿＿＿＿＿＿＿＿＿＿＿＿＿＿＿＿＿＿＿＿＿＿＿＿＿＿＿＿＿＿＿

5. ＿＿＿＿＿＿＿＿＿＿＿＿＿＿＿＿＿＿＿＿＿＿＿＿＿＿＿＿＿＿＿＿＿＿＿＿

以上自费或自负医疗服务项目的费用合计为＿＿＿＿＿＿＿＿＿元。

二、医患双方的共识

1. 医疗机构及医务人员尊重参保老人的选择权。

2. 参保老人已向经治医师咨询并得到解答。经自主选择，由我院提供以上自费部分或部分自负医疗服务。

3. 参保老人已了解此类服务属医保基金不予支付或部分支付，发生的费用保证愿意个人承担。

4. 本知情同意书经双方慎重考虑并签字后生效。其内容为双方真实意思的表示，并确认医方已履行了告知义务，患方已享有知情、选择及同意的权利，将受我国有关法律保护。

5. 本知情同意书一式二份，医患双方各执一份。

参保老人（其监护人或委托人）签名：　　　　　院方经治医师签名：

监护人或委托人与参保人关系：

　　　　年　　月　　日　　　　　　　　　　　年　　月　　日

注：1. 本知情同意书除智力缺陷、丧失签字能力者外，均由老人本人签字。

　　2. 本知情同意书请留存在病历中保存。

自动出院或转院告知书

老人姓名		性别		年龄		病历号	

尊敬的老人、老人家属或老人的法定监护人、授权委托人：

根据老人目前的疾病状况，医生认为老人应当继续留住我院接受治疗，但是老人现要求自动出院或转院，特此向老人、老人家属或老人的法定监护人、授权委托人告知老人出院或转院可能出现的风险及不良后果：

1. 自动出院或者转院，在我院原有的治疗中断，有可能导致病情反复甚至加重，从而为以后的诊断和治疗增加困难，甚至使原有疾病无法治愈或者使老人丧失最佳治疗时机，也有可能促进或者导致老人死亡。

2. 自动出院或者转院，在我院原有的治疗中断，有可能出现各种感染或使原有的感染加重、伤口延迟愈合、疼痛等各种症状加重或症状持续时间延长，增加老人的痛苦，甚至可能导致不良后果。

3. 自动出院或者转院，在我院原有的治疗中断，老人有可能会出现某一个或者多个器官功能减退、部分功能甚或全部功能的丧失，有可能诱发老人出现出血、休克、其他疾病和症状，甚至产生不良后果。

4. 自动出院或者转院有可能导致部分检查或治疗重复进行，有可能导致诊治费用增加。

5. 自动出院或者转院有可能增加老人其他不可预料的风险及不良后果。

老人、老人家属或老人的法定监护人、授权委托人意见：

我（或是老人的监护人）已年满18周岁且具有完全民事行为能力，我拒绝该院的医疗诊治服务，并在违背医护人员意见的情况下离开该院。医护人员已经向我解释了医疗诊治对我的疾病的重要性和必要性，并且已将自动出院或者转院可能出现的风险及后果向我作了详细的告知。我仍然坚持离开该院。

我自愿承担自动出院或转院所带来的风险和不良后果。我自动出院或转院产生的不良后果与该院及医护人员无关。

老人签名　　　　　　　　签名日期　　　年　　　月　　　日

如果老人无法签署知情同意书，请其授权的亲属在此签名：

老人授权亲属签名　　　与老人关系　　　签名日期　　　年　　　月　　　日

医护人员陈述：

我已经将老人继续留住我院接受治疗的重要性和必要性，以及自动出院或者转院所带来的风险及后果向老人、老人家属或老人的法定监护人、授权委托人告知，并且解答了关于自动出院或者转院的相关问题。

医护人员签名　　　　　　签名日期　　　年　　　月　　　日

拒绝治疗告知书

老人姓名		性别		年龄		病历号	

尊敬的老人、老人家属或老人的法定监护人、授权委托人：

根据老人目前的疾病状况，医生认为老人应当接受治疗，并建议老人接受适当的医疗措施。

但是老人现在拒绝或者放弃我院医护人员建议的以下医疗措施：

特此告知可能出现的后果，请老人、老人家属或老人的法定监护人、授权委托人认真斟酌后决定。

1. 拒绝或放弃医学治疗，在我院原有的治疗中断，有可能导致病情反复甚至加重，从而为以后的诊断和治疗增加困难，甚至使原有疾病无法治愈或者使老人丧失最佳治疗时机，也有可能促进或者导致老人死亡。

2. 拒绝或放弃医学治疗，在我院原有的治疗中断，有可能出现各种感染或使原有的感染加重、伤口延迟愈合、疼痛等各种症状加重或症状持续时间延长，增加老人的痛苦，甚至可能导致不良后果。

3. 拒绝或放弃医学治疗，在我院原有的治疗中断，老人有可能会出现某一个或者多个器官功能减退、部分功能甚或全部功能的丧失，有可能诱发老人出现出血、休克、其他疾病和症状，甚至产生不良后果。

4. 拒绝或放弃医学治疗有可能导致原有的医疗花费失去应有的作用。

5. 拒绝或放弃医学治疗有可能增加老人其他不可预料的风险及不良后果。

老人、老人家属或老人的法定监护人、授权委托人意见：

我（或是老人的监护人）已年满18周岁且具有完全民事行为能力，我拒绝或放弃该院对我的医学治疗服务。医护人员已经向我解释了接受医疗措施对我的疾病治疗的重要性和必要性，并且已将拒绝或者放弃医学治疗的风险及后果向我作了详细的告知。我仍然坚持拒绝或放弃医学治疗。

我自愿承担拒绝或放弃医学治疗所带来的风险和不良后果。我拒绝或放弃医学治疗产生的不良后果与该院及医护人员无关。

老人签名　　　　　　　　签名日期　　年　　　月　　　　日

如果老人无法签署知情同意书，请其授权的亲属在此签名：

老人授权亲属签名　　　与老人关系　　　签名日期　　年　月　　　日

医护人员陈述：

我已经将老人继续接受医学治疗的重要性和必要性，以及拒绝或者放弃治疗的风险及后果向老人、老人家属或老人的法定监护人、授权委托人告知，并且解答了关于拒绝或者放弃治疗的相关问题。

医护人员签名　　　　　　　　签名日期　　年　　　月　　　　日

病危（重）通知书

老人姓名_____ 性别_____ 年龄_____ 床号_____ 住院号_____

尊敬的老人家属或老人的法定监护人、授权委托人：

您好！您的家人_____现在我院_____科住院治疗。

目前诊期为_____

虽经医护人员积极救治，但目前老人病情危重，并且病情有可能进一步恶化，随时会出现以下一种或多种危及老人生命的并发症：

1. 肺性脑病，严重心律失常、心功能衰竭、心肌梗死、高血压危象。

2. 上消化道出血导致出血性休克、脑出血、脑梗死、脑疝。

3. 感染中毒性休克、过敏性休克、心源性休克。

4. 弥散性血管内凝血（DIC）。

5. 多器官功能衰竭。

6. 糖尿病酮症、酸中毒、低血糖性昏迷、高渗性昏迷。

7. 其他。

上述情况一旦发生会严重威胁老人生命，医护人员将会全力抢救。

如您还有其他问题和要求，请在接到本通知后主动找医生了解咨询。请您留下准确的联系方式，以便医护人员随时与您沟通。

此外，限于目前医学技术条件，尽管我院医护人员已经尽全力救治老人，仍存在因疾病原因老人不幸死亡的可能。请老人家属予以理解。

老人的法定监护人、授权委托人意见：

关于老人目前的病情危重、可能出现的风险和后果，以及医护人员对于老人病情危重时进行的救治措施，医护人员已经向我详细告知。我了解了老人病情危重，并_____（"同意"或"不同意"）医护人员进行有创救治措施，我_____（"同意"或"不同意"）使用药物进行救治，对所发生的一切后果我们自行承担责任。

老人授权亲属签名_____与老人关系_____ 签名日期_____年_____月_____日

医护人员陈述：

我已经将老人目前的病情危重、可能出现的风险和后果，以及医护人员对于老人病情危重时进行的救治措施向老人家属或老人的法定监护人、授权委托人详细告知。

医护人员签名_____ 签名日期_____年_____月_____日

三、检查、治疗志愿书

特殊检查、治疗志愿书

老人姓名： 性别： 年龄： 科室： 床号： 住院号：

尊敬的老人、老人家属或老人的法定监护人、授权委托人：

老人目前诊断为_____。

根据病情需要，我们经过认真研究及讨论，拟对老人进行如下诊疗项目：

226

1. _____

2. _____

进行上述诊疗项目的目的在于 _____

　　如果上述诊疗项目不能及时进行，可能会影响老人的诊断和治疗，不利于老人康复，甚至延误病情，危及生命。上述诊疗项目实施前我们将尽可能作充分准备，但仍然存在如下并发症及风险：

1. _____

2. _____

3. _____

4. _____

5. _____

6. _____

7. _____

老人知情选择同意：

　　我的医生已经告知我将要进行的诊治项目的方式、此诊疗过程中及以后可能发生的并发症和风险、可能存在的其他诊疗方法，并且解答了我关于此次诊疗的相关问题。

　　我同意在诊疗过程中医生可以根据我的病情对预定的诊疗方式做出调整。

　　我理解我的诊疗可能需要多位医生共同进行。

　　我并未得到诊疗百分之百成功的许诺。

　　我理解此诊疗项目可能存在有些不常见的风险未在此列出。

　　我同意承担此诊疗项目的费用。

　　我授权医师对诊疗过程中切除、穿刺取得的病变器官、组织或标本进行处置，包括病理学检查、细胞学检查和医疗废物处理等。

　　老人签名　　　　　　　　　　签名日期　　　年　　　月　　　　日

　　如果老人无法签署知情同意书，请其授权的亲属在此签名：

　　老人授权亲属签名　　　　　与老人关系　　　签名日期　　年　　月　　　日

老人知情选择不同意：

　　我（或是老人的法定监护人、授权委托人、亲属）已年满18周岁且具有完全民事行为能力，我拒绝或放弃该院对我的医学治疗服务。医护人员已经向我解释了接受医疗措施对我的疾病治疗的重要性和必要性，并且已将拒绝或者放弃医学治疗的风险及后果向我作了详细的告知。我仍然坚持拒绝或放弃医学治疗。我自愿承担拒绝或放弃医学治疗所带来的风险和不良后果。我拒绝或放弃医学治疗产生的不良后果与该院及医护人员无关。

　　老人签名　　　　　　　　　　签名日期　　　年　　　月　　　　日

　　如果老人无法签署知情同意书，请其授权的亲属在此签名：

　　老人授权亲属签名　　　　　与老人关系　　　签名日期　　年　　月　　　日

医生陈述：

　　我已经告知老人将要进行的诊疗方式、此次诊疗过程中及以后可能发生的并发症和风险、可能存在的其他治疗方法，并且解答了老人关于此次诊疗项目的相关问题。

　　医生签名　　　　　　　　　　签名日期　　　年　　　月　　　　日

气管切开术知情志愿书

老人姓名　　　　　　　　性别　　　　　　年龄　　　　　　病历号

疾病介绍和治疗建议：

医生已告知老人有＿＿＿＿＿＿＿＿＿＿＿＿＿＿，为保证气道通畅，改善呼吸功能，需要在＿＿＿＿＿

＿＿＿＿＿＿＿＿＿麻醉下进行气管切开术。

手术潜在风险和对策：

医生已告知我及家属如下气管切开术可能发生的一些风险，有些不常见的风险可能没有在此列出，具体的手术术式根据不同患者的情况有所不同，医生告诉我可与我的医生讨论有关我手术的具体内容，如果我有特殊的问题可与我的医生讨论。

1. 任何麻醉都存在风险。

2. 任何所用药物都可能产生副作用，包括轻度的恶心、皮疹等症状到严重的过敏性休克，甚至危及生命。

3. 此手术可能发生的风险和医生的对策：

（1）心脑血管意外：心律失常、心搏骤停等。

（2）术中损伤气管周围组织，可导致：①血管损伤，出血；②食管损伤，气管-食管瘘：少见。较小的、时间不长的瘘孔，有时可自行愈合，瘘口较大或时间较长、上皮已长入瘘口者，只能手术修补；③神经损伤：包括喉返神经、喉上神经等；④甲状腺损伤，出血；⑤皮下气肿：是手术后最常见的并发症，大多数于数日后可自行吸收，不需要作特殊处理。⑥气胸及纵隔气肿：轻者无明显症状，严重者可引起窒息。此时应行胸膜穿刺，抽出气体。严重者可行闭式引流术。

（3）出血：术中伤口少量出血，可压迫止血，若出血较多，可能有血管损伤，可能需手术结扎出血点。术后出血，对症处理。

（4）由于垫肩或体位变动导致原发病加重，甚至危及生命。

（5）肺部并发症：如肺炎、肺脓肿、支气管炎、肺不张等。

（6）术中、术后急性窒息致死亡。

（7）术后喉狭窄。

（8）置管位置不佳，必要时二次手术。

（9）术后伤口感染，不愈合或愈合延迟。

（10）术后呼吸功能不佳，导致拔管延迟或终生带管：根据不同病因，酌情处理。

（11）术后脱管。

（12）其他难以预料的意外。

4. 如果患有高血压、心脏病、糖尿病、肝肾功能不全、静脉血栓等疾病或者有吸烟史，以上这些风险可能会加大，或者在术中或术后出现相关的病情加重或心脑血管意外，甚至死亡。

特殊风险或主要高危因素

根据老人的病情，老人可能出现以下特殊的并发症或风险：

＿＿

一旦发生上述风险和意外，医生会采取积极应对措施。

老人知情选择

我的医生已经告知我将要进行的操作方式、此次操作及操作后可能发生的并发症和风险、可能存在的其他治疗方法，并且解答了我关于此次操作的相关问题。

我同意在操作中医生可以根据我的病情对预定的操作方式做出调整。

我理解此项操作需要多位医生共同进行。

我并未得到操作百分之百成功的许诺。

我授权医师对操作切除的病变器官、组织或标本进行处置，包括病理学检查、细胞学检查和医疗废物处理等。

老人亲属签名　　　　　　与老人关系　　　　　签名日期　　年　月　日

医生陈述

我已经告知老人将要进行的手术方式、此次手术及术后可能发生的并发症和风险、可能存在的其他治疗方法，并且解答了老人关于此次手术的相关问题。

医生签名　　　　　　　　　　　　签名日期　　　　年　月　日

机械通气知情志愿书

老人姓名	性别	年龄	病历号

疾病介绍和治疗建议

医生已告知老人有 ＿＿＿＿＿＿＿＿＿＿＿＿ ，需要进行机械通气。

机械通气的目的：改善呼吸功能，维持生命体征，为解除诱发加重因素争取时间。

手术潜在风险和对策：

医生告知老人机械通气可能发生的一些风险，有些不常见的风险可能没有在此列出，具体的操作根据不同患者的情况有所不同，医生已告知老人及家属可与老人的医生讨论有关老人操作的具体内容，如果有特殊的问题可与老人的医生讨论。

1. 我理解此操作可能发生的风险和医生的对策：

机械通气：

（1）呼吸机诱发的肺损伤，相关性肺部感染。

（2）老人不能脱离呼吸机，呼吸机依赖。

（3）血流动力学不稳定，血压下降，心律失常，心功能衰竭等循环功能障碍。

（4）老人与呼吸机不同步，致呼吸困难，呼吸功能衰竭继续加重。

（5）患者需要约束治疗。

（6）皮下气肿、纵隔气肿和气胸等；氧中毒。

（7）气管食管瘘。

2. 我理解如果老人患有高血压、心脏病、糖尿病、肝肾功能不全、静脉血栓等疾病或者有吸烟史，以上这些风险可能会加大，或者在术中或术后出现相关的病情加重或心脑血管意外，甚至死亡。

3. 如果老人的体位不当或不遵医嘱，可能影响操作效果。

特殊风险或主要高危因素

我理解根据我的病情，可能出现以下特殊的并发症或风险：

一旦发生上述风险和意外，医生会采取积极应对措施。

老人知情选择

• 我的医生已经告知我将要进行的操作方式、此次操作及操作后可能发生的并发症和风险、可能存在的其他治疗方法，并且解答了我关于此次操作的相关问题。

• 我同意在操作中医生可以根据我的病情对预定的操作方式做出调整。

• 我理解我的操作需要多位医生共同进行。

• 我并未得到操作百分之百成功的许诺。

• 我授权医师对操作切除的病变器官、组织或标本进行处置，包括病理学检查、细胞学检查和医疗废物处理等。

老人签名　　　　　　　　　签名日期　　年　　月　　　　日

如果老人无法签署知情同意书，请其授权的亲属在此签名：

老人授权亲属签名　　　与老人关系　　　签名日期　　年　　月　　　日

医生陈述

我已经告知老人将要进行的手术方式、此次手术及术后可能发生的并发症和风险、可能存在的其他治疗方法，并且解答了老人关于此次手术的相关问题。

医生签名　　　　　　　　　签名日期　　　　年　　月　　　　日

胃管置入术志愿书

床号		姓名		性别		年龄		住院号	

病情介绍和治疗建议

医务人员已告知我患有＿＿＿＿＿＿＿＿＿＿＿＿，需要进行胃管置入术。

胃管置入术目的：

□洗胃：以清除胃内毒物，减少毒物吸收。

□鼻饲：老人不能由口进食物、水和药物，为保证老人能摄入足够的蛋白质与热量及治疗中所需服用的药物。

□胃肠减压：利用吸引的原理，帮助老人将积聚于胃肠道内的气体和液体排出，从而降低胃肠道内的压力及张力。

胃管置入术可能出现的风险和并发症

我理解在插胃管过程中和留置期间，可能出现以下风险和并发症，尤其是对患有心脑血管疾患、胃溃疡、食管静脉曲张及食管肿瘤等老人，风险性可能加大，严重者可能危及老人生命。

1. 鼻腔出血。

2. 恶心、呕吐，甚至造成误吸或窒息。

3. 刺激迷走神经引起心律失常，甚至呼吸、心搏骤停。

4. 各种原因导致的插管失败、咽喉部黏膜损伤。

5. 可导致胃出血或胃穿孔。

对于上述可能发生的风险和意外，医护人员会采取积极全面的预防措施；我理解根据我个人的病情，我可能出现上述所交待并发症以外的风险，一旦发生医护人员会采取积极的应对抢救措施。

老人或家属知情选择

医务人员已向我告知此项操作可能发生的并发症和风险，我并未得到操作百分之百成功的许诺。如拒绝实施，可造成病情加重，甚至导致生命危险。

老人签名　　　　　　　　签名日期　　　　　　　年　　月　　日

如果老人无法签署知情同意书，请其授权的亲属在此签名：

老人授权亲属签名　　与老人关系　　　　签名日期　　年　　月　　日

医务人员陈述

我已经告知老人将要进行的操作可能发生的并发症和风险，并且解答了老人关于此项操作的相关问题。

医务人员签名　　　　　　签名日期　　　　　　　年　　月　　日

导尿术志愿书

床号		姓名		性别		年龄		住院号	

病情介绍和治疗建议

　　医务人员已告知我患有＿＿＿＿＿＿＿＿＿＿＿，需要进行导尿术。

导尿术目的

□腹部手术前：排空膀胱，避免手术中误伤。

□尿失禁或会阴部损伤：保持局部干燥，感觉舒适。

□抢救休克和危重老人时：准确记录尿量、比重，纠正休克和肾功能状况。

□泌尿系统疾病术后：促使膀胱功能恢复及切口愈合。

□做尿细菌培养，测量膀胱容量。

□为尿潴留老人引流尿液，以减轻痛苦。

□充盈膀胱，为检查做准备

导尿术可能出现的风险和并发症

我理解在插尿管和留置尿管过程中，可能出现以下风险和并发症：

1. 泌尿系感染

2. 尿道机械性损伤

3. 拔管受阻

4. 术后尿道狭窄

5. 膀胱结石

　　对于上述可能发生的风险和意外，医护人员会采取积极全面的预防措施；我理解根据我个人的病情，我可能出现上述所交待并发症以外的风险，一旦发生医护人员会采取积极的应对抢救措施。

老人或家属知情选择

医务人员已向我告知此项操作可能发生的并发症和风险，我并未得到操作百分之百成功的许诺。如拒绝实施，可造成病情加重，甚至导致生命危险。

老人签名　　　　　　签名日期　　　　　　年　　月　　日

如果老人无法签署知情同意书，请其授权的亲属在此签名：

老人授权亲属签名　　与老人关系　　　　签名日期　　年　　月　　日

医务人员陈述

我已经告知老人将要进行的操作可能发生的并发症和风险，并且解答了老人关于此项操作的相关问题。

医务人员签名　　　　签名日期　　　　　　年　　月　　日

康复治疗志愿书

谈话时间：_____　　谈话地点：_____　　谈话医师：_____

患者（委托人）姓名：_____　　委托人与老人关系：_____

谈话记录：

1. 老人姓名_____　　性别_____　　年龄_____　　病区_____

床号_____　　住院号_____

2. 病情诊断_____

3. 拟施治疗方案：_____；时间：_____分钟，每日_____次

合理科学的康复治疗不会给老人带来危险，老人刚开始介入康复治疗时可能会出现稍疲劳、心慌等不适，属正常现象，休息后可自然缓解。在康复治疗过程中，由于老人自身疾病的原因，如高血压、糖尿病、心脏病等疾病的复发或加重，可能会令老人出现病情加重、残疾或死亡等意外情况。因老人病情不断变化，治疗过程中上述治疗方案可能需做适当的调整。

4. 治疗中可能出现的主要并发症和意外情况（相应□中打"√"）：

□（1）脑卒中复发

□（2）心脏病复发

□（3）血压波动

□（4）糖尿病加重

□（5）较大范围脑梗死患者出现脑出血

□（6）其他

以上情况可能很轻微，也可能很严重，甚至导致残疾或死亡。

5. 治疗过程须服从医务人员的安排。如有不服从医务人员安排，影响本人及其他患者治疗或影响治疗工作正常进行的情况发生，当班人员有权暂停患者治疗。

6. 患方意见：经医师告知，我已经了解上述情况并表示理解。由于病情需要，我同意接受康复治疗，并承担相应的风险。

老人（委托人）签名_____　　　　　　经治医师签名_____

　　　　　年　月　日　　　　　　　　　　　　　　年　月　日

第十一章　护理院医疗纠纷的处理与防范

本章重点概述

　　护理院最担心出现医疗纠纷，那样会增加经营风险。而大部分护理院在运转过程中都曾遇到过医疗纠纷，因此而产生医疗补偿。目前我国尚没有相关的法规规定双方的责权利划分，因此只能按照普通民事程序进行。护理院在遇到医疗纠纷时往往无所适从。本章从医疗护理纠纷的概念、产生的原因以及处理与防范做简要阐述。

第一节　医疗护理纠纷与医疗护理事故概述

一、医疗纠纷的含义

　　（一）医疗纠纷是指医护人员在为患者服务过程中，医护人员与患者之间发生的争执，包括医患双方对诊疗护理后果及其原因的认定发生争议。

　　（二）医疗纠纷不一定是医疗事故，医疗事故也并非都形成医疗纠纷。医疗纠纷大多数发生在诊疗护理工作终结之后，但也有的发生在诊疗护理工作的过程中。医疗纠纷的原因错综复杂。

二、护理纠纷的含义

　　（一）护理纠纷是指护理人员在为患者服务过程中以护理人员为主体的人群与患者为中心的人群之间发生争执。即护患双方在护理活动中产生的一切分歧，包括患者及其家属对医疗机构及其护理人员的护理工作或诊疗护理结果不满，或者由于护理人员护理工作出现失误，导致患者痛苦增多及人身损害引起的纠纷。

　　（二）护理纠纷属于医疗纠纷的一个组成部分，但常常与医疗纠纷交织在一起。

三、医疗护理事故的含义

　　根据 2002 年 4 月 4 日国务院颁布的《医疗事故处理条例》规定，医疗事故是"指医疗机构及其医务人员在医疗活动中，违反医疗卫生管理法律、行政法规、部门规章和诊疗护理规范、常规，过失造成患者人身损害的事故。"护理事故是医疗事故的一种类型。确认医疗事故必须具备五个条件：

　　1. 医疗事故必须是发生在法定的诊疗护理工作中（包括为此服务的管理和后勤工作）。

　　2. 医疗事故的行为人必须是经过考核的卫生行政机关批准，取得相应资格的各级各类卫生技术人员（也包括医院管理、后勤服务人员）。

　　3. 医疗事故的行为人必须有诊疗护理工作中的过失。

4. 给病员造成的不良后果，必须是死亡、残废、组织器官损伤导致功能障碍。不及这种程度不能认定为医疗事故。

5. 医务人员过失与造成病员不良后果之间，必须有直接的因果关系。否则，不能认定为医疗事故。

四、医疗事故的分级

（一）《医疗事故处理条例》根据患者人身造成损害的程度，将医疗事故划分为 4 个等级。卫生部发布的《医疗事故分级标准》将医疗事故一级乙等至三级戊等对应伤残等级一至十级。

（二）医疗事故分责任事故和技术事故。责任事故是指责任人因玩忽职守，违反规章制度或操作规程等失职行为而造成的医疗事故。技术事故是指责任人因专业技术水平和经验不足为主要原因造成的医疗事故。

（三）一级医疗事故：系指造成患者死亡、重度残疾的医疗事故，一级医疗事故分为两个等级。

（四）二级医疗事故：系指造成患者中度残疾、器官组织损伤导致严重功能障碍的医疗事故，二级医疗事故分为 4 个等级。

（五）三级医疗事故：系指造成患者轻度残疾、器官组织损伤导致一般功能障碍的医疗事故，三级医疗事故分为五个等级。

（六）四级医疗事故：系指造成患者明显人身损害的其他后果的医疗事故。

五、不属于医疗事故的情形

《医疗事故处理条例》第三十三条规定，在护理过程中，有下列情形之一，不属于医疗事故。

（一）紧急医学护理处置

"在紧急情况下为抢救垂危患者生命而采取紧急医学措施造成不良后果的"不属于医疗事故。

（二）医疗意外

"在医疗活动中由于患者病情异常或者患者体质特殊而发生医疗意外的"不属于医疗事故。如常见的过敏性休克，是指那些按护理常规不需要事先做过敏性试验的药物；又如患者体质特殊而发生的医疗意外等。

（三）猝死或并发症

"在现有医学科学技术条件下，发生无法预料或者不能防范的不良后果的"不属于医疗事故。

（四）如发生下列情况，不属于医疗事故，医疗机构不承担赔偿：

1. 无过错输血感染造成不良后果的；

2. 因患方原因延误诊疗导致不良后果的；

3. 因不可抗力造成不良后果的。

第二节 护理院医疗纠纷产生的原因

一、影响住院老年患者安全的相关因素

（一）与老年生理自然衰老有关的内在因素的安全问题

1. 角膜较不透明，透光减少，老年性缩瞳，到达视网膜的光线减少；又如，由于老年人夜间尿频的原因，使老年人易在夜间上厕所时发生跌到意外，因此夜间照明的设备是否充足为影响因素之一；再如晶状体变黄，巩膜透明性减弱，神经传导减缓，使得老年人在上、下楼梯或浴室设备使用同色彩时易导致跌到。另外，老年人视野减小，周边视力狭窄，如病室床位拥挤，氧气筒、吸引器、输液架摆放凌乱，会造成老年人碰伤或跌倒。

2. 老年患者呼吸功能减低，易疲劳，使得老年人遇到长的楼梯或走廊，如不能提供可供休息的座椅，老年人将难以适应，易发生意外。

3. 老年人新陈代谢率降低，基础体温较低，老年人对低温的环境较敏感。

4. 老年人嗅觉降低，记忆力衰退，在活动期间需短暂休息，容易导致老年人在吸烟时睡着引起烧伤或火灾等意外。

5. 老年人肌肉的张力及强度降低而增加由坐姿站起的困难，引起突然站起时不稳而摔倒。

（二）与老年疾病有关的安全问题

1. 老年疾病诊断困难和老年疾病常出现病种交叉，以及老年疾病表现上的多样性。

2. 老年人患有各种急、慢性疾病，如心肺功能受损（充血性心力衰竭、心律失常、慢性肺部疾病等），神经功能受损（帕金森病、脑卒中及痴呆）等疾病造成老年人危险因素增加。

3. 运动系统的疾病，如骨质疏松、肌肉病变、关节疾病等造成老年人活动受阻，容易受伤。

4. 老年人视觉、听力功能受损，视力、视能、听力的下降，引起漏看、漏听等导致错误，缺乏安全的警觉。

5. 药物的不良反应，如镇静剂、安眠药物、降压药、抗抑郁药物等可造成老年人安全问题。

6. 其他，如手指甲、脚趾甲过长，穿不合适的鞋，过度饮酒，营养不良，脱水等也是造成老年患者安全问题的危险因素。

二、老年护理院医疗纠纷的种类

（一）医源性纠纷

1. 医源性纠纷　是指主要由于医护人员方面的原因引起的纠纷。分为两种情况。一种是医疗过失而引起的纠纷，另一种是由其他原因而引起的医源性纠纷。

2. 医疗过失纠纷　通常指医生或护士在诊疗服务中有过错或失误，并由此造成老

年患者不同程度的机体损伤。此类纠纷具体情况相当复杂，在老年护理院主要包括：

（1）用药方面的医疗过失纠纷：如用药原则方面的过失，用药剂量上的过失，用错药物的过失和药物过敏反应方面的过失。

（2）诊断方面的医疗过失纠纷。

（3）医院管理方面的过失纠纷：如后勤管理松弛，食堂管理不严，造成食物中毒等。

（4）化验方面的医疗过失纠纷：化验人员不负责任，使化验标本丢失，又如工作疏忽误填报告单等。

（二）医方其他原因引起的纠纷

1. 因服务态度粗暴恶劣或医务人员言语不慎引起的纠纷。

2. 医护人员语言不当引起的纠纷。

3. 违反制度开假诊断书引起的纠纷。

4. 医务人员疏忽大意，以致使病员产生了不良后果。

5. 医务人员技术水平的限制，经验不足，发生漏诊、误诊以致于误治。

6. 对于病情的严重程度估计不足，治疗护理不当，造成疾病治疗延误。

（三）非医源性纠纷

1. 非医源性纠纷一般是由于患者或其家属及所在单位缺乏医学常识，或对老年护理院的规章制度不熟悉、理解不准确引起的，也有的纯属患者及其家属无理取闹造成的。

2. 因患方缺乏医学知识而引起的纠纷。

3. 工伤、交通事故及伤害责任的转嫁。

4. 因患方有意嫁祸医疗而引起的纠纷。

第三节　护理院护理纠纷产生的原因

一、护理工作不负责任和责任心不强

（一）护理工作不负责任

1. 擅离职守。

2. 护理人员在岗时间不忠于职守。

3. 不仔细观察病情。

（二）责任心不强

1. 护士担负起观察老年护理患者症状、体征及病情变化的责任，但由于责任心不强，容易产生单纯完成在班任务的思想，使患者失去系统观察的机会。

2. 在护理事故中本来可以避免，却又经常发生的现象，如给患者打错针、发错药，卧床老人发生了压疮、烫伤，患者发生了坠床等均是因护士责任心不强造成的。

二、不认真执行查对制度

（一）查对制度是一项重要的医疗护理工作制度，认真执行查对制度，可以避免许多医疗护理过失的出现。

（二）查对制度的内容

1. 《全国医院工作条例》明确规定了"查对制度"，对临床科室、药房和检验科等科室制定了严格的查对制度。

2. 执行医嘱时要进行"三查七对"

三查是：（1）摆药后查；（2）服药、注射、处置前查；（3）服药、注射、处置后查。

七对是：对床号、对姓名、对剂量、对浓度、对时间、对用法、对有效期。

（三）药物查对失误

1. 药名查对失误　有些护理人员在查对药名时不认真，有的只看头不看尾，有的只看尾不看头，造成药名查对失误。

2. 药物剂量查对失误。

（四）患者姓名、床号查对失误

1. 因查对失误而发错药。

2. 因查对失误而打错药。

三、不严格执行医嘱

（一）医嘱的定义

医嘱是医师根据病情制定的诊疗计划，是护士实施治疗的依据。

（二）盲目执行错误医嘱

1. 医生的医嘱是写在病历上或处方上的，错误再多，因其并未直接进入体内，所以不会直接给患者带来伤害；反之，护理人员因工作直接和患者接触，稍有疏忽，即可对患者产生不可挽回的影响。因此，护理人员比医生责任更加重大。

2. 如果医生医嘱错误，护理人员未认真查对就执行了错误的医嘱，则对此发生的不良后果，医生负主要责任，护理人员也将负次要责任。

3. 执行医嘱时应做到口头医嘱不执行（抢救除外），有疑问的医嘱不执行（问清后执行），无签字的医嘱不执行。查对医嘱时要做到当班医嘱当班对、每天医嘱一大对、每周医嘱一总对，经两人核对并签名。

四、不认真执行技术操作规程

（一）各项诊疗操作和护理，均有一定技术操作规程的要求，这些规程是为了保障操作稳准，避免失误而制定的，在诊疗护理中必须遵照执行，否则就可能导致护理医疗事故。

（二）常规的护理事故，如常见的断针、注射部位感染和药物外漏造成组织坏死等。

（三）护理人员在进行各项治疗操作时，不严格执行消毒、灭菌、隔离制度，不遵守无菌技术操作规程，很容易引发感染。

（四）静脉穿刺输液时忘松止血带。

五、监护不认真

护理人员对生活完全不能自理的老年患者，除了落实医嘱之外，还有监护职责。护理，实际上是包括看护和管理两种职能。如果护理人员未尽监护的职责，就可能酿成事故。

第四节　护理院医疗事故的认定

一、医疗事故的认定

（一）造成医疗事故的行为主体必须是医务人员

1. 医务人员的定义　医务人员是指经过考核和卫生行政部门批准或承认，取得相应资格及执业或注册证书的各级各类卫生技术人员。根据国家卫生部的有关规定，医务人员按其业务性质可分为四类：

（1）医疗、预防人员：包括中医、西医、卫生防疫、预防保健、妇幼保健、地方病及特种病防治等技术人员。

（2）护理人员：包括护师、护士、护理员。

（3）药剂人员：包括中药、西药技术人员。

（4）其他技术人员：包括检验、理疗、病理、口腔、放射、营养等技术人员。

2. 属于上述四类医务人员之一，在从事医疗活动中造成患者严重不良后果的，才属于医疗事故。未经卫生行政部门批准，私自开业非法行医人员，在诊疗过程中造成病员死亡、残疾、功能障碍等不良后果的，就不能作为医疗事故处理。

3. 必须有违法行为

（1）过失行为　是行为人实施某种行为时的一种主观心理状态。与其并列的另一种心理状态是故意，但在医疗事故中是没有故意的。如果医护人员在诊疗行为时故意造成患者的死亡、残疾等不良后果的，就是故意杀人或故意伤害。

（2）医疗事故的行为人在其实施诊疗行为时，其主观心理状态只能是过失的，包括疏忽大意的过失或过于自信的过失两种情况。

（3）医疗事故行为违法性要件，即医疗机构及医务人员的行为必须违反了有关医疗卫生管理法律、行政法规、部门规章和诊疗护理规范、常规。

4. 必须发生在诊疗护理过程中

诊疗护理过程，是指医务人员的行为必须是在经过卫生行政部门审查合格并取得《医疗机构执业许可证》的医疗机构中进行。

5. 必须有明显的不良后果发生

（1）在客观要件上，要构成医疗事故，必须要造成患者明显的人身损害后果，如果仅仅有过失，尚未造成对患者的人身损害，还不能构成医疗事故。

（2）造成患者人身损害，是指护理院及其护理人员在护理活动中侵害老年患者身体，对老年患者的生命健康权所造成的损害。

（3）所谓残疾，是指在治疗终结后，伤者全部或部分劳动力的永久丧失。残疾的确认和分级应按国家有关评定标准鉴定。

6. 违法行为与不良后果之间必须有因果关系

（1）这是确认是否构成医疗事故的重要条件。

（2）患者在接受诊治和护理的过程，也是在一个复杂的环境中进行的。患者的不良后果与医疗护理行为之间的因果关系常常是一果多因和一因多果，主、客观原因交织在一起，错综复杂。

（3）在判定护理人员的违法行为和不良后果之间是否有因果关系时，应当从两个方面来考虑：

①该违法行为是不良后果发生所必不可少的条件，即条件关系。

②该违法行为实质上增加了不良后果发生的客观可能性，即相当性原则。

二、医疗纠纷的认定

（一）医疗责任事故的认定

凡具有下列情形之一者，属于医疗事故。

1. 借故推诿患者，造成患者病情恶化，丧失抢救时机者。

2. 护理人员在值班时间擅自离岗，导致患者出现紧急情况时，抢救不及时，造成患者死亡或其他严重不良后果者。

3. 值班护士不按时巡视病房，对危急患者缺乏密切观察。

4. 不认真执行用药时的"三查七对"制度，造成用错药或者药物剂量、给药途径错误，给患者造成不良后果者。

5. 在给患者治疗的过程中，严重违反操作规程，使患者身体健康受到损害者。

6. 护理人员私自向患者兜售药品，干扰了医师的正常治疗，使患者久治不愈，或产生其他不良后果者。

（二）医疗技术事故的认定

1. 由于经验不足或知识有限，对患者出现的某些症状不认识，以致延误了诊断治疗者。

2. 由于医务人员对一些治疗仪器设备的性能不了解或操作不熟练，应用过程中给患者带来不良后果者。

3. 医务人员由于其本人的技术水平和实践经验有限，做出了某种错误处置，给患者造成损害者。

（三）护理差错的认定

1. 发生压疮，经治疗无不良后果者。

2. 对于过敏性药物未作皮试便给患者注射，或虽做皮试，但皮试所用药物与注射所用药物批号不符，导致患者出现过敏反应，经抢救脱离危险，未发生严重后果者。

3. 静脉点滴时造成药液外漏，且长时间未能发现，因而造成局部组织坏死或感染者。

4. 误注药物或加大药物剂量给患者造成痛苦，但无其他不良后果者。

5. 注射时违反无菌操作原则，造成患者局部感染者。

6. 在理疗、拔火罐、使用热水袋的过程中，造成患者小面积烫伤者。

7. 多发、少发、错发或漏发药物，给患者造成轻度损害者。

8. 遗漏执行医嘱，并因而影响了正常的检查、治疗者。

（四）护理意外

1. 注射过敏药物时，患者在皮试中即过敏死亡者。

2. 住院老年患者私自外出发生自伤行为或车祸、溺水等他伤事件，或病情突然变化而出现意外者。

3. 精神正常的老年患者在住院期间由于失去信心而自杀者。

4. 住院老年人在正常的活动中发生摔伤或跌倒，护理人员无法防备者。

第五节　护理院医疗事故及医疗纠纷的处理与防范

一、医疗事故处理的原则

（一）以事实为根据，以法律为准绳的原则

应当遵循公开、公平、公正、及时、便民的原则，坚持实事求是的科学态度，做到事实清楚、定性准确、责任明确、处理得当。应当指出的是，法律上所讲的"事实"必须是有证据证明的事实。

（二）维护护患双方合法权益的原则

（三）坚持个人利益与国家利益相一致的原则

二、医疗事件的现场处理

护理院一旦发生医疗事件，不论其事后是否可能成为医疗纠纷或事故，护理院行政人员应立即采取措施保护现场，尽量使现场完整。

1. 立即赶到现场。

2. 维持护理医疗秩序，包括尽快通知家属及其单位。

3. 立即封存资料，如病历、医嘱、记录等有关文字记录。既往形成的文字记录一律不得涂改、伪造、隐匿、销毁。

4. 封存保留抢救用物品，包括抢救时用剩的安瓿、药瓶包装等，以备检验。

5. 保护现场完整，但尽可能让医疗机构尽快恢复运转。如有必要可以拍摄现场以保留当时场面。

6. 现场处理过程中至关重要的是保护医疗文书。由于它记载了医务人员在医疗护理活动中的行为以及患者病情的发展，是老年护理院诊治过程中的记录凭证。医疗护理文书既反映医疗行为，也可为医务人员提供自我保护。由于该文书是一种法律文件，因而涂改是绝对不允许的，它的书写时间具有法律上的重要时效。

三、医疗事故争议的处置

（一）医疗过失的报告

护理院发生了医疗事故或医疗纠纷，应当立即向科室负责人报告，科室负责人随即向本院负责人报告。对发生导致患者死亡或可能造成二级以上医疗事故，护理院应当在12小时内向所在地卫生行政部门报告。

（二）处理医疗过失的工作流程

1. 护理院接到科室发生医疗事故的报告后，应该启动医疗事故处理程序。

2. 一般由护理院医务科负责接待工作，注意：

（1）接待人员应是专门接待这项工作的人，也可请当事科室的负责人一起参加。

（2）接待场所应该安装监控探头，做好声频和视频的记录工作。

（3）接待初访者要耐心倾听，并做好详细记录，取得来访者的信任。

（4）不立即作肯定的回答。

（5）对于一些比较激烈的医疗事故纠纷，接待者要有正面接触的勇气，热情诚恳接待，以消除对方猜疑，赢得信任，对极个别家属失去理智、聚众吵闹，有可能冲砸老年护理院、殴打医务人员时也应有所防范和警惕，情况紧急时，可以与所在地公安派出所取得联系，以得到他们的支持和配合，避免事态恶化。

3. 病案及原始资料的保管及现场处理　一旦发生医疗纠纷，应该在医患双方都在场的前提下，将病案及相关资料进行封存，并存放在指定的部门，以备进行鉴定时开启。

4. 护理院调查协商处理　护理院成立医疗事故处理小组，由坚持原则、作风正派、办事公正的管理人员以及有一定业务水平的医务人员组成，应该坚持实事求是的科学态度，及时、认真地做好事故的调查研究工作，不徇私情。在事故定性时，应以事实为依据、政策法规为准绳，避免感情用事，不做无原则的迁就，力求定性正确、处理得当、迅速结案、不留尾巴。如医患双方协商处理不成功，可以劝说患方按照正常程序向事故所在地的医疗事故鉴定委员会申请鉴定。

5. 医疗事故的技术鉴定

（1）鉴定的提起：患方和护理院对医疗事故纠纷的性质确认和处理有争议时，应在事故发生后一年之内向事故所在地的医疗事故鉴定委员会提出申请。

（2）鉴定的程序：负责组织医疗事故技术鉴定工作的医学会应当自受理医疗事故技术鉴定之日起5日内通知医疗事故争议双方当事人提交进行医疗事故技术鉴定所需材料。负责组织医疗事故技术鉴定工作的医学会在按当事人提交材料之日起45天内组织鉴定并出具医疗事故技术鉴定书。医患双方对医疗事故鉴定委员会所作的鉴定结论或者对卫生行政机关所作的处理不服的，可以在接到鉴定结论或处理通知书之日起15日内，向上一级医疗事故鉴定委员会申请重新鉴定或者向上一级卫生行政机关申请复议，也可直接向人民法院起诉。

（三）第三方调解制度

目前医疗事故处理工作中，引入了医疗纠纷人民调解制度，即"第三方调解"制度，充分依托大调解的体系优势，以自愿、公正、及时、便民为原则，构建司法行政搭台、卫生配合、部门支撑、社会参与的医患纠纷人民调解工作体系和工作机制，作为现有医患纠纷解决途径的有益补充，依法、快速、高效地化解医患纠纷，维护患者和医务人员的合法权益，保障正常的医疗秩序和社会和谐稳定。

四、医疗事故的赔偿

（一）医疗事故赔偿争议的解决途径

1. 协商解决 发生医疗事故的赔偿等民事争议，医患双方可以协商解决，应当制作协议书。

2. 调解解决 目前调解解决包括由卫生行政部门主持调解、律师调解及人民调解委员会的调解。应当遵循当事人双方自愿原则。经调解，双方当事人就赔偿数额达成协议的制作调解书，双方当事人应当自觉履行。调解不成或者经调解协议一方反悔的，卫生行政部门不再调解。

3. 诉讼解决 医患双方不愿协商或者协商不成的，可以直接向人民法院提起民事诉讼。诉讼是解决医疗事故等民事责任争议的最终途径。

（二）医疗事故赔偿的考虑因素

1. 医疗事故赔偿，应当考虑下列因素，确定具体赔偿数额：

（1）医疗事故等级。

（2）医疗过失行为在医疗事故损害后果中的责任程度。

（3）医疗事故损害后果与患者原有疾病状况之间的关系。

2. 在医疗责任中的免责条件有三种：

（1）医疗意外：是指医护人员无法预料的原因造成的，或者根据实际情况无法避免的医疗损害后果。

（2）并发症：是指在诊疗护理中难以避免的并发症，才是正当的免责条件。

（3）就医者及其家属不配合。

3. 不属于医疗事故的，护理院不承担赔偿责任。

（三）医疗事故赔偿项目及计算方式

1. 在医疗关系的赔偿表现为违约而产生的责任赔偿；更多的是损害赔偿和人身损害的赔偿以及精神损害的赔偿。最终的赔偿是综合上述三种赔偿。根据我国《合同法》，构成违约应具备三个条件：

（1）当事人之间要有有效合同的存在。

（2）当事人在客观上要有不履行合同义务或者履行合同义务不符合约定条件的事实。

（3）当事人在主观上要有过错。

2. 医疗费 按照医疗事故对患者造成的人身损害进行治疗所发生的医疗费用计算，凭据支付，但不包括原发病医疗费用。

3. 误工费 患者有固定收入的，按照本人因误工减少的固定收入计算；无固定收入的，按照医疗事故发生地上一年度职工年平均工资计算。

4. 陪护费　患者住院期间需要来人陪护的，按照医疗事故发生地上一年度职工年平均工资计算。

5. 交通费　按照患者实际必需的交通费用计算，凭据支付。

6. 精神损害抚慰金　按照医疗事故发生地居民年平均生活费计算。造成患者死亡的，赔偿年限最长不超过六年；造成患者残疾的，赔偿年限最长不超过三年。

7. 参加医疗事故处理的患者近亲属所需交通费、误工费、住宿费，参照上述有关规定计算，计算费用的人数不超过两人。

8. 医疗事故赔偿费用，实行一次性结算，由承担护理医疗事故责任的护理院支付。

五、医疗纠纷与事故的防范

（一）护理院的医疗纠纷与事故的防范，应尽一切力量运用技术、教育、管理等三大对策，从根本上有效地采取预防措施，把纠纷和事故隐患消灭在萌芽状态，确保老年患者安全。

（二）加强护理医疗安全管理，严格管理，督促得力，对护理医疗工作各个不安全的环节要有预见性，及时采取有效的补救措施。

（三）提高医务人员的素质。应对其医务人员进行医务服务职业道德教育，提高医务人员的自身素质、业务素质和职业素质。

（四）严格执行各项规章制度和操作规程

1. 每个医护人员都必须遵循护理医疗操作规范，因为操作规范是预防和判定差错事故的基本元素，也是解决护理医疗纠纷的准则。

2. 规章制度是预防和判定差错事故的重要因素，严格遵守各项规章制度，是正常护理医疗活动的基本保障。

（五）增强法律意识，提高护理文书的书写质量

1. 医护人员要认真学习《医疗事故处理条例》《病例书写规范》及老年护理院医疗护理文书书写规范，深刻认识到医疗护理文书的重要性。

2. 医护人员要及时将所做的和所观察到的真实情况记录下来，保护好法律文书。

第十二章 护理院其他管理规范

本章重点概述

护理院除了医疗、护理等服务内容外，还包括预防保健、健康教育、社会工作等多种服务项目，本章就这些内容的管理规范做一简单阐述。

第一节 预防保健及健康教育工作职责与制度

一、预防保健人员工作职责

1. 负责保健科的全面工作。
2. 负责职工保健、健康教育、传染病管理工作。
3. 认真贯彻"预防为主"的卫生工作方针。
4. 分配医务人员工作任务，根据实际情况，进行合理的人员调配，经常深入社区地段了解各项工作的开展情况，解决工作中存在的问题。
5. 根据实际制订科研计划，并组织落实。
6. 负责与上级疾病预防控制部门、街道办事处、派出所、社区居委会等集体单位以及院内各有关科室的联系、协调关系，共同作好疾病预防工作。
7. 夏季重点抓好肠道传染病的疫情报告工作，严格控制传染病的流行。
8. 在院内监督落实各项规章制度，遵守劳动纪律，奖罚分明，秉公办事。

二、健康教育工作人员职责

1. 负责健康教育工作的计划制订、组织与实施、检查与评价、记录与总结等工作，并接受上级健康教育机构的业务指导、检查与考评等。
2. 负责组织与开展住院老人的主要卫生问题及行为危险因素的调查研究，针对高危人群的危险因素开展健康教育与健康促进工作，做好控烟限酒、合理营养、心理平衡、适量运动的指导与行为干预等工作。
3. 负责组织与定期开展健康教育讲座，普及疾病预防控制、健康与保健知识；开展居民健康知识与健康行为的检查与评估，提高健康知识知晓率和健康行为形成率。
4. 负责医护人员健康教育专业知识与技能的培训，安排医护人员为患者讲授健康教育课，对医护人员健康教育工作进行督导、检查考核。
5. 负责开展精神卫生健康、残疾预防与康复的健康教育。
6. 负责健康教育宣传栏或板报的定期更换与资料的留存工作。
7. 负责利用健康教育咨询台与健康咨询热线电话，开展社会人群与居民的健康知识咨询服务工作。

8. 负责组织与参与各种卫生宣传日的健康教育宣传与咨询活动。

9. 负责健康工作资料的收集与留存工作，建立规范的健康教育工作档案。

三、预防保健工作制度

1. 贯彻预防为主的方针，协助开展爱国卫生运动工作；宣传卫生知识，做好除害防病工作；负责做好本院及周边社区的预防保健工作，制订预防保健工作与社区家庭医生工作计划，并组织实施，年终做好工作总结。

2. 积极开展督促、检查、指导本院和周边社区的爱国卫生运动，经常宣传卫生知识，健全清洁卫生制度；定期检查职工食堂卫生和食品卫生，预防肠道疾病。

3. 协助院感科做好疫情报告、统计和传染病的消毒隔离及访视工作，参与周边社区多发病、传染病的预防工作。

4. 深入周边社区定期或不定期开展健康宣传、培训、义诊、咨询、学术讲座等工作。

5. 认真协助搞好感染监测、门诊日志检查及归档工作，为综合目标管理考核提供科学依据。

6. 做好职工医疗保健工作，本院职工的诊治、病休、会诊和住院等，掌握并管理好职工病案；定期组织本院职工体检，掌握职工健康情况，及时采取防治措施；职工患病时，预防保健科医师可以根据病情，按规定处理。

7. 定期组织周边社区离退休老干部、残疾人、老年人、妇女、儿童、附近学校学生、本院职工体检，建立并管理好职工病案，做好常见病的预防保健；协助省、市疾病预防控制部门组织放射人员体检及疗养，建立放射人员健康档案。

8. 指导、担任本院多发病、传染病的预防工作，做好疫情报告、统计和传染病的消毒隔离、家庭病床及访视工作。

四、健康教育工作制度

1. 首先对住院老人的健康状况进行评估。

2. 根据评估情况，针对不同群体、不同季节、不同健康问题和心理状况选择恰当的健康教育题目，并制订出健康教育规划。

3. 制订相关人员对健康教育内容进行充分准备，既要科学性，又要注意普及性和实用性，以满足老人的需要。

4. 认真实施规划，根据不同个体或群体，采取不同的健康教育方式：

（1）采取宣传栏、宣传资料等书面形式教育宣传。

（2）充分利用广播、电视、报纸进行健康教育宣传。

（3）采取定期集中教育的方法，进行防病及保健知识教育。

（4）采取小组教育的方法，对同类健康问题的群体进行保健、康复等教育。

（5）采取个别教育的方法，对特殊个体及家属进行疾病知识、自我监测教育。

5. 定期征求老人对健康教育活动及内容的意见或建议。

6. 大力推进健康促进工作，对院内健康教育宣传中存在的问题及时进行干预。定期组织专家、医务人员为老人上课，普及健康知识，并按要求定期针对不同人群进行健康教育知识与防病知识讲座，开展多种形式的健康教育，定期进行效果评价，不断提高健康教育的科学性和有效性。

7. 针对高危人群和有不良生活习惯的老人，开展戒烟、限酒、限烟、指导营养合理膳食、健身等行为干预活动，提高自我保健能力。

8. 开展整体人群精神卫生健康和残疾预防宣传教育。

第二节　护理院健康教育内容

一、任务目标

1. 按照卫生部《国家基本公共卫生服务规范》中《健康教育服务规范》提出的具体要求，认真组织实施，各责任科室抓好本部门各项健康教育与健康促进工作，确保各项健康教育与健康促进工作任务落到实处。

2. 紧紧围绕卫生工作重点和各种卫生宣传日主题，开展形式多样的疾病防治、卫生健康知识宣传及健康教育活动，全年宣传活动不少于 12 次。

3. 抓好结核病、地方病防治健康教育项目工作。认真搞好健康教育干预工作，确保目标人群卫生防病知识知晓率与健康知识知晓率及健康行为形成率均有明显提高。

二、老年人健康教育内容

（一）老年期主要问题

1. 老年人的生理改变

（1）体表外形改变：老年人须发变白，脱落、稀疏；皮肤变薄，皮下脂肪减少；结缔组织弹性减低导致皮肤出现皱纹；牙龈组织萎缩，牙齿松动脱落；骨骼肌萎缩，骨钙丧失或骨质增生，关节活动不灵活；身高、体重随增龄而降低（身高在 35 岁以后每 10 年降低约 1cm）；指距随增龄而缩短。

（2）器官功能下降：视力和听力的下降，心脏搏出量可减少 $40\%\sim50\%$，肺活量减少 $50\%\sim60\%$，肾清除功能减少 $40\%\sim50\%$，脑组织萎缩，胃酸分泌量下降等。由此，导致老年人器官储备能力减弱，对环境的适应能力下降，容易出现各种慢性退行性疾病。

（3）机体调节控制作用降低：老年人动作和学习速度减慢，操作能力和反应速度均降低，加之记忆力和认知功能的减弱和人格改变，常常出现生活自理能力的下降；老年人免疫防御能力降低，容易患各种感染性疾病；免疫监视功能降低，容易患各种癌症。

2. 老年期心理变化

（1）离群感和孤独感。

（2）自尊心与自卑感：过去是一家之主，如今回家成了闲人，子女也不如以前那样好指挥了，特别是生活不能自理、需要别人照料的老年人，更容易产生自己是"家人的累赘"的想法。

（3）衰老感与死亡感：老年期的生理变化如视觉衰退、听觉迟钝、动作缓慢、忘性增大等越来越显著，老年人常可因此而带来性格上的变化，如消沉、多疑、急躁、唠叨等。

（二）关注心理健康

1. 老年人的心理问题的产生与其生理变化，以及老年期的各种丧失有较大的关系，这些丧失包括：工作的丧失、收入的下降、亲友的离世、人际交往的减少等。有关资料表明，老年人中85％的人或多或少存在着不同程度的心理问题，27％的人有明显的焦虑、忧郁等心理障碍，0.34％的人则有一定的精神分裂症状存在，0.75％的人患有阿尔茨海默病（老年痴呆症）。

2. 老年痴呆属于心理疾病范畴。一旦老年人突然脾气变得很暴躁，记忆力也大幅衰退，身边的人就要考虑是一般的老来记忆衰退，还是老年痴呆的早期表现。需通过心理科或精神科及时干预。

3. 躯体小病引出心病。许多老年人由于躯体的小恙引起多种心理障碍症状，如老年忧郁症、焦虑症等。老年人退休后，会面临各种无法回避的变故，如老伴、老友去世、身体衰老、健康每况愈下。这些问题均会让老年人感到恐惧和危机，一旦身体真的出现了毛病，无论大小都容易出现过分担心的表现，进而对一切都不感兴趣，情绪低落、焦虑、失眠，引起忧郁症。

（三）科学运动

对老年人而言，以安全有效的运动来增进身体功能并提高活动能力，是老年人锻炼的主要目的。据研究发现，长期坚持低能量运动的中老年人较不参加或偶尔参加剧烈运动的人，不仅能使心血管疾病、糖尿病、阿尔茨海默病等患病率减少了35％，而且降低了死亡率。

1. 老年人健身运动强度应从轻度活动开始。运动时间每天可一次或几次相加在30分钟以上，有余力者可以过渡到中度，身体健康者也可直接从中度运动开始，重度运动应慎重，剧烈运动应列为禁忌。至于每天消耗热量在开始阶段可以低一些，逐步增加到每日628～837kJ（150～200kcal）。

2. 老年人健身运动类型应灵活多样。太极拳、扭秧歌、跳老年迪斯科、打门球、做体操均可，步行也是很好的锻炼方式。70岁以上老年人坚持每天步行30分钟者，在男性对骨盐含量、肺功能和上楼梯能力；在女性对肌力和上楼梯速度，都有明显好处。

3. 如在清晨锻炼，运动量应小一些。人们习惯于清晨运动，但早晨冠状动脉张力高，交感神经兴奋性也较高，无痛性心肌缺血、心绞痛、急性心肌梗死发作和猝死发病也多在早晨6时至中午12时，因此应尽量选择下午和晚上活动为妥。

4. 饭后百步走并不科学，宜慎重行事。中国有句古话："饭后百步走，能活九十九"，从近代医学观点来看，老年人不宜提倡饭后百步走，因为吃饭特别是吃饱饭对于有心血管疾病者，是一种负荷。河北省老年医学研究所于数年前研究老年人餐后运动时发现，在餐后60分钟血压由餐前的139mmHg降到129mmHg，而心率上升15次/分，中度运动后出现直立性低血压者占25％，说明餐后运动对心血管系统有一定负性作用，但心电图并无改变。因此老年人应避免在餐后特别是饱餐后两小时内进行健身运动。

5. 维持体力活动的健康效果有赖于长期坚持。一般停练数周后这种效果逐渐消失，至于生病或在酷暑、严寒季节，可以暂时停练。

（四）合理膳食

老年人饮食注意事项：

1. 饭菜要香　老年人味觉、食欲较差，吃东西常觉得缺滋少味。因此，为老年人做饭菜要注意色、香、味。

2. 质量要好　老年人体内代谢以分解代谢为主，需用较多的蛋白质来补偿组织蛋白质的消耗。如多吃些鸡肉、鱼肉、兔肉、羊肉、牛肉、瘦猪肉以及豆类制品，这些食品所含蛋白质均属优质蛋白质，营养丰富，容易消化。

3. 数量要少　研究表明，过分饱食对健康有害，老年人每餐应以八九分饱为宜，尤其是晚餐。

4. 蔬菜要多　新鲜蔬菜是老年人健康的朋友，它不仅含有丰富的维生素 C 和矿物质，还有较多的纤维素，对保护心血管和防癌、防便秘有重要作用，每天的蔬菜摄入量应不少于 250g。

5. 食物要杂　蛋白质、脂肪、糖类、维生素、矿物质和水是人体所必需的六大营养素，这些营养素广泛存在于各种食物中。为平衡吸收营养，保持身体健康，各种食物都要吃一点，如有可能，每天的主副食品应保持 10 种左右。

6. 菜肴要淡　有些老年人口味重，殊不知，盐吃多了会给心脏、肾增加负担，易引起血压增高。为了健康，老年人一般每天盐的摄入量应以 6～8g 为宜。

7. 饭菜要烂　老年人牙齿常有松动和脱落，咀嚼肌变弱，消化液和消化酶分泌量减少，胃肠消化功能降低。因此，饭菜要做得软一些，烂一些。

8. 水果要吃　各种水果含有丰富的水溶性维生素和微量元素，这些营养成分对于维持体液的酸碱平衡有很大的作用。为保持健康，每餐饭后应吃些水果。

9. 饮食要热　老年人对寒冷的抵抗力差，如吃冷食可引起胃壁血管收缩，供血减少，并反射性引起其他内脏血循环量减少，不利健康。因此，老年人的饮食应稍热一些，以适口进食为宜。

10. 吃时要慢　有些老年人习惯于吃快食，不完全咀嚼便吞咽下去，久而久之对健康不利。应细嚼慢咽，以减轻胃肠负担促进消化。另外，吃得慢些也容易产生饱腹感，防止进食过多，影响身体健康。

（五）防止跌倒

《中国伤害预防报告》称：我国 65 岁以上的老年居民中，有 21%～23% 的男性、43%～44% 的女性曾经跌倒过，而且跌倒发生率随着年龄的增加逐渐升高。

1. 跌倒的严重后果　擦伤、淤肿或撕裂伤；髋关节骨折；硬脑膜下出血；软组织伤害、头部外伤、死亡；卧床。

2. 导致跌倒的原因　环境因素；疾病因素；心理及其他因素。

3. 预防措施

（1）加强日常锻炼。

（2）在家里，家具摆设要方便老年人行走，地面要防滑，通道应无杂物堆放，浴室、洗手间要装扶手，楼梯要有明显标志等。

（3）有效控制慢性病：老年人要有效控制慢性病的发展，定期到医院做健康评估和跌倒风险评估。同时要避免使用不适当的药物，凡是能引起跌倒的药物，老年人应慎用。

（4）加强沟通。

（5）加强个人防护。

（6）跌倒后的自救：

①摔倒骨折：不要急于爬起来。在神志比较清楚后，慢慢地从远端到近端活动自己的关节，如果感觉不能伸展或屈曲，应呼救或拨打电话等待救助。在旁人抬送自己的时候要告知，自己的哪个部位不能活动需特别注意。

②软组织扭伤：足踝扭伤，应先冷敷患处，24小时后改用热敷。用绷带缠住足踝，把脚垫高，可减轻症状。腰扭伤后，若伤势较轻，可躺在垫厚的木板床上，腰下垫1个枕头。先冷敷伤处，1～2天后改用热敷。如症状不减轻或伤势较重，应到医院治疗。

如果出现严重摔伤，不要急于挪动老年人身体，应先让其仰面躺在硬木板上。如果腰后部疼痛怀疑有腰椎骨折，应在疼处用枕头或卷折好的毛巾垫好。若出现头颅损伤有耳鼻出血者，不要用纱布、棉花、手帕堵塞，否则可导致颅内压升高。

（六）老年人慢性病自我管理

1. 心理调整　良好的心理状态、乐观豁达的情绪和较强的社会生活适应能力，可使个人神经内分泌调节稳定、协调，有助于预防及改善疾病，提高生活质量。因此，老年人要保持健康心态，乐观看待事物，遇事要冷静，能看得开，想得通，不为小事斤斤计较。特别是对待疾病，要持"既来之，则安之"的态度，积极治疗，但又不急于求成，胡乱求医，这样将有利于疾病康复。

2. 养成良好生活方式　良好生活方式包括起居有时、饮食有节、生活规律、适当运动，以及戒烟、不饮酒或少饮酒等，这些都要依靠患者的自觉性来养成。对于老年人来说，养成良好生活方式极为重要，是维持病情稳定和提高生活质量的保证。虽然做起来并不容易，但只要重视，以认真的态度来对待，要做到亦非很难。

3. 遵医嘱服药。

4. 合理使用保健品　保健品没有治疗作用，不能替代药物，不能随意相信各种广告。

5. 避免诱因　慢性病的突然恶化发作大多与呼吸道感染、劳累过度、情绪波动、饮食不当（暴饮暴食）及中断药物等有关，这些情况可称之为诱发因素或危险因素。

6. 认识疾病，自我管理　慢性疾病具有长期性、反复性、复杂性、预后差、影响日常生活和费用需要大等特点，掌握自我护理方法，调整生活习惯，自我管理疾病，改善生活质量求得最好的预后效果。

（七）辅助用具挑选

1. 老年人挑选手杖时，要让老年人穿鞋站立，手臂肘关节屈曲150°，手背朝上，脚的小趾前外侧15cm处至手掌之间的距离就是手杖的长度。手杖长度合适有利于老年人保持平衡，更好地支持体重，增强肌力。

2. 老年人的鞋后跟高度以 1.0～2.5cm 为宜。鞋跟过低会增加后足跟负重，导致足底韧带和骨组织的退化，从而引起足跟痛、头昏和头痛等不适症状。

3. 枕头高度以 10～15cm 为宜。长期使用过高的枕头，颈部被固定在前屈位，就会使患有颈椎病的老年人加重症状。而枕头过低，流入头部的血液偏多，血管充血，颈部肌肉也不能放松，早晨起床后，老年人会觉得头部胀痛、颈酸和眼皮浮肿。

第三节　社会工作在护理院的应用

一、关注老年人心理健康

研究发现，人类 65%～90% 的疾病都与心理上的压抑感有关。老年人中 85% 的人或多或少存在着不同程度的心理问题，对老年人而言，老化情绪是形成心理压抑的一个重要方面。

老化情绪是老年人对各种事物变化的一种特殊的精神-神经反应，这种反应因人而异，表现复杂多变，严重干扰和损害老年人的生理功能、防病能力，影响神经、免疫、内分泌及其他各系统的功能，从而加速衰老和老年性疾病的发生和发展。影响老年人心理健康的因素大致有三个方面。

(一) 衰老和疾病

人到 60 岁以后，会引起一系列生理和心理上的退行性变化，体力和记忆力都会逐步下降。这种正常的衰老变化使老年人难免有"力不从心"的感受，并且带来一些身体不适和痛苦。尤其是高龄老人，甚至担心"死亡将至"而胡乱求医用药。在衰老的基础上若再加上疾病，有些老年人就会产生忧愁、烦恼、恐惧心理。

(二) 精神创伤

老人退休后，会面临各种无法回避的变故，如老伴、老友去世，身体衰老、健康每况愈下等。精神创伤对老年人的生活质量、健康水平和疾病的疗效有重要的影响，有些老年人因此陷入痛苦和悲伤之中不能自拔，久而久之必将有损健康。

(三) 环境变化

最多见的是周围环境的突然变化，以及社会和家庭人际关系的影响，老年人对此往往不易适应，从而加速了衰老过程。

俗话说老小老小，越老越小。老人真像这句话所说，变得像小孩一样任性、固执、暴怒和健忘，怎样才能让老年人保持良好的身心状态呢？

1. 心明豁达，知足常乐　在长期的医疗实践中发现，长寿老人往往都能做到胸怀开朗，处事热情，善解人意，他们与世无争，感到自己生活很充实、满足。

2. 面对现实，走出误区　作为老年人本身，应端正心态，接受现实，不论遇到什么困难，一定要对生活抱一种现实的积极态度，自己关心自己，宽慰自己，设法保持心理平衡。老年人应积极而适量地参加一些社会活动，培养广泛的兴趣爱好（如书法、音乐、戏剧、绘画、养花、集邮等）。人老了，空闲时间多了，老年人可借此多学一些东西，培养多种兴趣和爱好，以陶冶情操，处理好各方面的人际关系（包括家庭成员、亲朋好友等），做到与众同乐，喜当"顽童"。

3. 结交知音（包括青少年朋友、异性朋友），经常谈心。老年人难免会遇到一些不愉快的事，常在知音好友中宣泄郁闷，互相安慰，交流怀古，有助于心情舒畅，对保持心理平衡起到重要的作用。

二、护理院社会工作的重要性

对于没有或正准备引入社会工作者（简称社工）的护理院的管理者来说，必须首先回答为什么需要引进社工的问题，或者说引入社工对护理院有何重要的意义和作用。因为，目前护理院的人力、财力等资源毕竟是有限的。一些人认为，用有限的编制去招聘社工，还不如多招聘两名医护专业人才。但社会工作对护理院来说是需要的，甚至是必需的。

首先，社会工作介入能解决服务对象的复杂问题，满足其多元化的需要。随着人口老龄化的不断加快和老年福利事业的快速发展，老年人及其家属对养老服务的需求和期待逐步提高，入住护理院的老年人的问题日益复杂化、个性化。作为老人院仅仅提供基本的生活照料和医疗康复服务是不够的，还应当关注老年人的心理、行为问题，为老年人提供心理护理和精神慰藉等全方位的服务。作为一种应对社会需求、解决社会问题的专业，社会工作具有不可替代的作用，社工是不可或缺的。

其次，社会工作介入是应对日益激烈的养老服务市场竞争，促进养老机构科学发展的需要。目前，养老服务市场的竞争日趋白热化，护理院要想保持长久的竞争力和影响力，就必须坚持科学发展。只有始终坚持不断完善管理体制和运行机制，增强服务设施，扩大服务功能，持续改善服务质量，才能使单位的整体效益有明显的提高。社会工作在转变管理理念、创新服务模式方面具有重要作用。

此外，社会工作介入是塑造先进养老文化、构建和谐护理院的需要。在构建和谐社会的今天，如何形成护理院特有的文化、保持机构的和谐就成为机构管理者必须思考的问题。护理院要想和谐，就必须使入住老年人、老年人的社会支持网络、机构服务人员这个三角配合关系保持良性的运行。这方面社会工作具有不可替代的作用。

在入住老年人与机构服务人员互动的层面，社会工作可以处理老年人的多元化、个性化需求与机构工作人员能够提供的有限服务和资源之间的矛盾。社会工作介入后，不仅可以运用专业的知识和技能解决老年人的问题，满足老年人的需要，同时，社会工作所倡导的"以人为本、助人自助"的服务理念也可以影响其他服务人员的服务态度，并为他们提供培训，协助他们认识老年人的心理和与老年人沟通的技巧，以及处理较复杂的个案。

在入住老年人同其社会支持系统互动的层面，社会工作可以解决入住老年人社会支持系统缺乏的问题。一方面，社工可以积极推动家属与老年人间的互相理解和体谅，让老年人重建与家人交往的模式，适应和重构新的人际网络；另一方面，对于那些缺乏家庭支持的老年人，尤其是孤寡老年人，社会工作可以扮演资源的整合协调者和服务的中介者的角色，发掘社会资源，如志愿者等，为他们提供支持和帮助。

在老年人支持系统与机构服务人员间的互动层面，主要问题是双方对照顾老年人中的责任和风险的认识不足。从实际的工作来看，有很多家属把老年人送到护理院，就觉得自己只要按时交费就可以了，照顾老年人的责任和由此引起的风险都应当由护理院或者其服务人员来承担。这些家属平时很少来探望老年人，也不与工作人员沟通，一旦发现老年人的状况不好就会理直气壮地投诉，甚至诉诸公堂。社会工作介入后，可以帮助家属和工作人员明白家属在老年人照顾体系中的重要性，鼓励家属积极参与老年人照顾计划的制订和实施成效的评估，共同为提高老年人生活品质和降低机构养老风险承担责任。

三、护理院社会工作内容

对于有一定社会工作基础的护理院来说，如何更好地推动社工专业发展，成为管理者和社会工作者必须共同面对的问题。

一如既往的坚持，对于任何新生事物的发展都显得极其重要，护理院中社会工作事业的发展也不例外。对于机构管理者来说，坚持意味着相信自己的决策，对社工这个新生事物多一分宽容，并始终为社工发展创造良好的环境，提供足够的支持。对社会工作者来说，坚持意味着相信自己所从事的是有专业价值的社会工作，不会因为环境的变化而改变自身的专业立场，放弃专业使命。同时，坚持意味着愿意把社会工作作为自己一生奋斗和追求的事业，并享受这个职业带来的快乐。在坚持的同时，还要根据本单位的实际，积极进行探索和创新。

在管理方面，积极建立适合本院实际的个案工作规范、小组活动规范、义工管理办法等规范和制度，从而增强社工服务的规范性。同时，护理院还将根据业务实际以及未来社工人才队伍建设的情况进行岗位结构调整，重新确定岗位职责和任职资格，并争取设立社会工作内设机构，专门负责统筹策划全院社会工作服务和课题的开展，为社会工作人才队伍建设和社会工作品牌建设提供保证。

在服务创新方面，结合本院的特色服务，积极探索面向痴呆老年人、临终老年人的服务，形成社会工作服务新的亮点。痴呆老年人照顾服务是护理院的一个品牌项目，社工作为跨专业综合照顾团队中的一员，在为痴呆老年人开展社交心理评估、咨询辅导、康乐活动、义工支援等方面发挥着重要作用。为临终老年人开展包括生活照顾、医疗护理、心理治疗、家居照顾模式服务，以及居丧服务等内容的临终关怀服务。由医生、护士、护理员、社工、心理咨询师、康复治疗师、患者家属、志愿者等组成的专业团队，为这些临终老年人提供亲情化的服务、家居化的照顾，让这些临终老年人在人生旅途的最后一程舒适、安然、有尊严地度过。

护理院的社工除了要做好针对老年人的工作外，还要积极探索面向老年人家属和机构员工的服务。针对老年人家属服务方面，社工主要承担倡导者和教育者的角色，通过鼓励和倡导家属经常探望老年人，参与老年人照顾计划的制订与评估，为老年人提供精神支持，让老年人感受到亲情的温暖和生活的意义。如在每年的"母亲节"都会组织感恩系列主题活动，邀请家属同老年人一起参与，通过各种互动活动和游戏，让老年人的家属接受感恩教育。

同时，护理院一线的工作人员，尤其是长期照料痴呆、病残、临终等老年人的工作人员，工作压力大、任务重、缺乏成就感，很容易出现"工作麻木"或"疲惫感"。为此，社会工作者通过小组工作等方法，鼓励他们分享交流，及时给予他们情绪支持和疏导，缓解他们的压力，必要时为他们提供照顾技巧方面的训练，从而为他们的照顾工作和自我发展创造一个轻松和谐的环境。

附录一

护理院管理流程图

一、文件收发流程

（一）发文流程

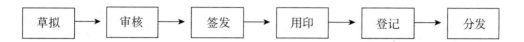

草拟 → 审核 → 签发 → 用印 → 登记 → 分发

（二）收文流程

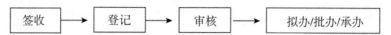

签收 → 登记 → 审核 → 拟办/批办/承办

（三）管理流程

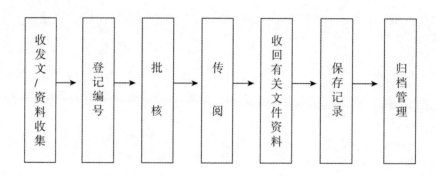

收发文/资料收集 → 登记编号 → 批核 → 传阅 → 收回有关文件资料 → 保存记录 → 归档管理

二、护理院质量控制工作流程

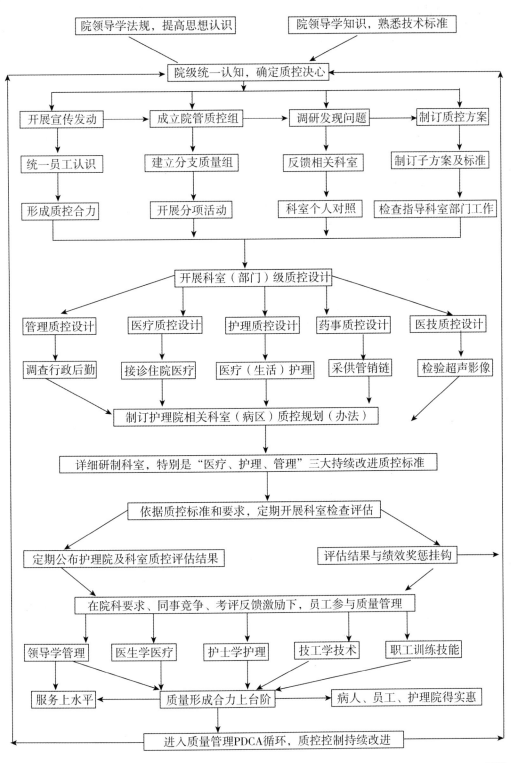

院领导学法规，提高思想认识　　　院领导学知识，熟悉技术标准

院级统一认知，确定质控决心

| 开展宣传发动 | 成立院管质控组 | 调研发现问题 | 制订质控方案 |

| 统一员工认识 | 建立分支质量组 | 反馈相关科室 | 制订子方案及标准 |

| 形成质控合力 | 开展分项活动 | 科室个人对照 | 检查指导科室部门工作 |

开展科室（部门）级质控设计

| 管理质控设计 | 医疗质控设计 | 护理质控设计 | 药事质控设计 | 医技质控设计 |

| 调查行政后勤 | 接诊住院医疗 | 医疗（生活）护理 | 采供管销链 | 检验超声影像 |

制订护理院相关科室（病区）质控规划（办法）

详细研制科室，特别是"医疗、护理、管理"三大持续改进质控标准

依据质控标准和要求，定期开展科室检查评估

定期公布护理院及科室质控评估结果　　　评估结果与绩效奖惩挂钩

在院科要求、同事竞争、考评反馈激励下，员工参与质量管理

| 领导学管理 | 医生学医疗 | 护士学护理 | 技工学技术 | 职工训练技能 |

服务上水平　←　质量形成合力上台阶　→　病人、员工、护理院得实惠

进入质量管理PDCA循环，质控控制持续改进

255

三、护理院管理信息系统流程图

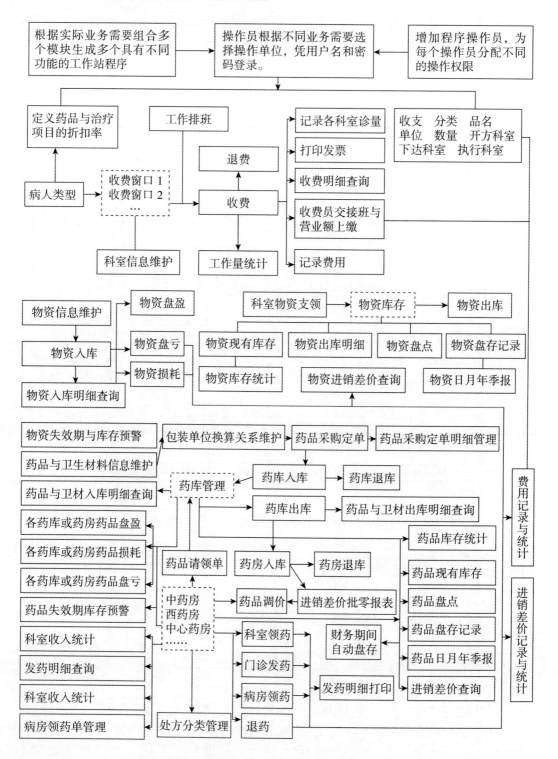

256

四、医疗质量控制工作流程

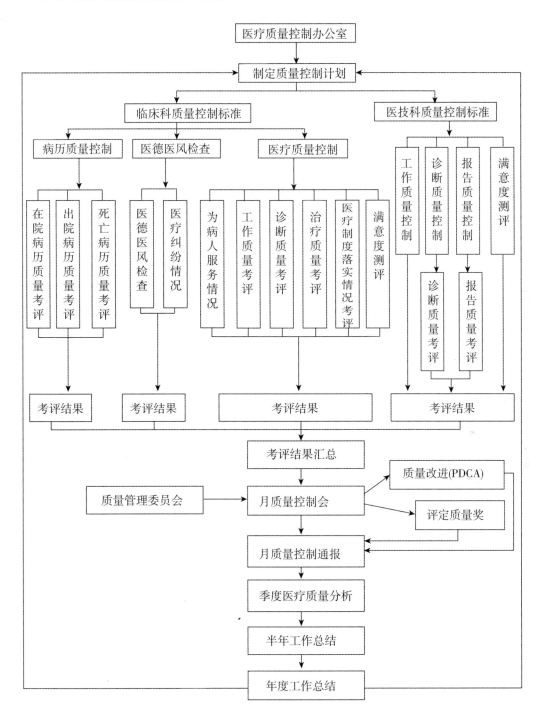

五、医疗业务工作流程

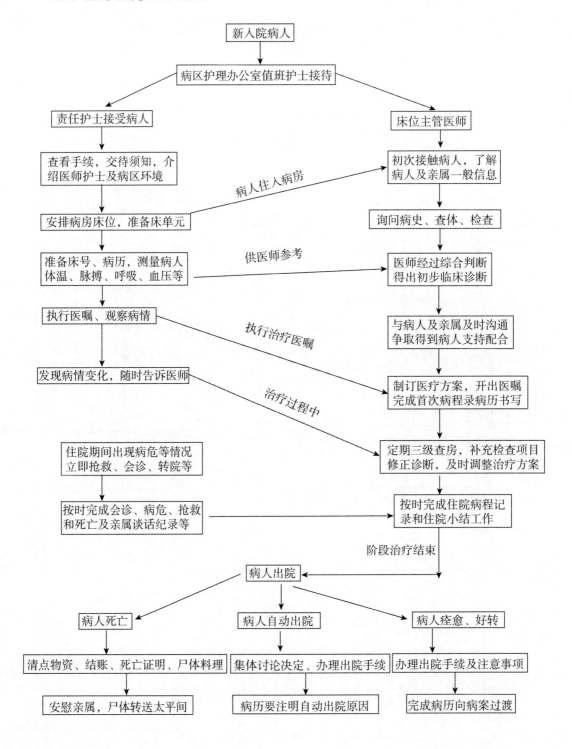

六、护理质量控制工作流程图

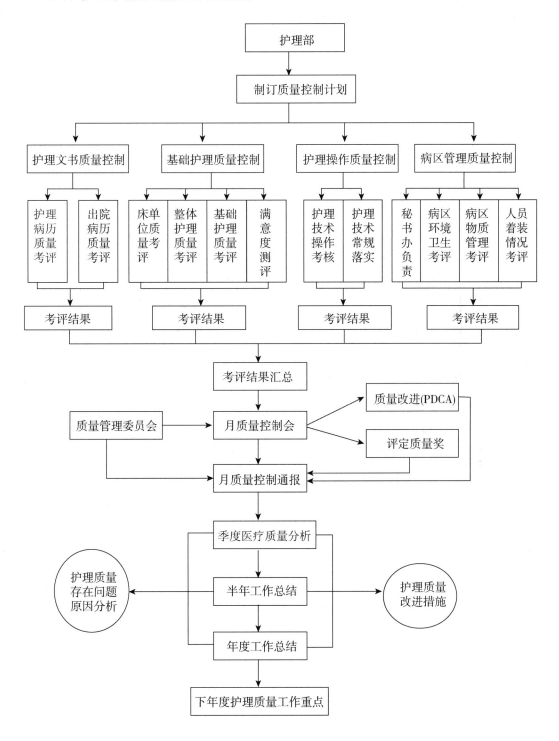

七、基础护理工作流程

（一）院前基础护理

参与院前接诊、住院咨询 → 协助病人办理住院手续 → 照料护送病人进病区

（二）入院基础护理

入住准备如铺（气垫）床等 ← 依护士通知备车椅被服等 ← 将病人移交住院病区

协助家属搬运病人物品 → 协助医护人员搬运病人 → 将病人移至床单元

（三）住院基础护理

整理登记物资，贵重物、利器带回 ← 与责任护士查皮肤，评估病人自理程度

入院当日清洁护理如洗澡等 → 换穿病员服 → 戴病员手环标识 → 为病人衣物做标记

护士指导了解病人饮食、睡眠、疾病情况 ← 与病人接触沟通，开展自我介绍

实施全程健康宣教、心理疏导 → 开展病房保洁与规范管理

医生下达出院医嘱 ← 在护士指导下做好病人生活护理 ←

（四）出院基础护理

病人痊愈、好转、自动出院　　急、重、危转院病人　　病人死亡

床位护理员为病人整理衣物、打包，准备出转院，死亡料理

当面清点病人物品等，交给病人家属

协助病人搬运并送至病区门口　　　开展尸体料理

整理床铺，终末消毒

铺备用床

准备迎接新病人　　　护送尸体至太平间

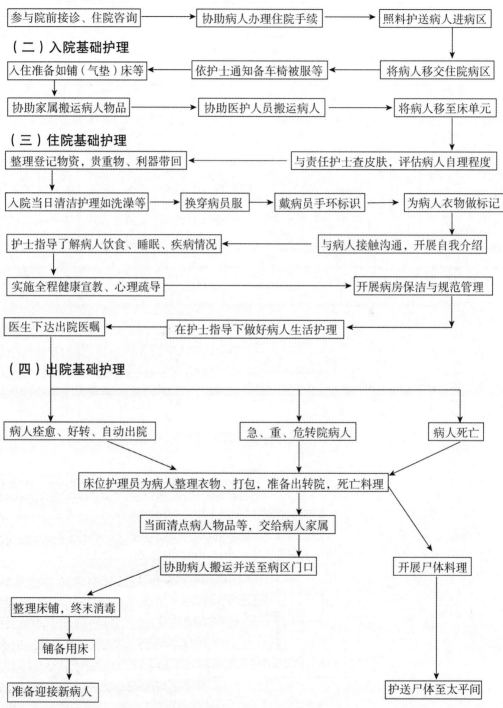

八、医疗护理工作流程

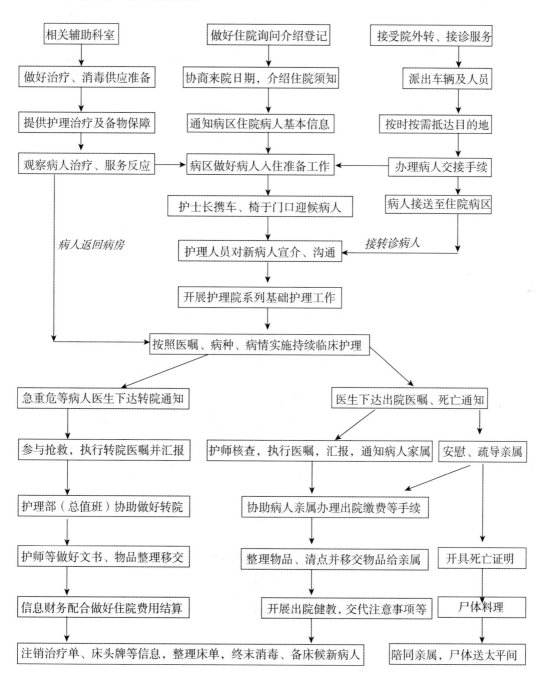

九、患者入院工作流程

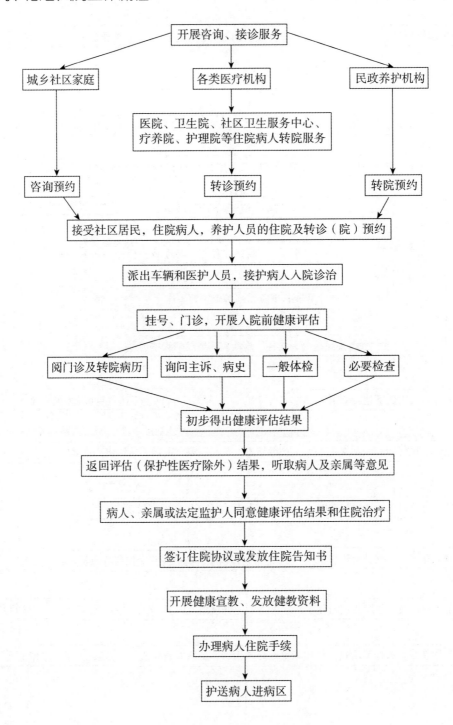

十、患者转诊工作流程

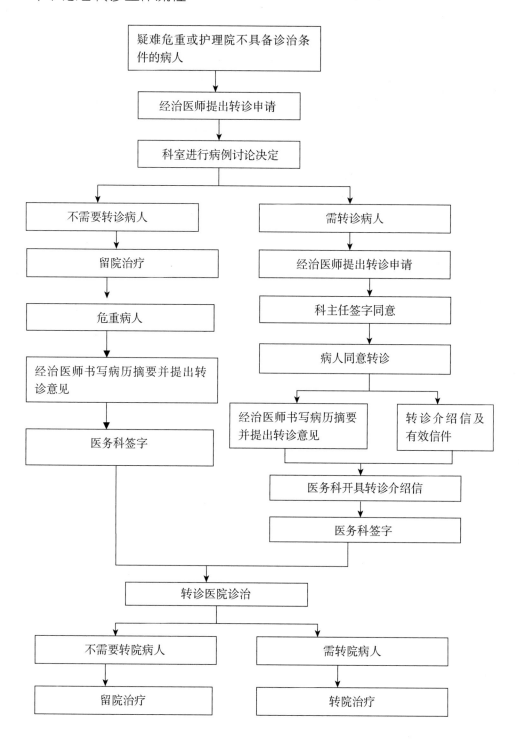

```
疑难危重或护理院不具备诊治条
件的病人
        ↓
经治医师提出转诊申请
        ↓
科室进行病例讨论决定
    ┌───┴────────────────┐
不需要转诊病人          需转诊病人
    ↓                     ↓
留院治疗            经治医师提出转诊申请
    ↓                     ↓
危重病人            科主任签字同意
    ↓                     ↓
经治医师书写病历摘要并提出转   病人同意转诊
诊意见              ┌────┴─────┐
    ↓         经治医师书写病历摘要   转诊介绍信及
医务科签字     并提出转诊意见      有效信件
                    └────┬─────┘
                医务科开具转诊介绍信
                        ↓
                    医务科签字
        └──────────┬──────────┘
              转诊医院诊治
        ┌──────────┴──────────┐
    不需要转院病人          需转院病人
        ↓                     ↓
      留院治疗              转院治疗
```

十一、医疗纠纷处理流程

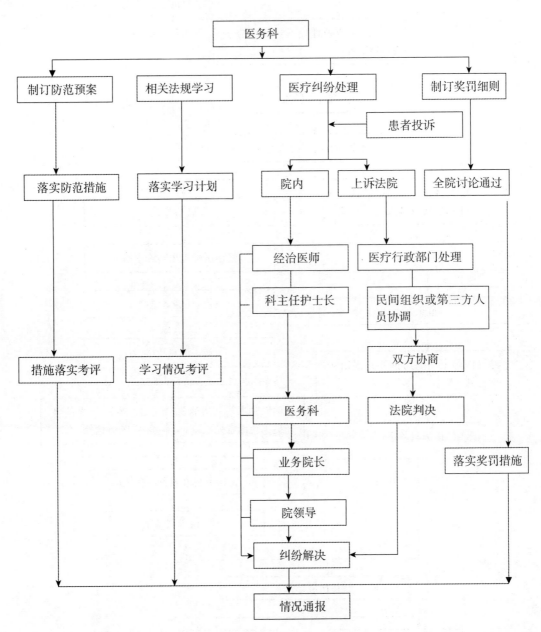

附录二

护理操作考核评分标准

一、整理床单位操作考核评分标准

项目	标准分值	质量标准	评分等级			
			A	B	C	D
着装准备 (8分)	4	1. 仪表端庄、服装整洁。	4	3	2	1
	4	2. 洗手、戴口罩。	4	3	2	1
评估 (12分)	4	1. 检查床、被褥是否安全、舒适、清洁。	4	3	2	1
	4	2. 了解老人病情、合作能力，选择合适的铺床方法。	4	3	2	1
	4	3. 做好同病室老人的沟通工作。	4	3	2	1
用物准备 (10分)	4	1. 备齐用物。	4	3	2	1
	3	2. 大单、被套、棉被、棉褥叠法正确。	3	2	1	0
	3	3. 按顺序放置妥当。	3	2	1	0
移桌椅、翻床垫（10分）	2	1. 移开床旁桌，距床20cm。	2	1	0	0
	2	2. 移床旁椅至床尾，距床正中约15cm。	2	1	0	0
	3	3. 翻转床垫，床垫与床头对齐。	3	2	1	0
	3	4. 铺棉褥于床垫上，先展床头后展床尾，并对齐。	3	2	1	0
铺大单 (20分)	2	1. 大单放置正确（正反面、中线位置）。	2	1	0	0
	4	2. 中线正（偏斜<3cm为B，>4cm为D）。	4	2	1	0
	5	3. 床头、床尾包紧。	5	4	2	1
	4	4. 床角整齐、美观。	4	3	2	1
	5	5. 外观平整、紧、美观。	5	4	2	1
套被套："S"形式 (20分)	4	1. 棉被套法正确，内外无皱褶。	4	3	2	1
	3	2. 被头端无虚边（空>3cm为D）；被头距床头适宜（15cm）。	3	2	1	0
	3	3. 被筒对称，中线正。	3	2	1	0
	3	4. 被筒两侧齐床沿。	3	2	1	0
	3	5. 被尾整齐。	3	2	1	0
	4	6. 外观平整、美观。	4	3	2	1
套枕套 (10分)	3	1. 两角充实，中线正，外观美。	3	2	1	0
	3	2. 置于床头，压在被上。	3	2	1	0
	4	3. 枕头开口背门放置。	4	3	2	1
整理（5分）	5	移回床旁桌、椅，检查病床单元，保持清洁。	5	4	2	1
整体印象（5分）	2	1. 操作时间<5分钟，每超过30秒扣1分。	2	1	0	0
	2	2. 无掀抖、重复和床单落地的动作。	2	1	0	0
	1	3. 操作动作轻巧、准确、节力、环境整洁。	1	0	0	0
总分	100					

二、面部清洁操作考核评分标准

项目	标准分值	质量标准	评分等级			
			A	B	C	D
准备 (10分)	3 3 4	1. 着装符合要求，剪指甲、洗手、戴口罩。 2. 物品准备齐全。 3. 环境整洁、温度适宜。	3 3 4	2 2 3	1 1 2	0 0 1
解释评估 (15分)	5 5 5	1. 了解患者病情变化、生活习惯、自理能力及心理反应。 2. 认真倾听患者的需求和反应。 3. 与患者沟通时语言规范，态度和蔼。	5 5 5	4 4 4	3 3 3	1 1 1
操作 (60分)	10 10 10 10 10 10	1. 面部清洁方法得当。 2. 患者体位舒适。 3. 治疗巾铺于枕上。 4. 水温适宜（一般40～45℃）。 5. 注意观察患者病情变化。 6. 面部清洁彻底，耳后、耳郭处无污物残留。	10 10 10 10 10 10	8 8 8 8 8 8	5 5 5 5 5 5	2 2 2 2 2 2
整理 (10分)	3 4 3	1. 妥善清理用物，洗手。 2. 协助患者恢复舒适卧位。 3. 整理床单位。	3 4 3	2 3 2	1 2 1	0 1 0
整理印象 (5分)	2 2 1	1. 动作轻柔，节力。 2. 时间不超过10分钟。 3. 床单位整洁，患者清洁、舒适；患者无不适主诉。	2 2 1	1 1 0	0 0 0	0 0 0
总分	100					

三、梳头操作考核评分标准

项目	标准分值	质量标准	评分等级 A	B	C	D
准备 （10分）	3	1. 着装符合要求，剪指甲、洗手、戴口罩。	3	2	1	0
	3	2. 物品准备齐全。	3	2	1	0
	4	3. 环境整洁、温度适宜。	4	3	2	1
解释评估 （15分）	5	1. 了解患者病情变化、生活习惯、自理能力及心理反应。	5	4	3	1
	5	2. 认真倾听患者的需求和反应。	5	4	3	1
	5	3. 与患者沟通时语言规范，态度和蔼。	5	4	3	1
操作过程 （60分）	10	1. 梳头方法得当。	10	8	5	2
	10	2. 患者体位舒适。	10	8	5	2
	10	3. 铺巾铺于患者枕上或放于肩部。	10	8	5	2
	10	4. 注意观察患者病情变化。	10	8	5	2
	10	5. 梳头过程中随时询问患者的感受。	10	8	5	2
	10	6. 头发整理美观。	10	8	5	2
整理 （10分）	3	1. 妥善清理用物，洗手。	3	2	1	0
	4	2. 协助患者恢复舒适卧位。	4	3	2	1
	3	3. 整理床单位。	3	2	1	0
整体印象 （5分）	5	动作轻柔，节力；一般不超过10分钟；床单位整洁，患者清洁、舒适；患者无不适主诉。	5	3	2	0
总分	100					

四、口腔护理操作考核评分标准

项目	标准分值	质量标准	评分等级 A	B	C	D
准备 (10分)	3	1. 着装符合要求，剪指甲、洗手、戴口罩。	3	2	1	0
	3	2. 物品准备齐全，放置合理。	3	2	1	0
	4	3. 环境整洁、安全、安静。	4	3	2	1
解释 (7分)	3	1. 严格查对，解释得当。	3	2	1	0
	4	2. 体位合适。	4	3	2	1
检查 (14分)	4	1. 铺治疗巾，置弯盘位置符合要求。	4	3	2	1
	4	2. 协助患者漱口。	4	3	2	1
	6	3. 检查患者口腔。	6	5	4	3
擦洗 (44分)	5	1. 使用压舌板、开口器方法正确。	5	4	3	2
	10	2. 棉球湿度合适，数量前、后吻合。	10	8	6	4
	11	3. 擦洗顺序及手法正确。	11	9	7	5
	6	4. 口腔疾患处理正确。	6	5	4	3
	4	5. 擦洗过程中询问患者的感受。	4	3	2	1
	4	6. 擦干患者面部。	4	3	2	1
	4	7. 操作中不污染患者的衣服和床单位。	4	3	2	1
整理交代 (10分)	3	1. 协助患者恢复体位，整理患者及床单位。	3	2	1	0
	4	2. 查对记录符合要求。	4	3	2	1
	3	3. 妥善清理用物，洗手。	3	2	1	0
关键缺陷		口腔遗漏棉球，液体流入口腔。	—10	—20	—30	—40
整体印象 (10分)	5	1. 操作方法正确、熟练。	5	4	3	2
	5	2. 体现人文关怀，患者无不适感。	5	4	3	2
提问 (5分)	5		5	4	3	2
总分	100					

五、会阴擦洗操作考核评分标准

项目	标准分值	质量标准	评分等级			
			A	B	C	D
准备 (10分)	3	1. 着装符合要求，剪指甲、洗手、戴口罩。	3	2	1	0
	3	2. 物品准备齐全，放置合理	3	2	1	0
	4	3. 环境安静、整洁，关闭门窗，设屏风或软帘	4	3	2	1
解释评估 (15分)	5	1. 了解患者的病情变化、自理能力及心理状态。	5	4	3	2
	5	2. 观察患者会阴部分泌物的量、色、气味。	5	4	3	2
	5	3. 与患者沟通时语言规范，态度和蔼。	5	4	3	2
操作 (60分)	10	1. 患者体位舒适。	10	8	5	2
	10	2. 水温适宜：一般38~40℃。	10	8	5	2
	10	3. 垫巾、便盆放置位置合理，注意患者保暖。	10	8	5	2
	10	4. 清洁顺序、方法、部位正确。	10	8	5	2
	10	5. 注意观察患者的病情变化。	10	8	5	2
	10	6. 协助患者穿好衣裤，整理床单位，更换污染的中单。	10	8	5	2
整理 (10分)	3	1. 整理病室，洗手，执行签字。	3	2	1	0
	4	2. 污物处理方法正确。	4	3	2	1
	3	3. 协助患者恢复舒适体位。	3	2	1	0
整体印象 (5分)	5	操作方法正确，节力、熟练，与患者有沟通和交流；会阴部冲洗干净、床单位整理舒适；患者无不适主诉。	5	4	3	2
总分	100					

六、足部清洁操作考核评分标准

项目	标准分值	质量标准	评分等级 A	B	C	D
准备 (10分)	3	1. 着装符合要求，剪指甲、洗手、戴口罩。	3	2	1	0
	3	2. 物品准备齐全、放置合理。	3	2	1	0
	4	3. 环境整洁、温度适宜。	4	3	2	1
解释评估 (15分)	5	1. 了解患者病情、足部状况及个人习惯，选择适宜的清洁方法。	5	4	3	1
	5	2. 认真倾听患者的需要，观察患者的反应。	5	4	3	1
	5	3. 与患者沟通语言规范、态度和蔼。	5	4	3	1
操作 (60分)	10	1. 患者体位舒适。	10	8	5	2
	5	2. 橡皮单、垫巾放置合理。	5	3	2	0
	10	3. 足部护理方法得当。	10	8	5	2
	5	4. 水温适宜，一般40～45℃。	5	3	2	0
	5	5. 足部清洁彻底（趾间清洁、足跟部）。	5	3	2	0
	5	6. 必要时涂抹润肤乳。	5	3	2	0
	10	7. 修剪趾甲。	10	8	5	2
	10	8. 注意观察患者的病情变化。	10	8	5	2
整理 (10分)	3	1. 妥善清理用物，洗手。	3	2	1	0
	4	2. 协助患者恢复舒适体位。	4	3	2	1
	3	3. 整理床单位。	3	2	1	0
整体印象 (5分)	2	1. 动作轻巧，节力。	2	1	0	0
	2	2. 时间不超过15分钟；床单位整洁。	2	1	0	0
	1	3. 患者清洁、舒适；患者无不适主诉。	1	0	0	0
总分	100					

七、协助患者进食（或水）操作考核评分标准

项目	标准分值	质量标准	评分等级			
			A	B	C	D
准备 （6分）	3	1. 着装符合要求，剪指甲、洗手、戴口罩。	3	2	1	0
	3	2. 物品准备齐全，放置合理。	3	2	1	0
解释查对 （15分）	5	1. 严格查对医嘱和食物，食物符合患者的需求。	5	4	3	1
	5	2. 查对床头卡。	5	4	3	1
	5	3. 解释得当，与患者沟通语言文明、态度好。	5	4	3	1
就餐环境 （10分）	5	1. 环境清洁、整齐。	5	4	3	2
	5	2. 就餐氛围轻松、愉快。	5	4	3	2
患者准备 （13分）	7	1. 正确评估患者病情及进食能力。	7	4	3	1
	6	2. 患者体位舒适、正确。	6	4	2	0
协助或帮助 进食（或水） （35分）	6	1. 食物温度适宜。	6	4	2	0
	5	2. 进食速度适宜。	5	3	1	0
	4	3. 每次进食量适宜。	4	2	1	0
	4	4. 进水方法得当。	4	2	1	0
	6	5. 注意力集中，患者口内有食物时不与患者交流。	6	4	2	0
	5	6. 关心患者，询问其反应。	5	4	3	1
	5	7. 进食结束要漱口，清洁口腔。	5	4	3	2
整理 （10分）	2	1. 整理患者床单位。	2	1	0	0
	4	2. 查对记录符合要求。	4	3	2	1
	4	3. 妥善清理用物，洗手。	4	3	2	1
关键缺陷		由于操作不当引起患者出现呛咳、呕吐等不良反应。	—10	—20	—30	—40
整体印象 （6分）	3	1. 动作轻巧，技术熟练，符合操作规程。	3	2	1	0
	3	2. 爱心观念强，患者舒适，操作人性化。	3	2	1	0
瞬间	5		5	4	3	2
总分	100					

八、协助患者翻身及有效咳痰操作考核评分标准

项目	标准分值	质量标准	评分等级			
			A	B	C	D
准备 （6分）	3	1. 着装符合要求，剪指甲、洗手、戴口罩。	3	2	1	0
	3	2. 物品准备齐全，放置合理。	3	2	1	0
解释评估 （15分）	5	1. 听诊肺部呼吸音。	5	4	3	1
	5	2. 解释得当，与患者沟通语言文明、态度好。	5	4	3	1
协助翻身 （25分）	5	1. 操作者站位正确。	5	4	3	0
	5	2. 移动枕头。	5	4	3	0
	5	3. 患者双上肢交叉。	5	4	3	0
	5	4. 患者下肢移动正确。	5	4	3	0
	5	5. 操作者手法正确。	5	4	3	0
协助排痰 （34分）	6	1. 叩击的区域符合要求。	6	4	2	0
	6	2. 叩击力度适宜。	6	4	2	0
	6	3. 叩击频率适宜。	6	4	2	0
	6	4. 叩击手法正确。	6	4	2	0
	5	5. 关心患者，询问其反应。	5	3	2	1
	5	6. 再次评估效果。	5	4	3	1
整理 （10分）	3	1. 整理患者床单位。	3	2	1	0
	4	2. 记录符合要求。	4	3	2	1
	3	3. 妥善清理用物，洗手。	3	2	1	0
关键缺陷		翻身咳痰时机选择不当。	—10	—20	—30	—40
整体印象 （10分）	5	1. 动作轻巧，技术熟练，符合操作规程。	5	3	2	0
	5	2. 爱心观念强，患者舒适，操作人性化。	5	3	2	0
提问 （5分）	5		5	4	3	2
总分	100					

九、协助患者床上操作考核评分标准

项目	标准分值	质量标准	评分等级 A	B	C	D
准备 （6分）	6	着装符合要求，剪指甲、洗手、戴口罩。	6	4	2	0
解释查对 （10分）	10	解释得当，与患者沟通语言文明、态度好。	10	8	6	2
评估患者 （20分）	5	1. 评估病情、活动能力。	5	4	3	0
	5	2. 评估身高、体重。	5	4	3	0
	5	3. 评估引流管、伤口。	5	4	3	0
	5	4. 评估患者意愿。	5	4	3	0
协助翻身 （40分）	6	1. 操作者站位正确。	6	4	3	0
	6	2. 移动枕头。	6	4	3	0
	6	3. 患者双上肢交叉。	6	4	3	0
	6	4. 患者下肢移动正确。	6	4	3	0
	6	5. 操作者手法正确。	6	4	3	0
	10	6. 检查患者的皮肤。	10	8	6	3
整理 （10分）	2	1. 整理患者的床单位。	2	1	0	0
	4	2. 查对记录符合要求。	4	3	2	1
	4	3. 妥善清理用物，洗手。	4	3	2	1
关键缺陷		移动时皮肤受损。	—10	—20	—30	—40
整理印象 （6分）	3	1. 动作轻巧，技术熟练，符合操作规程。	3	2	1	0
	3	2. 爱心观念强，患者舒适，操作人性化。	3	2	1	0
提问 （8分）	8		8	6	3	2
总分	100					

十、压疮的预防及护理操作考核评分标准

项目	标准分值	质量标准	评分等级 A	B	C	D
准备 (10分)	3 3 4	1. 着装符合要求，洗手、戴口罩，戴手套。 2. 物品准备齐全，放置合理。 3. 环境整洁、符合要求。	3 3 4	2 2 3	1 1 2	0 0 1
评估 (10分)	5 5	1. 评估患者发生压疮的危险程度。 2. 评估压疮的部位、面积、分期、有无感染。	5 5	4 4	3 3	1 1
解释告知 (15分)	5 5 5	1. 严格查对。 2. 解释并告知压疮预防、护理目的及配合要求。 3. 告知患者（或家属）导致发生压疮的危险因素。	5 5 5	4 4 4	3 3 3	2 2 2
预防护理 (40分)	5 5 5 5 5 5 5 5	1. 检查受压部位皮肤状况。 2. 皮肤清洁、干燥。 3. 协助患者更换体位，体位舒适。 4. 整理床单位，床单位清洁、干燥、平整、无渣屑。 5. 护理用具使用恰当、合理。 6. 根据病情协助患者适当活动。 7. 根据病情按摩受压皮肤。 8. 根据压疮分期、部位、面积、有无感染等，采取恰当的治疗护理措施。	5 5 5 5 5 5 5 5	4 4 4 4 4 4 4 4	3 3 3 3 3 3 3 3	2 2 2 2 2 2 2 2
整理 (10分)	3 3 4	1. 为患者提供压疮护理的健康指导。 2. 去除手套，妥善清理用物，洗手。 3. 记录符合要求。	3 3 4	2 2 3	1 1 2	0 0 1
整体印象 (10分)	3 3 4	1. 爱心观念强，注意保暖。 2. 注意保护患者隐私。 3. 动作轻巧，技术熟练，符合操作规程。	3 3 4	2 2 3	1 1 2	0 0 1
提问 (5分)	5		5	4	3	2
总分	100					

274

十一、失禁的护理操作考核评分标准

项目	标准分值	质量标准	评分等级			
			A	B	C	D
准备 (10分)	5	1. 着装符合要求，洗手、戴口罩。	5	4	3	2
	5	2. 物品准备齐全，放置合理。	5	4	3	2
解释评估 (10分)	6	1. 评估患者。	6	4	2	1
	4	2. 关门、关窗，遮挡患者。	4	3	2	0
准备患者 (15分)	4	1. 卧位舒适。	4	3	2	1
	3	2. 注意保暖。	3	2	1	0
	5	3. 观察排泄物性状。	5	4	3	2
	3	4. 解释得当，与患者沟通语言文明、态度好。	3	2	1	0
会阴擦洗 (45分)	3	1. 擦洗盘放置符合要求。	3	2	1	0
	4	2. 擦洗棉球干湿适当。	4	3	2	1
	5	3. 擦洗顺序正确。	5	4	3	2
	5	4. 擦洗方法正确。	5	4	3	2
	5	5. 擦洗动作轻柔。	5	4	3	2
	5	6. 无菌棉球与污染棉球分开放置。	5	4	3	2
	5	7. 关心患者，询问其反应。	5	4	3	2
	5	8. 擦洗后会阴部清洁，无陈旧性分泌物。	5	4	3	2
	5	9. 擦洗后尿管上无分泌物干痂。	5	4	3	2
	3	10. 污物处理正确。	3	2	1	0
整理交代 (20分)	5	1. 更换纸尿裤方法正确。	5	4	3	2
	4	2. 整理床单位，检查和妥善固定各种管路，保持其通畅。	4	3	2	1
	3	3. 衣服平整、卧位舒适。	3	2	1	0
	5	4. 观察患者反应，倾听主诉，向患者交代注意事项。	5	4	3	2
	3	5. 清理用物，洗手，开窗通风。	3	2	1	0
总分	100					

十二、床上使用便器操作考核评分标准

项目	标准分值	质量标准	评分等级			
			A	B	C	D
操作准备 （10分）	4	1. 着装符合要求，洗手、戴口罩。	4	3	2	1
	3	2. 物品准备齐全、放置合理。	3	2	1	0
	3	3. 便器符合要求。	3	2	1	0
解释评估 （10分）	6	1. 评估患者。	6	4	2	1
	4	2. 关门、关窗，遮挡患者。	4	3	2	1
放置评估 （10分）	4	1. 卧位舒适。	4	3	2	1
	3	2. 注意保暖。	3	2	1	0
	5	3. 便器放置方法正确。	5	4	3	2
	5	4. 便盆位置舒适、合理。	5	4	3	2
	3	5. 解释得当，与患者沟通语言文明、态度好。	3	2	1	0
排泄完毕 （30分）	5	1. 排泄过程中勿催促患者。	5	4	3	2
	5	2. 初次擦拭会阴及肛周到位。	5	4	3	2
	5	3. 取便器方法正确。	5	4	3	2
	5	4. 彻底清洁会阴及肛周皮肤。	5	4	3	2
	5	5. 认真观察会阴、肛周及骶尾部皮肤。	5	4	3	2
	5	6. 动作轻柔，关心患者。	5	4	3	2
整理交代 （30分）	5	1. 整理床单位，检查和妥善固定各种管路，保持其通畅。	5	4	3	2
	5	2. 衣服平整、卧位舒适。	5	4	3	2
	5	3. 观察排泄物的性状，并做好记录，发现问题及时留样并报告医生。	5	4	3	2
	5	4. 倾倒排泄物，清洗便盆。	5	4	3	2
	5	5. 观察患者反应，倾听主诉，向患者交代注意事项。	5	4	3	2
	5	6. 清理用物，洗手，开窗通风。	5	4	3	2
总分	100					

十三、留置尿管的护理操作考核评分标准

项目	标准分值	质量标准	评分等级			
			A	B	C	D
操作准备 （10分）	3	1. 着装符合要求，剪指甲、洗手、戴口罩。	3	2	1	0
	3	2. 物品准备齐全，放置合理。	3	2	1	0
	4	3. 环境整洁。	4	3	2	1
解释评估 （10分）	5	1. 严格查对，解释得当。	5	4	3	2
	5	2. 评估患者全面。	5	4	3	2
准备患者 （10分）	4	1. 遮挡患者，体位符合要求。	4	3	2	1
	3	2. 脱裤、垫尿垫方法正确。	3	2	1	0
	3	3. 注意保暖。	3	2	1	0
会阴擦洗 （45分）	3	1. 擦洗盘放置符合要求。	3	2	1	0
	4	2. 消毒棉球干湿适当。	4	3	2	1
	5	3. 消毒顺序正确。	5	4	3	2
	5	4. 消毒方法正确。	5	4	3	2
	5	5. 擦洗动作轻柔。	5	4	3	2
	5	6. 无菌棉球与污染棉球分开放置。	5	4	3	2
	5	7. 关心患者，询问其反应。	5	4	3	2
	5	8. 擦洗后会阴部清洁，无陈旧性分泌物。	5	4	3	2
	5	9. 擦洗后尿管上无分泌物干痂。	5	3	3	2
	3	10. 污物处理正确。	3	2	1	0
更换尿袋 （10分）	3	1. 定期更换尿袋。	3	2	1	0
	4	2. 更换尿袋操作过程中符合无菌原则。	4	3	2	1
	3	3. 妥善固定尿管及尿袋，保持尿管的通畅。	3	2	1	0
整理交代 （15分）	3	1. 整理患者衣服及床单位。	3	2	1	0
	4	2. 患者卧位舒适，检查和妥善固定各种管路，保持其通畅。	4	3	2	1
	4	3. 向患者交代注意事项。	4	3	2	1
	4	4. 妥善清理用物，洗手。	4	3	2	1
总分	100					

十四、温水擦浴操作考核评分标准

项目	标准分值	质量标准	评分等级 A	B	C	D
操作准备 （12分）	3	1. 着装符合要求，剪指甲、洗手、戴口罩。	3	2	1	0
	3	2. 物品准备齐全，放置合理。	3	2	1	0
	3	3. 环境整洁。	3	2	1	0
	3	4. 擦浴时间选择恰当。	3	2	1	0
解释评估 （7分）	3	1. 解释得当。	3	2	1	0
	4	2. 评估患者。	4	3	2	1
擦浴前准备 （10分）	3	1. 关闭门窗，调节室温。	3	2	1	0
	4	2. 调节水温。	4	3	2	1
	3	3. 床单位准备。	3	2	1	0
温水擦浴 （50分）	4	1. 翻身方法正确，两手臂着力点正确，不拖拉患者。	4	3	2	1
	4	2. 患者体位稳定，支撑合理。	4	3	2	1
	5	3. 温度适宜，及时更换热水及清水。	5	4	3	2
	5	4. 注意保暖。	5	4	3	2
	3	5. 脱衣、裤方法正确。	3	2	1	0
	3	6. 浴巾放置恰当。	3	2	1	0
	3	7. 穿衣、裤方法正确。	3	2	1	0
	5	8. 擦洗顺序正确。	5	4	3	2
	5	9. 擦洗方法正确。	5	4	3	2
	5	10. 擦洗用力得当，动作稳。	5	4	3	2
	4	11. 关心患者，询问其反应。	4	3	2	1
	4	12. 注意保护伤口和各种管路。	4	3	2	1
整理交代 （15分）	3	1. 床铺整洁、干燥，无皱褶、无碎屑。	3	2	1	0
	3	2. 衣服平整、卧位舒适。	3	2	1	0
	3	3. 检查和妥善固定各种管路，保持其通畅。	3	2	1	0
	3	4. 向患者交代注意事项。	3	2	1	0
	3	5. 妥善清理用物，洗手。	3	2	1	0
整体印象 （6分）	3	1. 动作轻稳，准确节力。	3	2	1	0
	3	2. 体现人文关怀，患者舒适。	3	2	1	0
总分	100					

278

十五、协助患者更衣操作考核评分标准

项目	标准分值	质量标准	评分等级 A	B	C	D
操作准备 （10分）	5 5	1. 用物准备齐全。 2. 按规定着装。	5 5	3 3	2 2	0 0
摆体位 （20分）	5 5 5 5	1. 解释沟通得当。 2. 环境准备适宜。 3. 动作轻柔。 4. 体位正确。	5 5 5 5	3 3 3 3	2 2 2 2	0 0 0 0
穿脱过程 （40分）	10 10 10 5 5	1. 动作轻柔。 2. 穿脱衣服符合原则。 3. 注意到患者的伤口及疼痛情况。 4. 观察患者的病情变化。 5. 衣服平整美观。	10 10 10 5 5	6 8 8 4 4	2 6 5 3 3	0 4 3 2 2
整理 （10分）	5 5	1. 整理患者的床单位。 2. 为患者盖好被子。	5 5	3 3	2 2	1 1
关键缺陷		动作轻柔，不伤及患者的伤口造成病情恶化。	—10	—15	—30	—40
整体印象 （10分）	3 3 4	1. 动作轻柔，技术熟练。 2. 沟通到位。 3. 全程15分钟，超时1分钟扣1分。	3 3 4	2 2 3	1 1 2	0 0 1
提问 （10分）	10		10	8	6	4
总分	100					

十六、床上洗头操作考核评分标准

项目	标准分值	质量标准	评分等级 A	B	C	D
操作准备 (10分)	3	1. 着装符合要求，剪指甲、洗手、戴口罩。	3	2	1	0
	3	2. 物品准备齐全，放置合理。	3	2	1	0
	4	3. 环境整洁、室温适宜。	4	3	2	1
解释评估 (10分)	5	1. 解释得当，与患者沟通语言文明，态度好。	5	4	3	1
	5	2. 评估患者头发、周围皮肤及自理能力。	5	4	3	1
安置体位 (15分)	5	1. 体位正确。	5	4	3	2
	5	2. 橡胶单、浴巾放置正确。	5	4	3	2
	5	3. 洗头车放置正确。	5	4	3	2
洗头 (40分)	10	1. 水温适当、体位合适。	10	8	5	2
	5	2. 动作轻柔。	5	3	2	1
	4	3. 手法正确。	4	2	1	0
	6	4. 观察患者生命体征，询问其反应。	6	5	3	0
	5	5. 头发冲洗干净，无残余洗发水。	5	3	2	1
	5	6. 擦干头发方法正确。	5	4	3	2
	5	7. 头发梳理整齐。	5	3	2	1
整理 (10分)	4	1. 安置患者体位。	4	3	2	0
	4	2. 整理床单位。	4	3	2	1
	2	3. 还原床旁桌、椅。	2	1	0	0
关键缺陷		水温不合适，烫伤患者。	—10	—20	—30	—40
整体印象 (10分)	3	1. 动作轻柔，技术熟练，符合操作规程。	3	2	1	0
	3	2. 爱心观念强，患者舒适。	3	2	1	0
	4	3. 全程20分钟，超时1分钟扣1分。	4	3	2	1
提问（5分）	5		5	4	3	3
总分	100					

十七、指（趾）甲的护理操作考核评分标准

项目	标准分值	质量标准	评分等级			
			A	B	C	D
准备 （10分）	3	1. 着装符合要求，剪指甲、洗手、戴口罩。	3	2	1	0
	4	2. 物品准备齐全，放置合理。	4	3	2	1
	3	3. 环境整洁。	3	2	1	0
解释评估 （10分）	5	1. 解释得当，与患者沟通语言文明、态度好。	5	4	3	2
	5	2. 评估恰当。	5	4	3	2
清理 （55分）	5	1. 体位舒适。	5	3	1	0
	10	2. 清洗，水温合适。	10	8	5	3
	10	3. 动作轻柔。	10	8	5	3
	10	4. 关心患者，注意观察患者的生命体征。	10	8	5	3
	10	5. 患者手（足）指（趾）甲长短适宜，无棱角。	10	8	5	3
	10	6. 患者手（足）指（趾）甲内无污垢。	10	8	5	3
整理 （10分）	5	1. 整理床单位。	5	3	2	1
	5	2. 妥善清理用物，洗手。	5	3	2	1
整体印象 （10分）	5	1. 动作轻巧，技术熟练，符合操作规程。	5	3	2	1
	5	2. 爱心观念强，患者舒适，无痛感。	5	3	2	1
提问 （5分）	5		5	4	3	2
总分	100					

十八、卧床患者更换床单位操作考核评分标准

项目		标准分值	质量标准	评分等级			
				A	B	C	D
着装准备 （4分）		2	1. 仪表端庄、服装整洁。	2	1	0	0
		2	2. 洗手、戴口罩。	2	1	0	0
评估 （12分）		4	1. 了解患者的病情、自理能力及心理状态。	4	3	2	1
		4	2. 与患者交流时语言规范，态度和蔼。	4	3	2	1
		4	3. 解释操作方法并倾听患者的需要。	4	3	2	1
用物准备 （8分）		2	1. 备齐用物。	2	1	0	0
		3	2. 大单、被套、棉被、棉褥叠法正确。	3	2	1	0
		3	3. 按顺序放置妥当。	3	2	1	0
操作过程	安全与舒适 （10分）	4	1. 翻身时注意患者的安全、保暖、体位舒适，动作轻柔。	4	3	2	1
		4	2. 患者身上的治疗措施处理正确。	4	3	2	1
		2	3. 操作过程中询问患者的感受及心理反应。	2	1	0	0
	换床单 （26分）	4	1. 松开被尾、移动患者的方法正确。	4	3	2	1
		3	2. 逐层松单、清扫床褥方法正确（湿式）。	3	2	1	0
		8	3. 大单平、整、紧，放置正确（正反面位置），中线正。	8	6	4	2
		8	4. 床角整齐美观，中单、橡胶单平、整、紧。	8	6	4	2
		3	5. 污单取出方法及放置合理。	3	2	1	0
	换被套 （25分）	4	1. 更换方法正确，内、外无皱褶。	4	3	2	1
		3	2. 被头端无虚边（虚边＞3cm 为 D）。	3	2	1	0
		3	3. 被筒对称，两侧齐床沿，中线正。	3	2	1	0
		6	4. 被尾整齐，外观平整、美观。	6	5	4	3
		7	5. 关心患者，注意保暖。	7	6	5	4
		2	6. 取出污染被套方法正确。	2	1	0	0
	换枕套 （5分）	3	1. 四角充实、外观美。	3	2	1	0
		2	2. 枕头放置方法正确、开口背向门。	2	1	0	0
操作后 （5分）		3	1. 整理床单位、桌椅、开窗通风。	3	2	1	0
		2	2. 污单处理方法正确。	2	1	0	0
整体形象 （5分）		3	1. 患者舒适、安全，病床整洁。	3	2	1	0
		2	2. 动作准确、节力，时间不超过 15 分钟。	2	1	0	0
总分		100					

十九、气管插管患者的口腔护理操作考核评分标准

项目	标准分值	质量标准	评分等级			
			A	B	C	D
准备 (10分)	3	1. 着装符合要求，洗手、戴口罩。	3	2	1	0
	3	2. 物品准备齐全，放置合理。	3	2	2	0
	4	3. 湿润棉球并清点数量。	4	3	2	1
携用物至床旁 (30分)	2	1. 清醒患者，解释得当，与患者沟通语言文明，态度好。 2. 彻底吸痰。	2	1	0	0
	5	3. 气囊充气。	5	4	3	2
	5	4. 一名护士固定好气管插管及牙垫，另一名护士去掉固定气管插管的胶布。	5	4	3	2
	10		10	8	6	4
	8	5. 湿润口唇、口角，持手电筒及压舌板检查口腔，观察有无出血、溃疡、感染等。	8	6	4	2
口腔擦洗 (50分)	10	1. 将牙垫移至患者的一侧磨牙，并将气管插管轻轻偏向牙垫。另一名护士做该侧的口腔护理。	10	8	6	4
	10	2. 口腔护理方法正确，到位。	10	8	6	4
	5	3. 口腔干燥、溃疡者做相应的处理。	5	4	3	2
	5	4. 擦净面部的胶布痕迹。	5	4	3	2
	10	5. 清点棉球数。	10	8	6	4
	10	6. 胶布交叉固定气管插管。	10	8	6	4
提问 (10分)	10		10	8	6	4
总分	100					

二十、背部护理操作考核评分标准

项目	标准分值	质量标准	评分等级			
			A	B	C	D
准备 (10分)	5 5	1. 着装符合要求，剪指甲、洗手、戴口罩。 2. 物品准备齐全放置合理。	5 5	4 4	3 3	2 2
解释 (5分)	3 2	1. 严格查对，解释得当。 2. 温度适宜，关闭门窗。	3 2	2 1	1 0	0 0
摆体位 (20分)	4 4 6 6	1. 翻身方法正确，两手臂着力点正确。 2. 患者体位稳定，支撑合理。 3. 用力得当，动作稳，不拖拉患者。 4. 注意保暖。	4 4 6 6	3 3 5 5	2 2 4 4	1 1 3 3
清洁背部 (12分)	3 9	1. 水温适宜。 2. 擦洗方法正确，擦洗后床单未浸湿。	3 9	2 7	1 5	0 3
按摩 (14分)	10 4	1. 全背或局部按摩手法正确。 2. 时间适当（<2分钟为D)。	10 4	7 3	5 2	3 1
叩背 (14分)	10 4	1. 叩背手法、顺序正确。 2. 向患者交代咳嗽、咳痰方法准确。	10 4	7 3	5 2	3 1
整理 (10分)	2 2 3 3	1. 床铺整洁、干燥，无皱褶、无碎屑。 2. 衣服平整、卧位舒适。 3. 开窗通风。 4. 妥善清理用物，洗手。	2 2 3 3	1 1 2 2	0 0 1 1	0 0 0 0
整体印象 (10分)	3 3 4	1. 动作轻稳，准确节力。 2. 体现人文关怀，患者舒适。 3. 全程5分钟，超时1分钟扣2分。	3 3 4	2 2 3	1 1 2	0 0 1
提问 (5分)	5		5	4	3	2
总分	100					

二十一、患者入院护理操作考核评分标准

项目	标准分值	质量标准	评分等级 A	B	C	D
准备 (15分)	5	1. 着装符合要求。	5	4	3	2
	5	2. 物品准备齐全。	5	4	3	2
	5	3. 床单位整洁。	5	4	3	2
评估患者情况 (20分)	5	1. 向患者做自我介绍。	5	4	3	2
	5	2. 了解患者的入院原因。	5	4	3	2
	5	3. 评估患者的一般情况。	5	4	3	2
	5	4. 了解患者既往史及过敏史。	5	4	3	2
入院介绍 (20分)	5	1. 病房环境。	5	4	3	2
	5	2. 作息制度。	5	4	3	2
	5	3. 探视制度。	5	4	3	2
	5	4. 有关管理规定。	5	4	3	2
测量生命体征 (10分)	5	1. 生命体征测量技术熟练，符合操作规程。	5	4	3	2
	5	2. 记录患者的生命体征。	5	4	3	2
治疗 (15分)	5	1. 介绍主管医师、护士长、护士。	5	4	3	2
	5	2. 通知医师进行接诊。	5	4	3	2
	5	3. 遵医嘱进行治疗及护理。	5	4	3	2
整体印象 (20分)	5	1. 入院介绍熟练、完整，并且具有条理性。	5	4	3	2
	5	2. 使用服务用语，解释到位，患者容易理解。	5	4	3	2
	5	3. 可以根据患者的病情合理安排。	5	4	3	2
	5	4. 护理记录完整。	5	4	3	2
总分	100					

二十二、患者出院护理操作考核评分标准

项目	标准分值	质量标准	评分等级			
			A	B	C	D
准备 （5分）	5	着装符合要求。	5	4	3	2
评估患者 （15分）	10	1. 评估患者疾病恢复情况。	10	8	6	4
	5	2. 确认出院日期。	5	4	3	2
出院指导 （25分）	10	1. 制订康复计划，做好康复指导。	10	8	6	4
	5	2. 告知患者复诊时间及地点。	5	4	3	2
	10	3. 告知患者出院手续办理程序。	10	8	6	4
与患者 沟通5分	5	诚恳听取患者住院期间的意见和建议，以便改进工作。	5	4	3	2
文件处理 （15分）	5	1. 完成出院护理记录。	5	4	3	2
	5	2. 患者出院前终止各种治疗和护理，做好出院登记。	5	4	3	2
	5	3. 完成出院病历。	5	4	3	2
床单位处理 （20分）	10	1. 床单位终末消毒工作完善。	10	8	6	4
	10	2. 备用床干净整洁。	10	8	6	4
整体印象 （15分）	5	1. 康复计划具有针对性。	5	4	3	2
	5	2. 出院介绍完整并具有条理性。	5	4	3	2
	5	3. 使用服务用语，解释到位，患者容易理解。	5	4	3	2
总分	100					

二十三、生命体征检测技术操作考核评分标准

项目	标准分值	质量标准	评分等级			
			A	B	C	D
准备 (10分)	3	1. 着装符合要求，剪指甲洗手、戴口罩。	3	2	1	0
	3	2. 物品准备齐全，放置合理。	3	2	1	0
	4	3. 环境整洁。	4	3	2	1
解释 (6分)	2	1. 严格查对，解释得当。	2	1	0	0
	2	2. 患者体位舒适、安全，注意保暖。	2	1	0	0
	2	3. 注意用物在使用时的安全。	2	1	0	0
测体温 (10分)	2	1. 擦干腋窝。	2	1	0	0
	2	2. 体温计放置方法、部位正确。	2	1	0	0
	2	3. 测量时间准确。	2	1	0	0
	4	4. 读表准确。	4	3	2	1
测脉搏 (10分)	3	1. 测量方法、部位正确。	3	2	1	0
	4	2. 测量时间正确（根据病情数30秒到1分钟）。	4	3	2	1
	3	3. 计数准确。	3	2	1	0
测呼吸 (10分)	4	1. 测量方法、部位正确。	4	3	2	1
	3	2. 测量时间正确（根据病情数30秒到1分钟）。	3	2	1	0
	3	3. 计数准确。	3	2	1	0
测血压 (29分)	3	1. 血压计放置合理。	3	2	1	0
	4	2. 上臂与心脏、血压计在同一水平。	4	3	2	1
	2	3. 打开血压计方法正确，水银柱归零。	2	1	0	0
	4	4. 清除袖带内气体，袖带位置合适。	4	3	2	1
	5	5. 袖带平整，松紧符合要求。	5	4	3	2
	2	6. 听诊器使用方法正确，位置放置正确。	2	1	0	0
	3	7. 充气符合要求，放气速度适中。	3	2	1	0
	6	8. 测量结果正确。	6	5	3	1
整理 (10分)	2	1. 整理患者床单位。	2	1	0	0
	4	2. 查对记录符合要求。	4	3	2	1
	4	3. 妥善清理用物，洗手。	4	3	2	1
关键缺陷		袖带捆绑位置不正确。	—10	—20	—30	—40
整体印象 (10分)	3	1. 动作轻巧，技术熟练，符合操作规程。	3	2	1	0
	3	2. 体现人文关怀，注意与患者沟通。	3	2	1	0
	4	3. 全程5分钟，超时1分钟扣2分。	4	3	2	1
提问 (5分)	5		5	3	1	0
总分	100					

二十四、快速血糖监测操作考核评分标准

项目	标准分值	质量标准	评分等级			
			A	B	C	D
准备 （10分）	3	1. 着装符合要求，剪指甲、洗手、戴口罩、戴手套。	3	2	1	0
	3	2. 物品准备齐全，放置合理。	3	2	1	0
	4	3. 严格查对医嘱。	4	3	2	1
检查仪器 （10分）	5	1. 检查血糖仪，确认血糖仪型号与试纸型号一致。	5	4	3	1
	5	2. 检查采血笔。	5	4	3	1
解释评估 （15分）	5	1. 严格查对。	5	4	3	2
	5	2. 解释得当，与患者沟通语言文明、态度好。	5	4	3	2
	5	3. 患者清洁双手。	5	4	3	2
正确安装 （10分）	5	1. 正确安装采血针，调整采血刻度。	5	4	3	2
	5	2. 打开血糖仪，插好血糖试纸。	5	4	3	2
消毒采血 （30分）	6	1. 采血部位准确、体位合适。	6	2	1	0
	5	2. 消毒皮肤规范。	5	3	1	0
	4	3. 再次查对患者。	4	2	1	0
	4	4. 持采血笔手法正确。	4	2	1	0
	6	5. 挤血方法正确。	6	5	3	0
	5	6. 吸血方法正确。	5	3	2	1
整理 （10分）	3	1. 消毒采血笔口，取出采血针头。	3	2	1	0
	3	2. 取出试纸，清洁血糖仪。	3	2	1	0
	4	3. 去除手套，妥善清理用物，洗手，记录符合要求。	4	3	2	1
整体印象 （10分）	3	1. 动作轻巧，技术熟练，符合操作规程。	3	2	1	0
	3	2. 爱心观念强，患者舒适，痛感较小。	3	2	1	0
	4	3. 注意无菌操作，操作环境清洁。	4	3	2	1
提问 （5分）	5		5	4	3	2
总分	100					

二十五、导尿技术操作考核评分标准

项目	标准分值	质量标准		评分等级			
------	---------	---------	--	A	B	C	D
				A	B	C	D
准备 (10分)	3	1. 着装符合要求，剪指甲洗手、戴口罩。		3	2	1	0
	3	2. 物品准备齐全，放置合理。		3	2	1	0
	4	3. 环境整洁、安静、安全。		4	3	2	1
检查解释 (10分)	3	1. 严格查对，向患者解释。		3	2	1	0
	4	2. 遮挡患者，体位符合要求。		4	3	2	1
	3	3. 脱裤、垫尿垫方法正确。		3	2	1	0
外阴消毒 (15分)	4	1. 戴无菌手套方法正确。		4	3	2	1
	3	2. 消毒会阴方法合要求。		8	6	4	2
	8	3. 移弯盘位置正确。		3	2	1	0
再次消毒 (25分)		女患者	男患者				
	3	(1) 打开导尿包符合要求。	(1) 打开导尿包符合要求。	3	2	1	0
	4	(2) 取、戴手套方法正确。	(2) 取、戴手套方法正确。	4	3	2	1
	3	(3) 放导尿管、注射器方法正确。	(3) 放导尿管、注射器方法正确。	3	2	1	0
	3	(4) 置导尿盘位置适当。	(4) 置导尿盘位置适当。	3	2	1	0
	5	(5) 铺孔巾，检查、润滑导尿管符合要求。	(5) 铺孔巾，检查、润滑导尿管符合要求。	5	4	3	1
	7	(6) 消毒尿道口及小阴唇符合要求（一手分开固定，一手消毒）。	(6) 纱布包裹阴茎、消毒尿道口方法正确。 (7) 提起阴茎与腹壁成60°。	7	5	3	1
插管固定 (15分)	2	1. 更换止血钳。		2	1	0	0
	4	2. 持导尿管方法正确。		4	3	2	1
	6	3. 插管准确，深度适宜，尿管固定稳妥。		6	4	2	1
	3	4. 连接储尿袋方法正确。		3	2	1	0
整理交代 (10分)	2	1. 整理患者及床单位。		2	1	0	0
	4	2. 查对记录符合要求。		4	3	2	1
	4	3. 妥善清理用物，洗手。		4	3	2	1
关键缺陷		尿管误入阴道、污染。	尿管污染。	−10	−20	−30	−40
整体印象 (10分)	5	1. 操作方法正确、熟练、节力。		3	2	1	0
		2. 体现人文关怀，注意观察患者的反应。		4	3	2	1
		3. 全过程15分钟，超1分钟扣2分。		3	2	1	0
提问 (5分)				5	3	1	0
总分	100						

二十六、胃肠减压技术操作考核评分标准

项目	标准分值	质量标准	评分等级			
			A	B	C	D
准备 (10分)	5	1. 着装符合要求，剪指甲、洗手、戴口罩。	5	4	3	2
	5	2. 物品准备齐全，放置合理。	5	4	3	2
解释评估 (15分)	5	1. 严格查对。	5	4	3	2
	5	2. 评估患者病情、意识状态、自理能力、合作程度。	5	4	3	2
	5	3. 指导患者操作及配合方法，语言规范，态度和蔼，内容适当。	5	4	3	2
操作要点 (50分)	5	1. 患者体位合适。	5	4	3	2
	6	2. 胃管选择准确。	6	5	3	1
	5	3. 清洁并检查鼻腔，润滑胃管并检查是否通畅。	5	4	3	2
	5	4. 再次查对患者。	5	4	3	2
	6	5. 留置胃管方法正确、深度适宜（清醒者、昏迷者）。	6	5	3	1
	6	6. 正确处理插管中出现的情况（恶心、咳嗽等）。	6	5	3	1
	6	7. 判断胃管的位置方法正确。	6	5	3	1
	5	8. 妥善固定胃管、调整减压装置。	5	4	3	2
	6	9. 连接胃管与减压装置，妥善固定。	6	5	3	1
整理解释 (10分)	2	1. 整理患者床单位，协助患者取舒适体位。	2	1	0	0
	4	2. 解释得当，交代注意事项。	4	3	2	1
	4	3. 查对记录符合要求，妥善清理用物，洗手。	4	3	2	1
整体印象 (10分)	3	1. 动作轻巧，技术熟练，符合操作规程。	3	2	1	0
	3	2. 患者舒适、无不良反应。	3	2	1	0
	4	3. 全程10分钟，超时1分钟扣2分。	4	3	2	1
提问 (5分)	5		5	4	3	2
总分	100					

二十七、鼻饲技术操作考核评分标准

项目	标准分值	质量标准	评分等级			
			A	B	C	D
准备 (10分)	3	1. 着装符合要求，剪指甲、洗手、戴口罩。	3	2	1	0
	3	2. 物品准备齐全，放置合理。	3	2	1	0
	4	3. 环境整洁、安全、安静。	4	3	2	1
解释 (6分)	3	1. 严格查对，解释得当。	3	2	1	0
	3	2. 体位合适。	3	2	1	0
插管 (25分)	2	1. 铺治疗巾，置弯盘位置符合要求。	2	1	0	0
	3	2. 检查清洁鼻腔。	3	2	1	0
	5	3. 测量胃管插入长度。	5	4	3	2
	4	4. 润滑胃管并检查是否通畅。	4	3	2	1
	7	5. 持管、插管方法正确，深度适宜。	7	5	3	1
	4	6. 处理插管中出现的情况及时、准确。	4	3	2	1
判断位置 (18分)	7	1. 判断胃管位置方法正确。	7	5	3	1
	5	2. 胃管在胃内。	5	4	3	2
	4	3. 固定方法符合要求，牢固、美观。	4	3	2	1
灌食 (18分)	7	1. 抽试、冲水、注食步骤正确，速度适宜。	7	5	3	1
	4	2. 食物温度及量适宜。	4	3	2	1
	3	3. 操作中观察患者的反应。	3	2	1	0
	4	4. 注食后用温开水冲管并正确处理管端。	4	3	2	1
整理交代 (10分)	2	1. 整理患者及床单位。	2	1	0	0
	4	2. 查对记录符合要求。	4	3	2	1
	4	3. 妥善清理用物，洗手。	4	3	2	1
关键缺陷		判断胃管位置方法错误。	—10	—20	—30	—40
整体印象 (10分)	2	1. 步骤正确，动作轻、稳、节力。	2	1	0	0
	4	2. 体现人文关怀，患者无不适感。	4	3	2	1
	4	3. 全过程15分钟，超过1分钟扣2分。	4	3	2	1
提问 (5分)	5		5	4	3	2
总分	100					

二十八、灌肠技术操作考核评分标准

项目	标准分值	质量标准	评分等级			
			A	B	C	D
准备 (12分)	2	1. 着装符合要求，剪指甲、洗手、戴口罩。	2	1	0	0
	3	2. 物品准备齐全放置合理。	3	2	1	0
	3	3. 环境整洁、安静、安全。	3	2	1	0
	4	4. 按医嘱配制溶液准确，温度适宜。	4	3	2	1
解释 (6分)	3	1. 严格查对，向患者解释。	3	2	1	0
	3	2. 体位合适，铺尿垫方法正确。	3	2	1	0
插管灌液 (42分)	3	1. 戴手套方法正确。	3	2	1	0
	5	2. 灌肠袋液面高度适宜。	5	4	3	2
	2	3. 置弯盘位置正确。	2	1	0	0
	4	4. 润滑肛管方法正确。	4	3	2	1
	4	5. 排气方法正确，溶液不蘸湿床单。	4	3	2	1
	9	6. 插管动作轻柔，方法正确。	9	7	5	3
	7	7. 插管深度适宜。	7	5	3	1
	4	8. 流速符合要求。	4	3	2	1
	4	9. 观察患者耐受情况，及时处理故障。	4	3	2	1
拔管 (15分)	4	1. 拔管方法正确。	4	3	2	1
	4	2. 肛管处理妥当。	4	3	2	1
	4	3. 向患者交代注意事项（平卧10分钟后排便）。	4	3	2	1
	3	4. 协助有需要的患者排便。	3	2	1	0
整理交代 (10分)	2	1. 整理患者及床单位。	2	1	0	0
	4	2. 查对记录符合要求。	4	3	2	1
	4	3. 妥善整理用物，洗手。	4	3	2	1
关键缺陷		灌肠液选择错误。	—10	—20	—30	—40
整体印象 (10分)	5	1. 操作方法正确、熟练、轻巧。	5	4	3	2
	5	2. 体现人文关怀，患者感受良好。	5	4	3	2
提问 (5分)	5		5	4	3	1
总分	100					

二十九、氧气吸入技术操作考核评分标准

项目	标准分值	质量标准	评分等级 A	B	C	D
准备 （10分）	2 4 4	1. 着装符合要求，洗手、戴口罩。 2. 物品准备（包括吸氧装置）齐全放置合理。 3. 环境整洁、操作安全。	2 4 4	1 3 3	0 2 2	0 1 1
解释评估 （15分）	5 5 5	1. 查对床号，了解患者病情、意识及患者缺氧程度，鼻腔内状况。 2. 观察患者合作程度及心理反应。 3. 解释吸氧目的、配合方法，与患者沟通时语言规范，态度和蔼。	5 5 5	4 4 4	3 3 3	1 1 1
吸氧 （30分）	6 6 6 6 6	1. 清洁鼻腔，连接鼻导管并测试通畅。 2. 按需要正确调节氧流量。 3. 鼻导管插入深度适宜。 4. 导管固定牢固、美观。 5. 记录用氧时间。	6 6 6 6 6	4 5 5 5 4	2 3 3 3 2	0 2 2 2 0
停氧 （20分）	5 5 5 5	1. 取下鼻导管方法正确。 2. 关闭氧气顺序正确。 3. 协助患者清洁面部。 4. 记录停氧时间。	5 5 5 5	4 4 4 4	3 3 3 3	1 1 1 1
整理 （10分）	2 4 4	1. 妥善安置患者，整理床单位。 2. 查对记录符合要求。 3. 整理用物，洗手。	2 4 4	1 3 3	0 2 2	0 1 1
整体印象 （10分）	3 3 4	1. 动作轻巧，技术熟练，操作方法正确。 2. 爱心观念强，患者舒适，痛感较小。 3. 全程5分钟，超时1分钟扣2分。	3 3 4	2 2 3	1 1 2	0 0 1
提问 （5分）	5		5	4	3	2
总分	100					

三十、雾化吸入疗法操作考核评分标准

项目	标准分值	质量标准	评分等级			
			A	B	C	D
准备 (20分)	3	1. 着装符合要求，剪指甲、洗手、戴口罩。	3	2	1	0
	3	2. 物品准备齐全，放置合理。	3	2	1	0
	4	3. 环境整洁、有宽阔的操作台。	4	3	2	1
	5	4. 核对医嘱，配制药液，检查药物质量符合要求。	5	4	3	1
	5	5. 备好雾化装置，检查其性能。	5	4	3	1
解释评估 (25分)	5	1. 严格查对。	5	4	3	2
	5	2. 解释得当，告知治疗目的和配合要求。	5	4	3	2
	5	3. 询问过敏史、用药史。	5	4	3	2
	5	4. 了解患者呼吸状况。	5	4	3	2
	5	5. 协助患者取舒适体位。	5	4	3	2
操作 (30分)	5	1. 打开雾化机开关。	5	4	3	2
	5	2. 正确连接口含嘴或面罩。	5	4	3	2
	5	3. 指导患者配合吸入药液。	5	4	3	2
	5	4. 雾量适宜。	5	4	3	2
	5	5. 观察患者，询问其反应。	5	4	3	2
	5	6. 面罩、口含嘴一人一套。	5	4	3	2
整理 (10分)	4	1. 擦去患者面部雾珠。	4	3	2	1
	2	2. 整理患者床单位。	2	1	0	0
	2	3. 协助患者取舒适体位。	2	1	0	0
	2	4. 妥善清理用物，洗手。	2	1	0	0
整体印象 (10分)	3	1. 动作轻巧，技术熟练，符合操作规程。	3	2	1	0
	3	2. 演示动作熟练、正确。	3	2	1	0
	4	3. 操作过程注意患者安全。	4	3	2	1
提问 (5分)	5		5	4	3	2
总分	100					

三十一、口服给药技术操作考核评分标准

项目	标准分值	质量标准	评分等级			
			A	B	C	D
准备 (10分)	3	1. 着装符合要求，剪指甲、洗手，戴口罩。	3	2	1	0
	3	2. 物品准备齐全放置合理。	3	2	1	0
	4	3. 环境整洁、安静、安全。	4	3	2	1
摆药 (30分)	6	1. 按床号顺序贴姓名牌。	6	5	3	0
	9	2. 严格"三查七对"。	9	7	5	3
	6	3. 先摆固体药，后摆水剂、油剂。	6	5	3	0
	9	4. 由另一名护士查对。	9	7	5	3
发药 (30分)	6	1. 携物齐全。	6	5	4	3
	9	2. 给药前对药牌、床号、姓名、床头卡。	9	7	5	3
	9	3. 协助不能自理的患者服药，看着患者服下。	9	7	5	3
	6	4. 交代服药注意事项。	6	5	4	3
整理 (10分)	5	1. 查对记录符合要求。	5	4	3	2
	5	2. 按常规消毒药杯，妥善清理用物，洗手。	5	4	3	2
关键缺陷			—10	—20	—30	—40
整体印象 (10分)	3	1. 技术熟练，符合操作规程。	3	2	1	0
	3	2. 体现人文关怀，注意与患者的沟通。	3	2	1	0
	4	3. 作风严谨，操作计划性强。	4	3	2	1
提问 (10分)	10		10	8	6	4
总分	100					

三十二、密闭式周围静脉输液技术操作考核评分标准

项目	标准分值	质量标准	评分等级 A	B	C	D
准备 （10分）	3	1. 着装符合要求，剪指甲、洗手、戴口罩。	3	2	1	0
	3	2. 物品准备齐全，放置合理。	3	2	1	0
	4	3. 环境整洁。	4	3	2	1
备药 （7分）	3	1. 严格查对，检查药物标签，质量符合要求。	3	2	1	0
	2	2. 割锯、消毒、折断安瓿方法正确。	2	1	0	0
	2	3. 启开液体盖方法正确，加药方法正确。	2	1	0	0
解释 （8分）	3	1. 严格查对，解释得当，了解患者需求。	3	2	1	0
	3	2. 取垫巾、止血带，评估选择血管正确。	3	2	1	0
	2	3. 患者体位合要求。	2	1	0	0
插管排气 （15分）	2	1. 消毒加药口规范。	2	1	0	0
	3	2. 检查输液器符合要求。	3	2	1	0
	2	3. 取管、插管手法正确。	2	1	0	0
	4	4. 一次排气成功。	4	3	2	1
	4	5. 不污染针头、不滴液。	4	3	2	1
消毒穿刺 （26分）	2	1. 扎止血带规范。	2	1	0	0
	3	2. 消毒皮肤范围规范。	3	2	1	0
	4	3. 再次查对患者。	4	3	2	1
	6	4. 进针角度、深度适宜。	6	5	4	3
	8	5. 一次穿刺成功。	8	6	4	2
	3	6. 松拳、松止血带、松调节器。	3	2	1	0
固定调速 （9分）	2	1. 固定方法正确。	2	1	0	0
	3	2. 调速准确，符合病情。	3	2	1	0
	2	3. 注意观察用药反应。	2	1	0	0
	2	4. 向患者交代注意事项。	2	1	0	0
整理 （10分）	2	1. 整理患者床单位。	2	1	0	0
	4	2. 查对记录符合要求。	4	3	2	0
	4	3. 妥善清理用物，洗手。	4	3	2	0
关键缺陷		穿刺未成功。	−10	−20	−30	−40
整体印象	3	1. 动作轻巧，技术熟练，符合操作规程。	3	2	1	0
	3	2. 体现人文关怀，注意与患者沟通。	3	2	1	0
	4	3. 全程8分钟，超时1分钟扣2分。	4	3	2	1
提问 （5分）	5		5	3	1	0
总分	100					

296

三十三、密闭式周围静脉输血技术操作考核评分标准

项目	标准分值	质量标准	评分等级			
			A	B	C	D
准备 (10分)	3	1. 着装符合要求，剪指甲、洗手、戴口罩。	3	2	1	0
	3	2. 物品准备齐全，放置合理。	3	2	1	0
	4	3. 环境整洁。	4	3	2	1
核对 (15分)	5	1. 严格检查血液的质量符合要求。	5	4	3	1
	5	2. 查对方法正确。	5	4	3	1
	5	3. 二人查对。	5	4	3	1
解释评估 (10分)	5	1. 严格查对，选择合适的静脉通道。	5	4	3	2
	5	2. 解释得当，与患者沟通语言文明、态度好。	5	4	3	2
输血 (40分)	6	1. 连接输液器方法正确，不污染。	6	2	1	0
	5	2. 消毒皮肤范围规范。	5	3	1	0
	4	3. 再次查对患者。	4	2	1	0
	4	4. 一次排气成功（一次不成功为D)。	4	2	1	0
	6	5. 进针角度、深度、速度适宜。	6	5	3	0
	5	6. 正确固定针头（牢固、美观）。	5	3	2	1
	5	7. 更换输血器方法正确，不污染。	5	4	3	2
	5	8. 合理调节滴速。	5	4	3	2
整理 (10分)	2	1. 关心患者，询问其反应。	2	1	0	0
	2	2. 整理患者床单位。	4	3	2	1
	2	3. 查对记录符合要求。	4	3	2	1
	4	4. 妥善清理用物，洗手。				
关键缺陷		取血、输血查对有误。	—10	—20	—30	—40
整体印象 (10分)	3	1. 动作轻巧，技术熟练，符合操作规程。	3	2	1	0
	3	2. 爱心观念强，患者舒适，痛感较小。	3	2	1	0
	4	3. 全程5分钟，超时1分钟扣2分。	4	3	2	1
提问 (5分)	5		5	4	3	2
总分	100					

三十四、静脉留置针技术操作考核评分标准

项目	标准分值	质量标准	评分等级 A	B	C	D
仪表 (5分)	5	仪表端庄，服装整洁。	5	4	3	2
评估 (15分)	5	1. 观察患者病情变化。	5	4	3	1
	5	2. 了解穿刺局部皮肤及浅表静脉情况。	5	4	3	1
	5	3. 与患者沟通时语言文明，态度和蔼。	5	4	3	1
操作前 准备（10分）	6	1. 洗手、戴口罩。	6	4	2	0
	4	2. 备齐用物，按顺序放置。	4	3	2	1
安全与 舒适（5分）	3	1. 为患者选择舒适的穿刺体位。	3	2	1	0
	2	2. 向患者解释留置套管针的目的及注意事项。	2	1	0	0
操作中 (35分)	10	1. 消毒方法正确，选择血管方法正确。	10	8	6	4
	5	2. 连接套管针与输液器的方法正确。	5	4	3	2
	10	3. 使用套管针芯方法正确。	10	8	6	4
	5	4. 拔除针芯方法正确。	5	4	3	2
	5	5. 贴膜固定牢固，舒适。	5	4	3	2
操作后 (10分)	4	1. 标明穿刺时间，整理用物，处理方法正确。	4	3	2	1
	6	2. 教患者自我护理（不能按揉，防进水）。	6	4	2	0
关键缺陷		置管失败	—10	—20	—30	—40
评价 (20分)	5	1. 患者穿刺局部无不适感。	5	4	3	2
	5	2. 观察穿刺局部无渗漏。	5	4	3	2
	5	3. 协助患者提供生活援助。	5	4	3	2
	5	4. 操作中遵守无菌操作规程。	5	4	3	2
总分	100					

三十五、动脉采血技术操作考核评分标准

项目	标准分值	质量标准	评分等级 A	B	C	D
操作准备 (10分)	3	1. 着装符合要求，洗手，戴口罩。	3	2	1	0
	3	2. 物品准备齐全，放置合理。	3	2	2	0
	4	3. 按要求准备好肝素稀释液。	4	3	2	1
解释评估 (13分)	5	1. 严格查对。	5	4	3	2
	5	2. 解释得当，与患者沟通语言文明，态度好。	5	4	3	2
	3	3. 穿刺部位的选择。	3	2	1	0
准备消毒 (10分)	3	1. 消毒穿刺部位。	3	2	1	0
	1	2. 湿润针管。	1	0	0	0
	1	3. 排尽肝素稀释液。	1	0	0	0
	4	4. 用碘伏棉签消毒左手示指和中指。	4	3	2	1
	1	5. 取无菌棉签，夹于左手小指和环指之间。	1	0	0	0
穿刺 (40分)	5	1. 左手示指和中指扪及动脉搏动并固定好。	5	4	3	2
	10	2. 成功穿刺。	10	8	6	4
	10	3. 取血量足够。	10	8	4	2
	5	4. 无菌棉签按压穿刺点。	5	4	3	2
	5	5. 注射器针头斜面刺入橡皮塞内，隔绝空气。	5	4	3	2
	5	6. 双手来回转动注射器，防止凝血。	5	4	3	2
送检 (4分)	3	1. 核对、贴好标签。	3	2	1	0
	1	2. 立即送检。	1	0	0	0
整理用物， 洗手 (5分)	3	1. 整理床单位。	3	2	1	0
	2	2. 整理用物，洗手。	2	1	0	0
整体印象 (10分)	4	1. 动作轻巧，技术熟练，符合操作规程。	4	3	2	1
	3	2. 爱心观念强，注意为患者保暖。	3	2	1	0
	3	3. 与患者沟通到位。	3	2	1	0
提问 (8分)	8		8	6	4	2
总分	100					

三十六、静脉血标本的采集技术操作考核评分标准

项目	标准分值	质量标准	评分等级 A	B	C	D
仪表 （5分）	5	仪表端庄，服装整洁。	5	4	3	2
评估 （10分）	3 3 4	1. 了解病情，认真观察局部皮肤、血管状况。 2. 与患者沟通语言文明，态度和蔼。 3. 解释采血目的、方法及配合正确。	3 3 4	2 2 3	1 1 2	0 0 1
操作前 准备（5分）	2 3	1. 无长指甲，洗手，戴口罩。 2. 备齐用物（标本容器），按顺序放置。	2 3	1 2	0 1	0 0
操作过程 （70分）	2 4 2	1. 环境清洁、舒适、光线明亮。 2. 认真核对医嘱、检验单，呼唤患者。 3. 患者舒适、节力，注意保暖。	2 4 2	1 3 1	0 2 0	0 1 0
	6 5 5 5 3 2 5 7 3 8 6 3 2 2	1. 核对患者、检验项目、容器与标签。 2. 检查无菌物品的内容，方法正确。 3. 取用消毒剂，无菌物品不污染。 4. 取用持针器、针头的方法正确，不污染。 5. 皮肤消毒方法正确。 6. 系止血带部位适宜。 7. 穿刺进针角度、深度适宜。 8. 穿刺一针见血（退针一次扣2分）。 9. 有回血后固定持针器、针头适宜。 10. 接取真空采血管方法正确。 11. 采血标本数正确。 12. 拔针方法正确。 13. 指导患者按压穿刺部位。 14. 核对医嘱，执行签字。	6 5 5 5 3 2 5 7 3 8 6 3 2 2	4 4 3 4 2 1 4 5 2 6 4 2 1 1	2 3 2 3 1 0 3 3 1 4 2 1 0 0	0 2 1 2 0 0 2 1 0 2 0 0 0 0
操作后 （5分）	2 3	1. 协助患者取舒适体位。 2. 物品用后处理正确并洗手。	2 3	1 2	0 1	0 0
关键缺陷		标本试管选择错误。	—10	—20	—30	—40
评价 （5分）	3 2	1. 操作正确，符合"一巾、一带、一消毒"。 2. 患者疼痛感小，无不适反应。	3 2	2 1	1 0	0 0
总分	100					

三十七、静脉注射技术操作考核评分标准

项目	标准分值	质量标准	评分等级 A	B	C	D
仪表 (5分)	5	仪表端庄，服装整洁。	5	4	3	2
评估 (10分)	4	1. 了解病情及局部皮肤、血管状况。	4	3	2	1
	3	2. 与患者沟通语言文明，态度和蔼。	3	2	1	0
	3	3. 与患者解释操作方法及配合指导。	3	2	1	0
操作前准备 (6分)	2	1. 无长指甲，洗手，戴口罩。	2	1	0	0
	2	2. 备齐用物、放置合理。	2	1	0	0
	2	3. 环境安静、清洁、舒适。	2	1	0	0
操作过程 安全与舒适 (8分)	4	1. 注意安全，认真核对医嘱、治疗卡。	4	3	2	1
	4	2. 患者卧位正确、舒适、保暖。	4	3	2	1
抽药 (24分)	4	1. 核查药液及无菌物品方法正确。	4	3	2	1
	3	2. 取用消毒及无菌物品时方法正确，不污染。	3	2	1	0
	2	3. 药瓶消毒时方法正确、不污染。	2	1	0	0
	6	4. 取用注射器针头不污染。	6	5	4	3
	7	5. 抽药方式正确、剂量准确，不污染。	7	6	5	4
	2	6. 抽药后放置在无菌盘中，不污染。	2	1	0	0
注射 (34分)	4	1. 再次核对患者及医嘱、选择穿刺静脉。	4	3	2	1
	2	2. 消毒皮肤范围、方法正确。	2	1	0	0
	2	3. 系止血带部位、方法正确。	2	1	0	0
	4	4. 排气方法正确，无药液浪费和污染。	4	3	2	1
	10	5. 穿刺一针见血（退针一次扣2分）。	10	8	6	4
	5	6. 有回血后及时松拳头及止血带，固定针头。	5	4	3	2
	5	7. 注射速度适宜，拔针方法正确。	5	4	3	2
	2	8. 核对医嘱，执行签字。	2	1	0	0
操作后 (8分)	4	1. 治疗车及物品用后正确处理、洗手。	4	3	2	1
	4	2. 密切观察用药反应。	4	3	2	1
关键缺陷		穿刺未成功。	—10	—20	—30	—40
评价 (5分)	2	1. 动作轻巧、准确、节力、操作规范。	2	1	0	0
	3	2. 患者疼痛感小，无明显不适。	3	2	1	0
总分	100					

三十八、肌内注射技术操作考核评分标准

项目	标准分值	质量标准	评分等级 A	B	C	D
准备 (10分)	3	1. 着装符合要求，剪指甲、洗手、戴口罩。	3	2	1	0
	3	2. 物品准备齐全，放置合理。	3	2	1	0
	4	3. 环境整洁。	4	3	2	1
备药 (15分)	5	1. 严格查对，检查药物质量符合要求。	5	4	3	1
	5	2. 割锯、消毒、折断安瓿方法正确。	5	4	3	1
	5	3. 吸取药液手法正确，吸尽药液、排尽空气。	5	4	3	1
解释评估 (10分)	5	1. 严格查对。	5	4	3	2
	5	2. 解释得当，与患者沟通语言文明、态度好。	5	4	3	2
消毒注射 (40分)	6	1. 注射部位准确、体位合适。	6	2	1	0
	5	2. 消毒皮肤范围规范。	5	3	1	0
	5	3. 再次查对患者。	5	3	1	0
	4	4. 持注射器手法正确。	4	2	1	0
	6	5. 进针角度、深度、速度适宜。	6	5	3	0
	5	6. 注射前抽回血，推药速度适宜。	5	3	2	1
	5	7. 关心患者，询问其反应。	5	4	3	2
	4	8. 拔针迅速，按压方法正确。	4	3	2	1
整理 (10分)	2	1. 整理患者床单位。	2	1	0	0
	4	2. 查对记录符合要求。	4	3	2	1
	4	3. 妥善清理用物，洗手。	4	3	2	1
关键缺陷		部位选择错误。	—10	—20	—30	—40
整体印象 (10分)	3	1. 动作轻巧，技术熟练，符合操作规程。	3	2	1	0
	3	2. 爱心观念强，患者舒适，痛感较小。	3	2	1	0
	4	3. 全程5分钟，超时1分钟扣2分。	4	3	2	1
提问 (5分)	5		5	4	3	2
总分	100					

三十九、皮内注射技术操作考核评分标准

项目	标准分值	质量标准	评分等级			
			A	B	C	D
准备 (10分)	3	1. 着装符合要求，剪指甲、洗手、戴口罩。	3	2	1	0
	3	2. 物品准备齐全，放置合理。	3	2	1	0
	4	3. 了解药物过敏的观察，熟悉抢救过程。	4	3	2	1
备药 (10分)	3	1. 严格查对，检查药物质量符合要求。	3	2	1	0
	4	2. 割锯、消毒、折断安瓿方法正确。	4	3	2	1
	3	3. 吸取药液手法正确，吸尽药液、排尽空气。	3	2	1	0
解释 (10分)	3	1. 严格查对。	3	2	1	0
	3	2. 解释得当，与患者沟通语言文明、态度好。	3	2	1	0
	4	3. 详细询问过敏史。	4	3	2	1
消毒注射 (39分)	4	1. 注射部位准确、体位合适。	4	3	2	1
	4	2. 消毒皮肤范围规范。	4	3	2	1
	3	3. 再次查对患者。	3	2	1	0
	3	4. 持注射器手法正确。	3	2	1	0
	5	5. 进针角度、深度、速度适宜。	5	4	3	2
	5	6. 剂量准确，皮丘合标准。	5	4	3	2
	3	7. 注射后查对。	3	2	1	0
	4	8. 守候观察20分钟。	4	3	2	1
	3	9. 拔针后不按揉局部。	3	2	1	0
	5	10. 向患者交代注意事项正确。	5	4	3	2
判断 (6分)	6	判断皮试结果正确。	6	5	3	0
整理 (10分)	2	1. 整理患者床单位。	2	1	0	0
	4	2. 查对记录符合要求。	4	3	2	1
	4	3. 妥善清理用物，洗手。	4	3	2	1
关键缺陷		皮丘过深，结果判断不准确。	—10	—20	—30	—40
整体印象 (10分)	3	1. 动作轻巧，技术熟练，符合操作规程。	3	2	1	0
	3	2. 体现人文关怀，注意与患者的沟通。	3	2	1	0
	4	3. 全程15分钟，超时1分钟扣2分。	4	3	2	1
提问 (5分)	5		5	4	3	1
总分	100					

四十、皮下注射技术操作考核评分标准

项目	标准分值	质量标准	评分等级			
			A	B	C	D
准备 (10分)	3	1. 着装符合要求，剪指甲、洗手、戴口罩。	3	2	1	0
	3	2. 物品准备齐全，放置合理。	3	2	1	0
	4	3. 环境整洁。	4	3	2	1
备药 (15分)	5	1. 严格查对，检查药物质量符合要求。	5	4	3	1
	5	2. 割锯、消毒、折断安瓿方法正确。	5	4	3	1
	5	3. 吸取药液手法正确，吸尽药液、排尽空气。	5	4	3	1
解释评估 (10分)	5	1. 严格查对。	5	4	3	2
	5	2. 解释得当，与患者沟通语言文明、态度好。	5	4	3	2
消毒注射 (40分)	6	1. 注射部位准确、体位合适。	6	2	1	0
	5	2. 消毒皮肤范围规范。	5	3	1	0
	4	3. 再次查对患者。	4	2	1	0
	5	4. 持注射器手法正确。	5	3	1	0
	6	5. 进针角度、深度、速度适宜。	6	5	3	0
	5	6. 注射前抽回血，无回血后，推药速度适宜。	5	3	2	1
	5	7. 关心患者，询问其反应。	5	4	3	2
	4	8. 拔针迅速，按压方法正确。	4	3	2	1
整理 (10分)	2	1. 整理患者床单位。	2	1	0	0
	4	2. 查对记录符合要求。	4	3	2	1
	4	3. 妥善清理用物，洗手。	4	3	2	1
关键缺陷		部位选择错误。	−10	−20	−30	−40
整体印象 (10分)	3	1. 动作轻巧，技术熟练，符合操作规程。	3	2	1	0
	3	2. 爱伤观念强，患者舒适，痛感较小。	3	2	1	0
	4	3. 全程5分钟，超时1分钟扣2分。	4	3	2	1
提问 (5分)	5		5	4	3	2
总分	100					

四十一、物理降温技术操作考核评分标准

项目	标准分值	质量标准	评分等级 A	B	C	D
准备 （10分）	3 3 4	1. 着装符合要求，剪指甲、洗手、戴口罩。 2. 物品准备齐全，放置合理。 3. 环境整洁。	3 3 4	2 2 3	1 1 2	0 0 1
解释 （6分）	3 3	1. 严格查对，解释得当。 2. 环境好，关闭门窗。	3 3	2 2	1 1	0 0
摆体位 （20分）	4 4 6 6	1. 翻身方法正确，两手臂着力点正确。 2. 患者体位稳定，支撑合理。 3. 用力得当，动作稳，不拖拉患者。 4. 注意保暖。	4 4 6 6	3 3 5 5	2 2 4 4	1 1 3 3
清洁擦拭部位 （14分）	4 10	1. 温度适宜。 2. 擦洗方法正确，擦洗后床单未浸湿。	4 10	3 7	2 5	1 3
擦拭 （14分）	10 4	1. 擦拭手法、顺序正确。 2. 嘱患者配合擦拭。	10 4	7 3	5 2	1 3
按摩 （14分）	10 4	1. 擦拭部位手法正确。 2. 时间适当（＜2分钟为D）。	10 4	7 3	5 2	3 1
整理 12分	3 3 3 3	1. 床铺整洁、干燥，无皱褶、无碎屑。 2. 衣服平整、卧位舒适。 3. 查对记录符合要求。 4. 妥善清理用物，洗手。	3 3 3 3	2 2 2 2	1 1 1 1	0 0 0 0
整体印象 （10分）	3 5 2	1. 动作轻稳，准确节力。 2. 体现人文关怀，患者舒适。 3. 全程5分钟，超时1分钟扣2分。	3 5 2	2 4 1	1 3 0	0 2 0
总分	100					

四十二、经鼻或口腔吸痰技术操作考核评分标准

项目	标准分值	质量标准	评分等级			
			A	B	C	D
准备 （10分）	3	1. 着装符合要求，剪指甲、洗手、戴口罩。	3	2	1	0
	3	2. 物品准备齐全，放置合理。	3	2	1	0
	4	3. 环境整洁、安静、安全。	4	3	2	1
评估检查 （18分）	3	1. 严格查对。	3	2	1	0
	3	2. 评估患者是否需要吸痰。	3	2	1	0
	2	3. 向清醒患者解释。	2	1	0	0
	2	4. 吸痰前酌情吸氧。	2	1	0	0
	2	5. 体位合适，颌下铺治疗巾。	2	1	0	0
	4	6. 检查吸引装置方法正确。	4	3	2	1
	2	7. 检查、湿润导管。	2	1	0	0
插管 （13分）	5	1. 反折吸痰导管末端。	5	4	3	2
	8	2. 持管方法规范，插管手法正确。	8	6	4	2
吸痰 （34分）	6	1. 吸引方法正确：边吸、边退、边旋转。	6	5	4	3
	4	2. 负压合要求。	4	3	2	1
	4	3. 吸引时间符合要求（每次≤15秒）。	4	3	2	1
	4	4. 吸痰顺序符合要求。	4	3	2	1
	3	5. 按要求更换导管。	3	2	1	0
	4	6. 吸尽痰液。	4	3	2	1
	4	7. 酌情给予吸氧。	4	3	2	1
	2	8. 清洁面部。	2	1	0	0
	3	9. 观察病情变化与吸痰效果。	3	2	1	0
整理交代 （10分）	2	1. 整理患者及床单位。	2	1	0	0
	4	2. 查对记录符合要求。	4	3	2	1
	4	3. 妥善清理用物，洗手。	4	3	2	1
关键缺陷		负压状态下插吸痰管。	—10	—20	—30	—40
整体印象 （10分）	5	1. 操作方法正确、熟练。	5	4	3	2
		2. 体现人文关怀，注意观察患者的反应。	5	4	3	2
提问 （5分）	5		5	4	3	2
总分	100					

四十三、经气管插管、气管切开吸痰法技术操作考核评分标准

项目	标准分值	质量标准	评分等级			
			A	B	C	D
准备 （12分）	4	1. 仪表端庄，服装整洁。	4	3	2	1
	2	2. 检查吸引器性能及吸痰管连接是否正确。	2	1	0	0
	3	3. 洗手、戴口罩。	3	2	1	0
	3	4. 按需要备齐物品，并放置合理。	3	2	1	0
评估 （10分）	4	1. 了解患者的病情、意识及呼吸道分泌物情况。	4	3	2	1
	3	2. 了解患者的口腔、鼻腔情况以及合作程度和心理反应。	3	2	1	0
	3	3. 与患者沟通时用语文明，态度和蔼。	3	2	1	0
安全与舒适 （8分）	2	1. 环境安静、舒适、整洁。	2	1	0	0
	3	2. 帮助患者选择合理、舒适的体位。	3	2	1	0
	3	3. 向患者做好操作前的解释工作。	3	2	1	0
吸痰 （45分）	6	1. 试启动吸痰器，观察导管是否通畅。	6	5	4	3
	6	2. 插管手法正确：鼻→咽喉或口腔→咽喉。	6	5	4	3
	10	3. 吸引的方法正确：插管后吸引、从深部左右旋转、上提吸引。	10	8	6	4
	10	4. 吸力大小、时间适度（每次≤15秒）。	10	8	6	4
	5	5. 注意观察吸痰效果及气道通畅情况。	5	4	3	2
	5	6. 痰液不易吸出时处理正确。	5	4	3	0
	3	7. 吸引结束后协助患者擦净面部。	3	2	1	0
操作后 （10分）	3	1. 协助患者取舒适卧位，整理床单位后洗手。	3	2	1	0
	4	2. 记录吸痰效果及痰液性状、量等。	4	3	2	1
	3	3. 用物处理恰当（导管、贮液瓶等）。	3	2	1	0
关键缺陷		负压状态下插吸痰管。	—10	—20	—30	—40
整体印象 （10分）	5	1. 动作轻巧、准确，吸痰效果好。	5	4	3	2
	5	2. 患者无特殊不适主诉。	5	4	3	2
提问 （5分）	5		5	4	3	2
总分	100					

四十四、床旁便携式监护仪操作技术操作考核评分标准

项目	标准分值	质量标准	评分等级			
			A	B	C	D
准备 (10分)	4	1. 着装符合要求，洗手，戴口罩。	4	3	2	1
	3	2. 物品准备齐全。	3	2	2	0
	3	3. 放置合理。	3	2	1	0
携用物至床旁 (15分)	5	1. 查对床号、姓名。清醒患者，解释得当，与患者沟通语言文明，态度好。	5	4	3	2
	5	2. 固定监护仪，放置稳妥。	5	4	3	2
	5	3. 接电源，打开监护仪。	5	4	3	2
核心电监护 (45分)	10	1. 心电监护导线连接方法、位置正确。	10	8	6	4
	10	2. 血压计袖带位置正确、松紧适当。	10	8	6	4
	10	3. 氧饱和度指夹放置位置正确。	10	8	6	4
	10	4. 选择测血压方式及测量间隔时间，测量血压。	10	8	6	4
	5	5. 检查监护仪工作状态，记录监护结果。	5	4	3	2
整理 (10分)	5	1. 协助患者取舒适卧位。	5	4	3	2
	5	2. 整理心电监护导线及床单位。	5	4	3	2
整体印象 (10分)	5	1. 动作轻巧，技术熟练，符合操作规程。	5	4	3	2
	5	2. 爱心观念强，注意为患者保暖，与清醒患者沟通到位。	5	4	3	2
提问 (10分)	10		10	8	6	4
总分	100					

四十五、输液泵（或微量泵）的使用技术操作考核评分标准

项目	标准分值	质量标准		评分等级			
				A	B	C	D
用物准备 （10分）	3	1. 着装符合要求，剪指甲、洗手、戴口罩。		3	2	1	0
	3	2. 物品准备齐全，放置合理。		3	2	1	0
	4	3. 环境整洁、安静、安全。		4	3	2	1
仪器检查 （10分）	3	1. 药液的检查。		3	2	1	0
	4	2. 按要求排液，无空气。		4	3	2	1
	3	3. 输液泵管（或微量注射泵管）的完整性，有效期。		3	2	1	0
评估患者 （5分）	3	1. 告知患者使用输液泵的目的、输入药物的名称、输液速度。		3	2	1	0
	2	2. 评估患者的部位、皮肤。		2	1	0	0
操作要点 （35分）		**输液泵**	**微量注射泵**				
	5	（1）安全准确地放置输液泵。	（1）安全准确地放置输液泵。	5	4	3	1
	15	（2）正确安置管路于输液泵，并与患者输液器连接。	（2）正确安置配好药液的注射器，连接微量注射泵泵管，注射器正确与微量注射泵连接。	15	10	8	5
	15	（3）参数设置准确。	（3）参数设置准确。	15	10	8	5
指导患者 （10分）	3	1. 告知患者输液泵（或微量注射泵）的目的、输入药物的名称、输液速度。		3	2	1	0
	2	2. 告知患者输液肢体不要进行剧烈活动。		2	1	0	0
	2	3. 告知患者及家属不要随便搬动或调节输液泵，以保证用药安全。		2	1	0	0
	3	4. 告知患者有不适感觉或者机器报警时及时通知医护人员。		3	2	1	0
整理物品 （10分）	3	1. 整理患者及床单位。		3	2	1	0
	3	2. 查对记录符合要求。		3	2	1	0
	4	3. 妥善清理用物，洗手。		4	3	2	1
整体印象 10分	3	1. 操作方法正确、熟练、节力。		3	2	1	0
	4	2. 体现人文关怀，注意观察患者的反应。		4	3	2	1
	3	3. 全过程15分钟，超1分钟扣2分。		3	2	1	0
提问 （10分）	10			10	8	5	3
总分	100						

四十六、膀胱冲洗技术操作考核评分标准

项目	标准分值	质量标准	评分等级			
			A	B	C	D
准备 (10分)	3	1. 着装符合要求，剪指甲、洗手、戴口罩。	3	2	1	0
	3	2. 物品准备齐全，放置合理。	3	2	1	0
	4	3. 环境整洁、安静、安全。	4	3	2	1
解释 (5分)	3	1. 严格查对，向患者解释。	3	2	1	0
	2	2. 体位合适。	2	1	0	0
挂液 (20分)	6	1. 按医嘱备冲洗液。	6	5	4	3
	5	2. 检查溶液方法正确。	5	4	3	2
	9	3. 判断尿管是否通畅。	9	7	5	3
冲洗 (30分)	15	1. 常规消毒，连接"Y"形管正确。	15	10	7	5
	8	2. 流速合要求。	8	6	4	2
	7	3. 观察患者耐受情况，询问患者的感受。	7	5	4	3
撤管 (10分)	4	1. 撤管方法正确。	4	3	2	1
	6	2. 观察尿液方法正确。	6	5	4	2
整理交代 (10分)	2	1. 整理患者及床单位。	2	1	0	0
	4	2. 查对记录符合要求。	4	3	2	1
	4	3. 妥善清理用物，洗手。	4	3	2	1
整体印象 (10分)	5	1. 操作方法正确、熟练、轻巧。	5	4	3	2
	5	2. 体现人文关怀，患者感受良好。	5	4	3	2
提问 (5分)	5		5	4	1	0
总分	100					

四十七、无菌技术操作考核评分标准

项目	标准分值	质量标准	评分等级 A	B	C	D
准备 （10分）	3	1. 着装符合要求，剪指甲、洗手、戴口罩。	3	2	1	0
	3	2. 物品准备齐全，放置合理。	3	2	1	0
	4	3. 环境整洁。	4	3	2	1
无菌钳使用 （12分）	3	1. 取无菌钳符合要求。	3	2	1	0
	3	2. 持无菌钳符合要求。	3	2	1	0
	3	3. 放无菌钳符合要求。	3	2	1	0
	3	4. 消毒液浸泡量符合要求。	3	2	1	0
无菌容器使用 （10分）	3	1. 打开无菌容器方法正确。	3	2	1	0
	3	2. 盖上无菌容器方法正确。	3	2	1	0
	4	3. 操作时未污染无菌面及边缘。	4	3	2	1
无菌包的使用 （11分）	3	1. 无菌物品消毒日期符合要求，无菌包无潮湿。	3	2	1	0
	3	2. 开包方法正确，无污染。	3	2	1	0
	2	3. 剩余治疗巾按原折痕包回，不污染。	2	1	0	0
	3	4. 注明开包时间。	3	2	1	0
铺无菌盘、取无菌物品 （12分）	2	1. 盘面清洁干燥。	2	1	0	0
	4	2. 铺治疗巾方法正确，扇形折叠整齐，不污染。	4	3	2	1
	4	3. 取用物品不跨越无菌区。	4	3	2	1
	2	4. 治疗巾边缘对齐，铺治疗巾方法正确。	2	1	0	0
无菌溶液的倒取 （12分）	2	1. 清洁液体瓶，核对标签，检查液体质量。	2	1	0	0
	2	2. 开瓶及瓶塞方法正确。	2	1	0	0
	3	3. 冲瓶口、倒溶液方法正确。	3	2	1	0
	3	4. 塞瓶塞方法及消毒瓶口规范。	3	2	1	0
	2	5. 注明开瓶时间。	2	1	0	0
无菌手套的使用 （10分）		1. 洗手，查手套号码及灭菌日期。	2	1	0	0
		2. 取用滑石粉方法正确、不污染。	2	1	0	0
		3. 取、戴手套方法正确、不污染。	4	3	2	1
		4. 脱手套方法正确，用后处理正确。	2	1	0	0
整理（8分）		妥善清理用物。	8	6	4	2
关键缺陷		无菌区污染。	−10	−20	−30	−40
整体印象 （10分）		1. 技术熟练，符合操作规程。	3	2	1	0
		2. 遵守无菌操作原则。	3	2	1	0
		3. 全程10分钟，超时1分钟扣2分。	4	3	2	1
提问 （5分）			5	4	3	2
总分	100					

四十八、心肺复苏技术操作考核评分标准

项目	标准分值	质量标准	评分等级			
			A	B	C	D
用物准备 （8分）	4	1. 着装符合要求，指甲符合标准。	4	3	2	1
	4	2. 物品准备齐全，放置合理。	4	3	2	1
判断意识 （9分）	5	1. 判断意识方法正确。	5	4	3	1
	4	2. 及时呼救。	4	2	1	0
摆体位 （4分）	2	1. 患者体位符合要求。	2	1	0	0
	2	2. 操作者位置正确。	2	1	0	0
评估呼吸循环 （22分）	2	1. 清除患者口腔内异物及呕吐物。	2	1	0	0
	4	2. 打开气道且方法正确。	4	3	2	1
	4	3. 评估呼吸方法正确，时间<10秒。	4	3	2	1
	2	4. 进行两次球囊辅助呼吸。	2	1	0	0
	5	5. 人工呼吸方法正确。	5	4	2	0
	3	6. 评估呼吸、循环系统且方法正确。	3	2	1	0
	2	7. 触摸颈动脉方法符合要求。	2	1	0	0
胸部按压 （20分）	6	1. 确定按压部位方法正确。	6	5	3	0
	4	2. 按压部位准确、手法符合规范。	4	3	2	1
	4	3. 按压频率100次/分。	4	3	2	1
	2	4. 按压与人工呼吸比例30：2。	2	1	0	0
	4	5. 连续完成5个循环。	4	3	2	1
再次评估 （12分）	2	1. 评估呼吸、循环系统且方法正确。	2	1	0	0
	6	2. 判断患者恢复指标方法正确。	6	5	4	3
	4	3. 测量血压方法正确。	4	3	2	1
整理 （6分）	4	1. 整理患者及床单位。	4	3	2	1
	2	2. 妥善清理用物。	2	1	0	0
关键缺陷		气道未通畅，胸外心脏按压部位不正确。	—10	—20	—30	—40
整体印象 （14分）	2	1. 体现人文关怀。	2	1	0	0
	4	2. 动作迅速，争分夺秒。	4	3	2	1
	4	3. 技术娴熟，符合操作规程。	4	3	2	1
	4	4. 二人配合默契。	4	3	2	1
提问 （5分）	5		5	4	3	2
总分	100					

四十九、尸体料理技术操作考核评分标准

项目	标准分值	质量标准	评分等级			
			A	B	C	D
准备 （10分）	3	1. 着装符合要求，剪指甲、洗手、戴口罩。	3	2	1	0
	3	2. 物品准备齐全，放置合理。	3	2	1	0
	4	3. 环境符合操作要求。	4	3	2	1
查对，劝慰 （12分）	8	1. 查对死者姓名，填写尸体识别卡。	8	6	4	2
	4	2. 劝慰家属节哀。	4	3	2	1
料理尸体 （40分）	4	1. 撤去治疗抢救用物。	4	3	2	1
	6	2. 拔出各种管道。	6	5	4	3
	6	3. 缝合处理开放性伤口。	6	5	4	3
	2	4. 无胶布痕迹。	2	1	0	0
	6	5. 按顺序擦洗尸体。	6	5	4	3
	4	6. 装上义齿，闭合口、眼。	4	3	2	1
	6	7. 堵塞各孔道，棉球不外露。	6	5	4	3
	6	8. 系尸体识别卡准确，包裹尸体固定妥当。	6	5	4	3
搬运 （18分）	8	1. 及时通知太平间。	8	6	4	2
	4	2. 移动尸体正确。	4	3	2	1
	6	3. 再次查对，系尸体识别卡于尸单中部。	6	4	2	1
整理 （10分）	2	1. 清理死者遗物。	2	1	0	0
	2	2. 物品终末消毒合要求。	2	1	0	0
	3	3. 注销各执行单，处理医嘱记录符合要求。	3	2	1	0
	3	4. 妥善清理用物，洗手。	3	2	1	0
整体印象 （10分）	3	1. 维护死者尊严，注意安慰家属。	3	2	1	0
	3	2. 技术娴熟，符合操作规程。	3	2	1	0
	2	3. 作风严谨，操作计划性强。	2	1	0	0
	2	4. 全过程20分钟，超时1分钟扣1分。	2	1	0	0
总分	100					

附录三　护理院相关管理办法

全国爱心护理工程试点工作规程

第一章　总　则

第一条　为探索解决我国大中城市高龄老人长期护理和照料难的问题，加强对中国老龄事业发展基金会在全国实施的爱心护理工程试点单位的规范化管理，根据国家"十一五"规划纲要关于"实施爱心护理工程"要求精神，根据国务院办公厅转发的十部门"关于加快发展为老服务业的意见"（国办发〔2006〕6号）和国家民政、卫生、建设等部门的有关政策规定，制订本规程。

第二条　爱心护理工程是筹集社会资金，建设爱心护理院的老年公益事业。其宗旨是：帮天下儿女尽孝，替世上父母解难，为党和政府分忧。

第三条　爱心护理工程的具体做法是实行五个"统一"：

（一）统一名称

经批准参加试点的单位统称为"全国爱心护理工程试点单位××爱心护理院"。其中爱心护理院可以用地区名称冠名，也可以用捐助单位的名称或捐助者的名字冠名。

（二）统一标识

为了确保试点工作的质量和信誉，体现爱心护理工程的宗旨，试点单位须悬挂专为实施爱心护理工程而统一设计的标识。标识由中国老龄事业发展基金会颁发。

（三）统一理念

生与死都是人的生命过程的有机组成部分，都遵循着不可抗拒的自然法则。科学地认识和对待人的衰老和死亡，是实施"爱心护理工程"的重要内容。通过精心的姑息医疗（包括心理治疗）、护理和生活照料，把国家、社会和家庭的关爱传递给老人，最大限度地减轻生活难以自理和临终老人的病痛，让老人安详地、有尊严地走完最后的人生，体现社会主义人道主义精神，是爱心护理工程的崇高理念。

（四）统一功能设施

试点单位的基础设施建设，原则上应达到相应的国家标准；同时，还应借鉴海外的先进经验，把本单位建设成当地一流、国内先进的具有典型示范功能的模范护理院。在医疗护理方面，要达到国家一级医院的有关规定，在生活护理方面，要达到民政部部颁标准，并符合民政部批准的相关行业规范。在下面的工作规程中，我们针对开展临终关怀服务的特殊要求，对爱心护理院所必须具有的基本功能、设施提出了具体要求。

（五）统一服务规范

爱心护理工程作为一项高尚的公益事业，要求从业人员必须具有较高的道德水准，同时还必须具有专业护理知识和熟练的服务技能。除执行国家为医疗和养老机构制订的一般标准外，根据对高龄老人开展临终护理服务的特殊情况，工作规程对有关内容还提出了具体要求。

第四条　爱心护理工程的运行机制是：调动各个方面的积极性，实现社会的广泛参与。特别提倡在政府支持下，由社会力量兴办，自主经营、自负盈亏的投资运行模式。

第五条　爱心护理工程的目标是：用三五年时间，在300多个大中城市兴办一批爱心护理院，作为爱心护理工程的基础设施。为此，中国老龄事业发展基金会一手抓试点的建设，一手抓爱心护理基金的建设。

第二章　管　理

第六条　爱心护理工程的发起和组织单位是中国老龄事业发展基金会。基金会下设"爱心护理工程工作委员会"，负责试点的有关管理工作。

第七条　试点单位必须具备下列申请条件

（一）经各级民政部门批准设置的各种所有制的老年福利服务机构。

（二）具有卫生行政管理部门颁发的医疗机构执业许可证和社保部门审批的医保定点资格。

（三）愿意遵守爱心护理工程的宗旨和五个"统一"的要求，自愿参加试点工作的公益机构。

第八条　试点单位的认定程序

（一）提出申请的单位，可经各地方人民政府或民政、老龄部门审核，推荐给爱心护理工程的发起单位中国老龄事业发展基金会，经研究符合试点要求的，吸收为"全国爱心护理工程试点单位"。

（二）提出申请的单位（个人）也可以直接向发起单位提出申请，经研究同意并由双方签订合作协议后，成为中国老龄事业发展基金会直属的试点单位。

第九条　发起单位的职责

参加试点的单位，其原有的单位名称、机构性质、隶属关系、经费渠道均不改变，中国老龄事业发展基金会只负责下列事项：

（一）试点工作的宏观管理，指导试点单位按照爱心护理工程的宗旨和五个"统一"的要求，建设爱心护理院。

（二）协调国家有关部门优惠政策的落实。

（三）面向海内外筹集爱心护理基金和物资，支持爱心护理院的建设，对试点单位给予优先考虑。

（四）试点单位管理人员、专业技术人员的规范化培训；协同有关部门组织护理人员岗位培训，逐步推行持证上岗制度。

（五）组织试点单位的经验交流、业务观摩、评比表彰，以及联合有关部门对试点单位进行等级评定。

（六）利用各种媒体、网络统一组织试点的宣传，以及面向海内外的推介工作。

（七）组织试点单位进行海外交流与合作。

（八）基金会与试点单位协议规定的其他工作。

第三章　功能设施

除了具备国家规定的老年福利服务机构和医疗机构的执业资格外，要求试点单位还必须具备六项功能和四个方面的设施。

第十条　六项功能是

（一）医疗、护理功能

试点单位必须具备开展对老年常见病、多发病的检查、治疗，以及按照医嘱，对生活上处于半自理、完全不能自理和临终期老人实施规范化医疗护理的能力。

（二）生活照料功能

试点单位能够对具有不同生活照料需求的老人给以最恰当的生活照料服务。

（三）康复、保健功能

试点单位应该具有开展康复、保健工作的能力，积极帮助老人在一定程度上恢复生理功能，提高生存质量。

（四）娱乐功能

试点单位能够根据有一定自理和活动能力老人的需要，开展适当的文化娱乐活动，以提高他们的生活乐趣，增强同衰老和疾病抗争的信心。

（五）心理治疗功能

试点单位应针对处于不同生理阶段的老人，特别是临终期老人，进行心理沟通和精神抚慰。这项服务的对象还应该包括老人的亲属。

（六）临终关怀服务功能

临终关怀服务是试点单位必须具备的重要功能，通过充分人性化、个性化的服务，能最大限度地减轻老人在精神和生理上的痛苦，让他们在人间的温暖和社会的关爱中走完生命的最后里程。

第十一条　四个方面的设施是

（一）医疗设施

试点单位除了遵守国家卫生行政管理部门对相应医疗机构的规定和要求之外，还应该根据老人长期照料和临终关怀服务的需要增加和加强相关设施（例如抢救、监测、观察等设施）、设备（例如呼吸机、吸痰机、心脏起搏机等设备）的建设。

（二）康复设施

试点单位添置康复器材和设备应从住院老人实际需要出发，以避免设备的闲置和浪费。

（三）生活设施

试点单位对生活设施的设置，除应满足国家对老年福利服务机构的一般要求外，还应重点加强部分不能自理和完全不能自理老人的生活服务设施（居住、餐饮、行走等设施）、设备（排便、洗浴、通风等设备）的建设。

（四）娱乐设施

必要的娱乐设施也是试点单位不可或缺的项目之一，但要从实际出发，以符合老人实际需要为原则。

第四章　服务规范

第十二条　护理服务的目标

（一）增强老人自我照顾能力。

（二）延缓病情恶化及功能衰退。

（三）提高老人生活生命质量。

（四）保持临危老人的尊严并尽可能地减轻其痛苦。

第十三条　护理服务的基本要求

（一）对从业人员职业道德的要求

爱心护理工程是一项高尚的人道主义事业，是奉献爱心的善良之举，要求从业人员必须具备高尚的道德修养、可贵的敬业精神和熟练的专业技能。

1. 对中华民族孝亲敬老传统美德有深刻理解。

2. 热爱并安心本职工作。

3. 以儿女之情体贴入微地关爱老人。

4. 潜心钻研、刻苦磨炼，提高服务技能。

（二）对护理业务方面的要求

1. 所提供的护理内容、服务项目的标准应不低于对介护老人的服务标准。

2. 护理工作还应遵照医嘱及配合治疗工作进行。

3. 各项护理工作必须程序化，具体做法是：根据每个入住老人个体情况制订生活、医疗护理计划，护理项目、标准，严格按计划和医疗护理常规，实施生活护理和医疗护理。严格护理责任人制度，对完全不能自理的老人实施 24 小时全程护理。

第十四条　医疗服务

建立符合入住老人个体健康状况的诊疗计划，建立日查房制度；严密观察老人的健康状况及病情变化，做到早发现、早检诊，早治疗；建立入住老人的病历记录和诊疗记录，并建立终生档案。

第十五条　康复服务

实施康复服务的目标是为入住老人的机体功能康复提供促进作用，具体做法是：

（一）根据入住老人个体情况制订康复计划。

（二）根据需要确立康复理疗、体疗次数，每周不少于两次。

第十六条　心理服务

（一）对入住老人及其监护人实施医学心理和情感心理服务的目标是：给服务对象以心理抚慰、情感照料和精神慰籍，最大限度地使入住老人达到愉快、豁达、安详、健康的心理境界。

（二）实施心理服务的具体做法是

1. 了解老人心理变化与心理需要。

2. 运用语言性与非语言性的沟通技巧与老人交流，建立良好人际关系。

3. 掌握患有相应疾病老人的心理特征，提供个性化的心理护理。

4. 不定期开展为老人送温暖、送欢乐活动，满足老人的精神及亲情的需求。

5. 对家属提供心理慰籍。

第十七条　临终关怀服务

（一）临终关怀服务的目标是

1. 临终关怀强调并体现尊重个人生命尊严，使临终老人的人格尊严在生命的最终历程中，能够获得至高的尊重，直至死亡来临。

2. 当死亡的威胁已具体化及明显时，盲目地延长患者的生命已毫无意义，应该给患者提供舒适、温暖平和的环境，通过医生、护士、营养师、义工等各方面的照顾，协助临终患者及其家属面对死亡的冲击，满足老人生理、心理、社会及个人信仰的需要。

（二）临终关怀服务的具体做法是

1. 采用舒缓治疗手段，控制或减轻痛楚及病症。

2. 提供心理辅导，舒缓情绪及压力，消除恐惧。

3. 安排专人陪伺，支持及协助家属陪护老人。

4. 在政策范围内，最大限度地满足老人对亲情、爱情、宗教及民族风俗习惯的需求。

5. 为家属提供哀伤辅导。

6. 按照政策规定，协助亲属料理老人后事并提供殡葬服务。

第十八条　志愿者服务

1. 弘扬中华民族敬老传统，宣传、动员本地区机关、团体、企事业等单位开展向老人献爱心活动，让老人充分感受人间和社会的温暖。

2. 组织本地区以青少年为主体的志愿者服务队伍，利用节假日、休息日开展适当的服务活动，努力把本单位建成对青少年进行敬老、爱老、助老教育活动的基地。

第十九条　建立协作关系

就近建立与大医院的协作关系。协作医院必须具备处理住院老人各种突发性疾病和其他紧急情况的能力。

第二十条　本规程的解释权归中国老龄事业发展基金会。

（发布时间：2009-12-08）

北京市养老服务机构管理办法

(2000 年 9 月 19 日　北京市人民政府第 27 次常务会议通过)

第一章　总　则

第一条　为了加强本市养老服务机构的管理，促进社会福利事业的发展，根据国家有关规定，结合本市实际情况，制订本办法。

第二条　本市行政区域内的养老服务机构的设置、服务与监督管理，适用本办法。

本办法所称养老服务机构，是指为老年人提供养护、康复等综合性服务的机构。

第三条　本市扶持养老服务机构的建设和发展，鼓励企业事业单位、社会团体、其他组织和个人以多种形式兴办养老服务机构。

养老服务机构在建设用地、城市建设费用征收和公用事业收费等方面享受国家和本市的优惠政策。具体办法由市人民政府另行规定。

鼓励社会捐资、捐助支持养老服务机构的发展。

第四条　养老服务机构应当依法保护收养的老年人的合法权益。

第五条　本市根据社会经济发展和社会化养老服务的需求，制订养老服务机构设置规划，并将其纳入本市国民经济和社会发展计划。

第六条　市民政局是本市养老服务事业的行政主管部门，负责对养老服务机构进行管理。区、县民政局负责本行政区域内养老服务机构的日常管理。规划、计划、财政、税务、工商行政管理、物价等部门，按照各自的职责，做好养老服务机构的管理工作。

第二章　机构的设置

第七条　设置养老服务机构应当具备以下条件：

（一）申办组织具备法人资格；申办个人具有完全民事行为能力；

（二）符合养老服务机构的设置规划；

（三）有符合规定的固定场所和设施；其中床位不得少于 30 张；收养的老年人的人均居住面积不得少于 5 平方米；

（四）有与其规模和服务相适应的资金。

第八条　申请设置养老服务机构应当向主管部门提交下列材料：

（一）申办者及主要负责人的资格证明文件；

（二）拟设养老服务机构的名称；

（三）申请书及可行性研究报告；

（四）资金来源证明文件；

（五）固定场所使用或者土地使用证明文件；

（六）固定设施平面图或建筑设计平面图；

（七）机构章程及管理制度；

（八）租用设施的相应担保证明。

第九条　申请设置养老服务机构，应当向机构所在地区、县民政部门提出申请。

香港、澳门、台湾地区的组织和个人、华侨以及国外的组织和个人申请在本市以合资、合作方式设置养老服务机构的，应当向市民政部门提出申请，并报外经贸部门审核。

第十条　民政部门应当在接到申请之日起 10 个工作日内作出审批决定。对符合条件的，发给《北京市养老服务机构设置批准书》；对不符合条件的，书面通知申办者。

第十一条　养老服务机构在开业前应当向核发《北京市养老服务机构设置批准书》的民政部门提出验收申请，使用新、改、扩建的服务设施的，还应当提供工程验收报告和消防、卫生、环保等部门的验收文件。

第十二条　民政部门应当在收到验收申请之日起 10 个工作日内对养老服务机构进行验收，对符合条件的，发给《北京市养老服务机构执业许可证》；对不符合条件的，应当提出改进意见并书面通知申请者。

未取得《北京市养老服务机构执业许可证》的，不得开展服务活动。

养老服务机构在取得《北京市养老服务机构执业许可证》后，应当按照有关规定到相关部门办理注册登记手续。

《北京市养老服务机构执业许可证》由市民政部门统一印制，不得伪造、涂改、出借或者转让。

第十三条　养老服务机构变更名称或者法定代表人，应当报原设置审批部门备案，并到注册登记机关办理相关手续。

第十四条　养老服务机构解散，应当提前 3 个月向设置审批部门提出申请，妥善安置收养的老年人，依法进行财产清算，并交回执业证书。

第三章　服务与监督管理

第十五条　养老服务机构应当按照本市规定的服务标准，为收养的老年人提供生活、教育、护理和康复等服务。

本市养老服务机构的服务标准由市民政局拟定，报市质量技术监督局批准，并向社会公布。

第十六条　养老服务机构应当与收养的老年人及其近亲属或者送养单位（以下统称送养人）签订收养服务合同。收养服务合同应当载明下列主要内容：

（一）送养人、养老服务机构以及收养的老年人的姓名（名称）和地址；

（二）服务内容和方式；

（三）服务收费标准及费用支付方式；

（四）服务期限和地点；

（五）送养人、养老服务机构以及被养护人的权利和义务；

（六）合同变更、解除与终止的条件；

（七）违约责任；

（八）当事人双方约定的其他事项。

第十七条　养老服务机构收养老年人应当要求其提供有效的身份证明和体检证明，不得接收传染患者和精神病患者。

养老服务机构应当为收养的老年人建立健康档案，与社区医疗机构建立联系，定期为老年人检查身体，做好疾病预防工作。发现患传染病的老年人，养老服务机构应当及时向卫生防疫部门报告，并通知其送养人。

养老服务机构应当开展适合老年人特点的康复活动。

第十八条　养老服务机构应当配备相应的护理服务人员，根据收养的老年人的生活自理能力和护理等级规范，开展护理服务。

养老服务机构应当编制老年人营养平衡的食谱，合理配置适宜老年人食用的膳食。老年人的膳食制作和用餐应当与工作人员分开。

第十九条　养老服务机构应当建立卫生消毒制度，定期给老年人使用的餐具消毒，定期清洗老年人的被褥和衣服。

第二十条　养老服务机构应当配置符合老年人特点的文化体育活动设施，组织有益于老年人身心健康的文化体育活动。

第二十一条　养老服务机构应当建立夜间值班制度，做好老年人夜间监护工作。

第二十二条　养老服务机构的专业技术人员，应当持有关部门颁发的专业技术等级证书上岗，非技术人员应当经过相应的培训，经考核合格后方可上岗。

第二十三条　养老服务机构应当公示各类服务项目的收费标准。

养老服务机构的收费标准，由市民政部门会同财政、物价部门按照养老服务机构的不同类别制订。

第二十四条　养老服务机构应当建立财务、会计制度，定期制作财务会计报告，接受审计监督。

第二十五条　养老服务机构不得以该机构的房屋、土地、设备等作其他用途的抵押。

第二十六条　养老服务机构不得改变其主要场地和设施的用途。改变用途的，不再享受相关的优惠政策，由有关部门追缴已减免的相关费用。

第二十七条　养老服务机构应当对老年人膳食经费建立专门帐户，并定期向老年人及其家属公开帐目。

第二十八条　市和区、县民政部门应当对养老服务机构的服务范围、服务质量以及服务费用的收支情况等进行监督和检查，并定期通报监督检查结果。

第二十九条　本市对养老服务机构实行年检制度。养老服务机构应当在市和区、县民政部门规定的期限内，向市或者区、县民政部门办理年检手续。

养老服务机构年检不符合条件或者逾期不办理年检手续的，不得继续开展服务活动，由民政部门收回其执业证书。

第四章　法律责任

第三十条　对未取得养老服务机构执业证书擅自开展养护服务的，由市或者区、县民政部门予以取缔，处以 1000 元以上 3 万元以下的罚款，并责令其做好善后工作。

第三十一条　对违反本办法规定，有下列行为之一的，由市或者区、县民政部门责令限期改正；逾期不改的，可处以 1000 元以上 3 万元以下的罚款：

（一）养老服务机构未向设置审批部门提出申请擅自解散的。

（二）养老服务机构以该机构的房屋、土地、设备等作其他用途的抵押的。

（三）养老服务机构改变其主要场地和设施用途的。

第三十二条　对违反本办法规定，有下列行为之一的，由市或者区、县民政部门责令限期改正，可处以 500 元以上 1000 元以下的罚款：

（一）养老服务机构变更名称或者法定代表人未按规定办理备案手续的。

（二）涂改、出借或者转让《北京市养老服务机构执业许可证》的。

第三十三条　养老服务机构未执行本办法规定的服务规范、不符合本市规定的服务标准的，由市或者区、县民政部门予以警告，责令限期改正，并可处以 1000 元以上 1 万元以下的罚款。

第三十四条　对违反本办法规定，属于违反其他法律、法规行为的，由有关部门按照相关法律、法规予以处理。

第三十五条　养老服务机构违反收养服务合同、侵害收养的老年人的合法权益的，被侵害人及其家属可以依法向人民法院提起民事诉讼。

第三十六条　市和区、县民政部门工作人员玩忽职守、滥用职权、徇私舞弊的，由其所在单位给予行政处分；构成犯罪的，依法追究刑事责任。

第五章　附　则

第三十七条　现已执业的养老服务机构，应当在本办法施行之日起 6 个月内，到民政部门补办执业许可证。对不符合条件的，民政部门应当责令其限期整改。

第三十八条　本办法自 2001 年 1 月 1 日起施行。

附录五

上海市养老机构管理办法

（1998 年 6 月 8 日上海市人民政府第 56 号令发布）

第一章 总 则

第一条（目的）

为了促进本市养老机构的建设，加强养老机构的管理，适应本市人口老龄化的需要，制订本办法。

第二条（定义）

本办法所称的养老机构，是指为老年人提供住养、生活护理等综合性服务的机构。

第三条（适用范围）

本办法适用于本市行政区域内养老机构的设置、服务及其监督管理。

第四条（发展原则）

发展养老机构坚持政府投入和社会参与相结合的原则。

第五条（设置规划）

各级人民政府应当根据本地区社会经济发展和社会化养老的需求状况，制订养老机构设置规划，并将其纳入国民经济和社会发展规划。

第六条（管理部门）

上海市民政局（以下简称市民政局）是本市养老机构的行政主管部门。各区、县民政局按照各自职责，负责本辖区、本系统内养老机构的管理。

各级发展改革、财政、税务、物价、建设、规划、卫生、市政工程、电力、公安、公用事业、房屋土地、环境保护、劳动和社会保障等行政部门应当按照各自职责，共同做好养老机构的发展和管理工作。

第二章 设 置

第七条（设置主体）

境内组织和个人可以出资设置养老机构，境外组织或者个人可以与境内组织合资、合作设置养老机构。鼓励社会组织和个人向养老机构捐资、捐物或者无偿提供其他服务。

第八条（设置条件）

设置养老机构，应当具备下列条件：

（一）符合本市养老机构的设置规划。

（二）有固定的服务场所，床位数达到 50 张以上。

（三）建筑设计符合养老机构建筑规范和设计标准，并有符合老年人特点的无障碍设施；与居民住宅、单位用房等相连的，有独立的出入口。

（四）有食堂、厕所、浴室等基本用房和室内外活动场地。

（五）有机构章程和管理制度。

（六）有与开展服务相适应的管理人员和护理人员。其中，养老机构主要负责人和护理人员符合民政部门规定的资格条件。

（七）配备一定数量的符合卫生行政部门规定资格条件的医务人员。

（八）有规定数额的资金。

第九条（设置区域）

养老机构应当设置在安全区域内。禁止在污染区和危险区内设置养老机构。

禁止在养老机构内建造威胁老年人安全的建筑物和构筑物。

第十条（设置审批）

申请设置养老机构，应当提交可行性研究报告和有关证明材料，并按照下列规定办理审批手续：

（一）政府投资设置养老机构，按照市民政局的有关规定向市或者区、县民政局办理审批手续。

（二）企业、事业单位、社会团体和个人设置养老机构，应当向养老机构所在地的区、县民政局提出申请，区、县民政局应当自收到申请之日起 20 日内提出审批意见；其中，设置床位数超过 150 张或者投资额超过 1000 万元的养老机构，区、县民政局提出审批意见后，应当报市民政局核准，市民政局应当自收到区、县民政局审批意见之日起 20 日内作出审批决定。

（三）境外组织或者个人与境内组织合资、合作设置养老机构，应当向市外国投资管理部门提出申请，市外国投资管理部门应当自收到申请之日起 30 日内会同市民政局作出审批决定。

对批准设置养老机构的，审批部门应当向申请人发放设置批准书；对不予批准设置养老机构的，审批部门应当书面告知申请人。

市民政局设置养老机构，应当告知养老机构所在地的区、县民政局。

第十一条（设置批准书的有效期）

根据养老机构的规模大小，设置批准书的有效期分为 1 年和 2 年。

养老机构在设置批准书的有效期内未筹建完工的，应当按照设置审批程序，重新办理审批手续。

第十二条（验收发证）

养老机构开业前，应当向市或者区、县民政局提出验收申请，市或者区、县民政局应当自收到申请之日起 30 日内进行验收。经验收合格的，由市或者区、县民政局发给执业证书。经验收不合格的，市或者区、县民政局应当提出整改意见，书面告知申请人。养老机构取得执业证书后，应当按照有关规定办理法人登记。

第十三条（名称的使用）

养老机构应当使用市民政局核准的名称。

第十四条（名称、地址、性质或者主要负责人的变更）

养老机构改变名称、地址或者主要负责人的，应当按照设置审批程序办理变更手续。

非营利性养老机构变更为营利性养老机构的，应当按照设置审批程序报养老机构的设置审批部门批准。

第十五条（合并）

养老机构合并，应当进行财产清算和财务结算，由合并后的养老机构妥善安置原机构收住的老年人，并按设置审批程序办理变更手续。

第十六条（解散）

养老机构解散，应当在解散的 3 个月前，向养老机构的设置审批部门提出申请，并妥善安置收住的老年人。

经设置审批部门批准解散的养老机构，应当依法进行财产清算，并交回执业证书。

第三章　服务管理

第十七条（服务合同）

养老机构应当与老年人或者其家属签订服务合同。服务合同应当载明下列主要条款：

（一）双方当事人的姓名（名称）和地址。

（二）服务内容和方式。

（三）服务收费标准及费用支付方式。

（四）服务期限。

（五）合同变更、解除与终止的条件。

（六）违约责任。

（七）当事人双方约定的其他事项。

第十八条（分级护理与膳食配置）

养老机构应当根据收住的老年人的生活自理能力和护理等级规范，开展护理服务。

养老机构应当编制老年人营养平衡的食谱，合理配置适宜老年人食用的膳食。老年人的膳食制作和用膳应当与工作人员分开。

第十九条（保健服务）

养老机构应当为收住的老年人建立健康档案，定期检查身体，做好疾病预防工作。对患传染病的老年人，养老机构应当及时采取必要的隔离措施。

养老机构应当开展符合老年人特点的康复活动。

第二十条（卫生消毒要求）

养老机构应当建立卫生消毒制度，定期消毒老年人使用的餐具，定期清洗老年人的被褥和衣服。

第二十一条（文化体育活动）

养老机构应当配置符合老年人特点的文化体育活动设施，组织有益于老年人身心健康的文化体育活动。

第二十二条（夜间值班制度）

养老机构应当建立夜间值班制度，做好老年人夜间监护工作。

第二十三条（收费规定）

非营利性养老机构收费实行政府定价或者政府指导价，营利性养老机构收费实行自主定价或者政府指导价。

养老机构应当公布各类服务项目的收费标准。

第二十四条（改变房屋、场地使用性质的审批）

养老机构利用其房屋和场地从事其他经营服务活动或者转让、出租、出借其房屋和场地的，应当征得市或者区、县民政局同意后，方可向其他有关部门办理审批手续。

第四章　扶持与优惠

第二十五条（扶持对象）

对收住具有本市常住户口的老年人的养老机构，按照本办法规定享受扶持优惠政策。

第二十六条（税收与用地优惠）

养老机构按照国家和本市的规定享受税收减免优惠。

非营利性养老机构可以通过划拨国有土地、征用集体所有土地或者使用集体所有土地的方式取得土地使用权。

征用或者使用集体所有土地建设非营利性养老机构，减免土地垦复基金和耕地占用税。

第二十七条（城市建设与公用事业收费优惠）

非营利性养老机构免缴下列费用：

（一）自来水、煤气增容费和污废水排放增容费。

（二）发展新型墙体材料专项资金。

（三）人防工程使用费。

非营利性养老机构建造老年人生活用房，免缴人防工程建设费。

非营利性养老机构在规定的受电电压范围内用电，减半缴纳配电贴费，免缴供电贴费。

非营利性养老机构使用自来水、燃气和电，付费享受优惠，具体办法由市物价管理部门会同有关部门制订。

第二十八条（交通便利）

非营利性养老机构的工作用车，经市市政工程管理部门核定，减免公路养路费。

养老机构的工作用车通过隧道、黄浦江大桥、高架道路、高速公路，有关单位应当提供方便。

第二十九条（医疗服务费用报销与医疗执业范围）

养老机构所在地的一级医疗机构应当上门为养老机构收住的老年人提供社区医疗服务。医疗机构为养老机构收住的老年人提供医疗服务所发生的医疗费用，按照公费医疗、劳保医疗或者医疗保险的有关规定处理。

养老机构内部设立的医疗机构为其收住的老年人提供医疗服务所发生的医疗费用，按照公费医疗、劳保医疗或者医疗保险的有关规定处理。

前款规定的医疗机构的设立办法及其执业范围，按照国家和本市医疗机构管理的有关规定执行。

第三十条（政府保障与补贴）

无经济收入、无赡养人且无扶养人的老年人，可以向民政部门申请提供基本养老保障，由民政部门安排其入住养老机构。

养老机构收住下列情形之一的老年人，可以申请同级人民政府给予补贴：

（一）无经济收入、无赡养人且无扶养人的。

（二）收入低于最低生活保障标准的。

（三）其他特殊情形。

前款规定的补贴标准，由市民政局提出，市财政部门批准。

第三十一条（表彰）

对养老机构的扶持与发展作出突出贡献的单位和个人，市和区、县人民政府应当给予表彰。

第五章　监督与评估

第三十二条（老年人及其家属的监督）

养老机构应当对老年人膳食经费建立专门账户，并定期向老年人及其家属公开账目。

对养老机构违反服务合同的，老年人或者其家属可以向市和区、县民政局投诉，也可以依法提起民事诉讼。

第三十三条（民政部门的监督）

养老机构应当定期向市或者区、县民政局报告开展服务的情况。

市和区、县民政局应当对养老机构的服务范围、服务质量以及服务费用的收支情况等进行监督和检查。

第三十四条（审计监督）

养老机构应当建立财务、会计制度，定期制作财务会计报告，接受审计等部门的监督。

第三十五条（评估）

本市实行养老机构评估制度。市和区、县民政局应当定期组织营养、医疗、护理、财务等方面专家和热心老年事业的社会人士，对养老机构的场地、设施、设备条件和人员配备、服务质量、信誉等情况进行综合评估。具体评估办法由市民政局制订。市或者区、县民政局应当向社会公布养老机构的评估结果。

第三十六条（年度验审）

市和区、县民政局应当对养老机构执业证书每年验审一次。养老机构应当在市或者区、县民政局规定的期限内，向市或者区、县民政局申请办理执业证书验审手续。

验审不合格或者逾期不申请办理执业证书验审手续的养老机构，不得继续开展服务活动。

第六章　法律责任

第三十七条（行政处罚）

对违反本办法规定，有下列行为之一的单位和个人，由市或者区、县民政局责令限期改正；逾期不改的，处以500元以上3万元以下的罚款：

（一）未按规定报市或者区、县民政局批准设置养老机构的。

（二）未经市或者区、县民政局验收或者验收不合格，养老机构擅自执业的。

（三）未经本办法规定的审批部门批准，合并、解散养老机构或者变更养老机构名称、地址、主要负责人的。

（四）养老机构年度验审不合格或者逾期不申请办理执业证书验审手续，继续开展服务的。

第三十八条（扶持优惠措施的中止）

对违反本办法规定，有下列行为之一的养老机构，有关部门有权中止给予扶持优惠措施；必要时，有关部门可以追回减免的费用：

（一）擅自利用养老机构的房屋和场地从事其他经营服务活动的。

（二）擅自转让、出租、出借养老机构的房屋和场地的。

（三）未按本办法规定向老年人提供服务的。

（四）非营利性养老机构擅自变更为营利性养老机构的。

第三十九条（处罚程序）

市和区、县民政局作出行政处罚，应当出具行政处罚决定书。收缴罚款应当出具市财政部门统一印制的罚没财物收据。

罚款按规定上缴国库。

第四十条（复议与诉讼）

当事人对行政管理部门的具体行政行为不服的，可以按照《行政复议条例》和《中华人民共和国行政诉讼法》的规定，申请行政复议或者提起行政诉讼。

当事人在法定期限内不申请复议、不提起诉讼，又不履行具体行政行为的，作出具体行政行为的行政管理部门可以依据《中华人民共和国行政诉讼法》的规定，申请人民法院强制执行。

第四十一条（对执法者违法行为的追究）

行政执法人员应当遵纪守法，秉公执法。对玩忽职守、滥用职权、徇私舞弊、索贿受贿、枉法执行者，由其所在单位或者上级主管部门给予行政处分；构成犯罪的，依法追究刑事责任。

第七章　附　则

第四十二条（对本办法施行前有关事项的处理）

本办法施行前设置的养老机构，应当在市民政局规定的期限内，按照本办法的规定办理相应手续。

第四十三条（社区服务中心的管理）

对各级人民政府和街道办事处设置的为老年人提供日间生活服务的社区服务中心，参照本办法管理，具体办法由市民政局另行制订。

第四十四条（应用解释部门）

市民政局可以对本办法的具体应用问题进行解释。

第四十五条（施行日期）

本办法自 1998 年 10 月 1 日起施行。

附录六

青岛市养老服务机构管理办法

（1999 年 12 月 10 日经市人民政府第 15 次常务会议审议通过）

第一条　为加强养老业务机构的管理，促进社会养老事业的发展，根据国家有关规定，结合本市实际，制订本办法。

第二条　本办法所称养老业务机构，是指为老年人提供住养、护理等业务的机构。包括老年公寓、老年福利院、老人护理院、托老所等。

第三条　凡在本市行政区域内开办养老业务机构，适用本办法。

第四条　市民政部门是本市养老业务机构的行政主管部门。

各区（市）民政部门负责对辖区内养老业务机构进行管理和监督。

各级人民政府的有关部门应当按照各自职责，共同做好养老业务机构的管理工作。

第五条　各级人民政府应当根据本地区社会经济发展和社会养老的需要，制订养老业务机构发展规划，并纳入国民经济和社会发展计划。

第六条　发展养老业务机构坚持政府投入和社会参与相结合的原则。

第七条　鼓励和支持社会组织和个人兴办养老业务机构，鼓励和支持社会组织和个人向养老业务机构捐资、捐物或者无偿提供有关业务。

养老业务机构按照国家和本市的规定享受扶持优惠政策。

对养老业务机构的扶持与发展作出突出贡献的组织和个人，由市和（区）市人民政府给予表彰。

第八条　开办养老业务机构，应当遵守国家的法律、法规和其他有关规定，保障业务对象的合法权益。

第九条　养老业务机构按照其对获得利益的处理方式，分为非营利性养老业务机构和营利性养老业务机构。非营利性养老业务机构按照其章程规定开展活动取得的合法收入，应当用于其章程规定的业务活动，不得转移或私分。

第十条　境内机关、事业单位可以申办非营利性养老业务机构，境内其他组织和公民个人、境外组织和个人可以申办非营利性养老业务机构和营利性养老业务机构。

第十一条　养老业务机构应当具备下列基本条件：

（一）符合当地养老业务机构发展规划；

（二）有规范的名称；

（三）有固定的场所和业务设施；

（四）有相应的资金；

（五）有与其业务相适应的从业人员。

第十二条　养老业务机构的场所和业务设施应当符合国家建筑设计、消防安全、卫生防疫、环境保护等要求。

第十三条　开办养老业务机构，应当提交下列材料：

（一）开办组织或个人的身份证明；

（二）机构章程；

（三）资金状况证明；

（四）场所证明；

（五）消防安全、卫生防疫证明；

（六）与养老业务机构所在地的一级以上医疗机构签订的提供医疗业务协议书或者内设医疗机构的批准证书。

境外组织或者个人采取独资、合资、合作等方式开办养老业务机构，应当提交市外经贸管理部门的有关批准文件。

第十四条　市和各区（市）人民政府以及非本市组织、个人开办养老业务机构，申办人直接向市民政部门提出申请。本市其他组织和个人开办养老业务机构，申办人应当向养老业务机构所在地的区（市）民政部门提出申请。区（市）民政部门应当按照本办法的有关规定进行审查，对符合规定的，报市民政部门。

民政部门审查开办养老业务机构申请的时限为自接到申请之日起20日内。

第十五条　对核准开办养老业务机构的，申办人应当按照有关规定和民政部门的要求进行筹建，经民政部门会同有关部门验收合格后，由市民政部门发给登记证书。

第十六条　申办人取得登记证书后，应当按下列规定办理有关手续：

（一）利用非国有资产开办的非营利性养老业务机构，申办人凭登记证书到开办地的民办非企业单位登记管理机关办理登记手续；

（二）利用国有资产开办的非营利性养老业务机构，申办人凭登记证书按事业单位登记管理的规定到事业单位登记管理机关办理登记手续；

（三）开办营利性养老业务机构，申办人凭登记证书到工商行政管理部门和税务部门办理登记手续。

第十七条　养老业务机构为老年人提供养老业务，应当与老年人或其代理人签订业务合同。合同应当载明下列主要内容：

（一）当事人的姓名、名称和地址；

（二）业务内容和方式；

（三）业务收费标准及费用支付方式；

（四）业务期限；

（五）合同变更、解除与终止的条件；

（六）违约责任；

（七）双方约定的其他事项。

第十八条　养老业务机构应当根据收住的老年人的生活自理能力和护理标准，进行护理业务。

第十九条　养老业务机构收费项目和标准，国家、省有规定的，按国家、省有关规定执行；没有规定的，由养老业务机构提出，经民政部门审核，报物价、财政部门批准后执行。特殊业务项目的收费，可以由养老业务机构与业务对象协议确定。

非营利性养老业务机构收取费用，应当使用财政部门统一印制的收费票据；营利性养老业务机构收取费用，应当使用税务发票。

第二十条　养老业务机构应当按照有关规定建立健全财务会计制度，并接受财政、物价、审计部门的监督。

第二十一条　养老业务机构变更名称、地址、性质、业务范围、主要负责人等登记事项，应当办理变更登记手续。

养老业务机构合并、解散，应当妥善安置收住的老年人并提前3个月向民政部门提出申请，经批准后到原登记机关办理变更、注销登记手续。

第二十二条　养老业务机构的负责人和护理人员应当经过培训，经民政部门考核合格后，方可上岗。

第二十三条　民政部门应当会同有关部门建立养老业务机构等级标准，对养老业务机构的业务能力和水平定期进行评估，并对养老业务机构实行执业资格年度审验制度。养老业务机构应当接受民政等部门的评估和审验。

第二十四条　养老业务机构有下列情形之一的，由民政部门责令限期改正，并可视情节处以200元以上、1000元以下罚款；对营利性养老业务机构可以处以200元以上，30000元以下罚款：

（一）未经批准开办养老业务机构的；

（二）未按规定办理变更、注销登记手续的；

（三）拒不接受民政部门及有关部门按规定进行的评估、审验的；

（四）年度审验不合格继续开展业务的。

第二十五条　一方当事人违反业务合同的，对方当事人可以依法申请仲裁或提起诉讼。

第二十六条　乡（镇）、村敬老院按农村敬老院管理的有关规定进行管理。

第二十七条　本办法具体执行中的问题，由市民政局负责解释。

第二十八条　本办法自发布之日起施行。本办法实施前已经开业的养老业务机构，应当自本办法发布之日起3个月内，按照本办法的规定办理有关手续。

苏州市民办养老机构管理办法

（2011 年 3 月 16 日苏州市人民政府令第 118 号）

第一章 总 则

第一条 为规范民办养老机构的管理，维护老年人及民办养老机构的合法权益，促进养老服务事业健康有序地发展，根据有关法律、法规的规定，结合本市实际，制订本办法。

第二条 本市行政区域内民办养老机构的设立、服务与监督管理，适用本办法。

本办法所称民办养老机构，是指国家机构以外的社会组织或个人举办的，为老年人提供住养、生活照料、康复护理等养老服务的机构。

护理院、老年康复医院的设立及管理，按照医疗机构管理的有关规定执行。

第三条 市、县级市、区民政部门负责本行政区域内民办养老机构的监督管理工作。

规划、财政、公安、卫生、人社、住建、国土资源、物价、税务、环保、安监、工商、消防等部门按照各自职责，共同做好民办养老机构的监督管理工作。

第四条 各级人民政府应当根据本地社会经济发展和养老需求状况，制订养老机构发展规划，并将其纳入国民经济和社会发展总体规划。

养老机构发展规划应当合理确定民办养老机构的设置规模、布局以及发展方向。

第五条 鼓励公民、法人或其他组织依法举办民办养老机构。对民办养老机构，各级人民政府应当给予相关政策扶持。

第六条 对民办养老机构的发展作出突出贡献的单位和个人，各级人民政府应当给予表彰和奖励。

第七条 民办养老机构可以参加所在地养老服务行业协会或成立行业协会。行业协会应当加强自律管理，并履行下列职责：

（一）建立民办养老机构自律机制，制订或参与制订并组织实施本行业的行规行约，对违反协会章程或者行规行约、损害行业整体利益的会员，采取相应的行业自律措施；

（二）有向国家机关反映涉及本行业利益事项的建议权，制订或参与制订行业发展规划、技术和服务标准，组织开展民办养老机构服务等级评定；

（三）开展行业统计、培训和咨询，促进国内外的交流与合作；

（四）协调或参与协调民办养老机构之间及民办养老机构提供服务过程中产生的争议；

（五）开展其他行业自律、服务、协调等活动。

民政部门应当支持行业协会依法开展业务活动，并加强对行业协会的业务指导和监督。

第二章　设立、变更和终止

第八条　设立民办养老机构，应当符合养老机构的发展规划，并具备以下条件：

（一）申办人是单位的，应当具备法人资格或者是依法成立的其他组织；申办人是公民的，应当具有完全民事行为能力；

（二）有完善的机构章程和管理制度；

（三）有合法的且符合养老机构建筑设计规范和技术标准、符合国家消防安全和卫生防疫标准的服务场所；

（四）老年人单人间居室使用面积不小于 10 平方米，双人间不小于 14 平方米，三人间不小于 18 平方米；

（五）床位数达到 50 张以上；

（六）有基本生活用房和室内外活动场地，有与业务性质、范围相适应的生活、康复、医疗设施；

（七）有与开展服务相适应的管理人员、卫生技术人员和服务人员，卫生技术人员应当符合卫生部门规定的资格条件；

（八）有与其服务内容和规模相适应的流动资金。

民办养老机构设立内设医疗机构的，应当履行相应的医疗机构设置审批手续。

第九条　筹建民办养老机构，申请人应当向所在地县级市、区民政部门提出书面申请，并提交下列材料：

（一）筹建申请书及可行性报告；

（二）申请人资格证明；

（三）拟办民办养老机构合法场所的证明文件；拟新建的，应当提交行政区域内国土、规划部门的用地、规划审批文件。

第十条　县级市、区民政部门应当自受理筹建申请之日起 15 日内进行审核，符合民办养老机构发展规划等要求的，核发《苏州市社会福利养老服务机构筹建批复书》，并书面告知设立条件。对不符合要求的，民政部门应当书面告知申请人。

筹建批复书有效期为一年。民办养老机构在筹建批复书的有效期内未筹建的，应当按照筹建批复程序，重新办理筹建手续。

第十一条　民办养老机构开业前，应当向所在地县级市、区民政部门提出执业申请，并递交下列材料：

（一）开业申请书；

（二）合法场所的证明文件；

（三）医疗设施配套情况证明；

（四）机构章程和管理制度；

（五）管理人员、工作人员名单及有效证件的复印件，工作人员应当符合有关部门规定的健康标准；

（六）有与其服务内容和规模相适应的流动资金证明；

（七）建设单位的竣工验收合格证明，消防、卫生防疫等部门出具的验收合格文件，环保部门出具的环境影响评价文件审批意见。

第十二条　民政部门应当自受理开业申请之日起 30 日内进行书面审查并实地查验。符合设立规定的，核发《社会福利机构设置批准证书》。不符合设立规定的，应当提出整改意见，书面告知申请人；整改后仍不符合规定的，不得授予《社会福利机构设置批准证书》。

经卫生行政部门审批同意设立的护理院、老年康复医院，如需办理《社会福利机构设置批准证书》的，到所在地县级市、区民政部门提出申请，并提交本办法第十一条规定的相关材料。

第十三条　民办养老机构根据机构性质，依法履行登记手续，并向税务部门办理税务登记：

（一）按照民办非企业单位管理的，到所在地民政部门办理民办非企业单位登记；

（二）按照企业管理的，到所在地工商部门办理企业登记。

第十四条　民办养老机构分立、合并、解散或者变更名称、地址、法定代表人、服务范围的，应当按照有关规定向登记部门办理相关手续。

第十五条　民办养老机构因停业或其他原因需要解散的，应当在解散前 3 个月向民政部门报告，妥善安置服务对象。民政部门应当协助做好安置工作，并加强监管。

接受政府补贴的民办养老机构解散时，应当在民政部门和有关单位的指导下开展清算工作。

第十六条　民办养老机构登记部门，应当依法公开民办养老机构的设立、变更等相关信息。

第三章　服务和管理

第十七条　民办养老机构应当执行有关社会福利养老机构管理规定，按照核准的服务范围，建立健全各项规章制度，明确工作规范、服务标准，并向社会公开。

第十八条　民办养老机构开展服务应当遵守下列规定：

（一）根据服务对象的生活自理能力和护理的等级，实施分级护理服务；

（二）护理人员与服务对象的配备比例符合要求，服务对象生活能自理的，配备比例不低于 1∶10；需要半护理的，配备比例不低于 1∶5；需要全护理的，配备比例不低于 1∶3；

（三）制订适合老年人的营养均衡的食谱，合理配置适宜老年人的膳食；

（四）开展适合老年人特点的康复活动、文化体育活动；

（五）建立疾病预防制度。为服务对象建立健康档案，定期体检；对入住后患传染病和精神病的老年人，应当及时向有关部门报告，采取必要的隔离措施，并通知其监护人转送专门的医疗机构治疗；

（六）建立 24 小时值班制度，做好老年人看护工作；

（七）建立卫生消毒制度，定期消毒老年人使用的餐具，定期清洗老年人的被褥和衣服，保持室内外整洁。

第十九条　民办养老机构应当善待收住的老年人，不得歧视、虐待、遗弃服务对象。

第二十条　入住民办养老机构的老年人应当遵守所住养老机构制订的各项管理制度。

第二十一条　民办养老机构应当根据本机构设施设备条件、管理水平、服务质量、护理等级自主确定收费标准，并报所在地民政、物价部门备案。民办养老机构收费应当使用相应票据，应当公开收费项目和标准，实行明码标价，接受社会监督。

民办养老机构设立的医疗机构开展医疗服务，执行医疗服务价格管理的有关规定，收费实行明码标价。属于非营利性医疗机构的，其收费项目和标准执行《江苏省医疗服务项目价格》及相关的管理规定，实行《收费许可证》管理。

民办养老机构应当按月收取服务费用。

第二十二条　民办养老机构应当与服务对象或者其监护人签订服务协议，明确双方权利、义务。

第二十三条　民办养老机构应当依法与其工作人员签订劳动合同，依法缴纳社会保险费，保障工作人员合法权益。

第二十四条　民办养老机构应当定期组织工作人员进行职业道德教育和业务培训，提高工作人员职业素质和业务技能。

第二十五条　民办养老机构应当定期对设施设备的使用情况进行检查，确保设施设备的安全。

第四章　政策扶持

第二十六条　各级人民政府及其有关部门应当对民办养老机构给予政策扶持。对民办非企业性质的民办养老机构给予床位建设、运营补贴；资助民办养老机构参加养老床位综合责任险。

鼓励、支持公民、法人或其他社会组织向民办养老机构捐资、捐物或者提供无偿服务。

第二十七条　符合养老机构发展规划，取得《苏州市社会福利养老服务机构筹建批复书》的民办养老机构的建设用地，符合划拨条件的，可以通过划拨方式取得国有土地使用权；按照法律、法规的规定，应当通过出让方式取得国有土地使用权的，有关部门应当通过协议、招标或拍卖出让的方式供地。

鼓励依法利用闲置厂房或者其他建筑举办民办养老机构。

第二十八条　民办养老机构使用水、电、气、电话、网络的使用费，按照居民生活（住宅）类收费标准执行。

第二十九条　符合条件的民办养老机构应当依法享受税收优惠。

第三十条　民办养老机构设立的医疗机构，符合基本医疗保险定点医疗机构条件的，经人社部门审核，可以作为定点医疗机构。

护理院、老年康复医院以及民办养老机构内设的医疗机构聘用的卫生技术人员，在科研立项、继续教育、职称评定等方面享受与公立医疗机构卫生技术人员同等的待遇。

第三十一条　在民办养老机构就业的持有本市《就业失业登记证》的人员，政府为其免费提供养老护理等相关职业技能培训，培训后经职业技能鉴定合格的发给相应的职业资格证书。在民办养老机构就业的人员为已认定的就业困难人员的，可按照规定享受社会保险补贴等就业扶持政策。

第五章　监督检查

第三十二条　县级市、区民政部门应当加强对民办养老机构的监督和管理。民政、人社、卫生、财政、物价、公安、安监、消防等部门，应当定期对民办养老机构的场所、设施设备、人员配备、服务质量、卫生、安全等情况进行监督检查，并向社会公布检查结果。

第三十三条　民办养老机构实行信用管理制度。

县级市、区民政部门应当为本辖区内的民办养老机构建立信用档案。对民办养老机构的检查、考评、投诉、表彰等情况，应当及时记入信用档案。

第三十四条　民办养老机构实行考评制度。具体考评办法由市民政部门制订。

民办养老机构的考评工作应当与民办养老机构的服务等级评定相结合。

民办养老机构的考评工作应当根据民办养老机构的服务规模、质量和服务对象的满意程度，进行综合考评，并按成绩兑现政策性补贴。

民办养老机构考评不合格的，由所在地县级市、区民政部门下达限期整改通知；逾期不整改或整改后仍不合格的，暂停享受有关优惠政策。

第六章　罚　则

第三十五条　民办养老机构违反本办法规定的行为，法律、法规和规章已有处罚规定的，从其规定。

第三十六条　民办养老机构有下列行为之一的，不再享受相关的优惠政策，并由有关部门追缴已减免的相关费用：

（一）擅自改变主要场地或主要设施用途的；

（二）违反民办养老机构工作规范和服务标准，侵害服务对象合法权益，服务对象投诉且查证属实达到3次（含）以上的；

（三）当年发生责任事故，造成社会不良影响的；

（四）存在严重安全隐患，相关职能部门发出整改通知后拒不整改或整改不合格的；

（五）法律、法规、规章规定的其他违法行为。

经营时间不满十年的民办非企业性质的民办养老机构解散或者改变为企业性质的民办养老机构，民政部门应当收回民办养老机构床位建设补贴。

第三十七条　民办养老机构有下列行为之一的，由县级市、区民政部门责令限期改正，逾期不改正的，处以2000元以上10000元以下的罚款；情节严重的，处以10000元以上30000元以下的罚款：

（一）未依法履行设立、变更和终止手续的；

（二）擅自改变主要场地、主要设施用途的；

（三）护理人员与服务对象的配备比例未达本办法规定的；

（四）未按照规定与服务对象签订服务协议的；

（五）违反民办养老机构工作规范或服务标准，侵害服务对象合法权益或者歧视、虐待、遗弃老年人的。

第三十八条　民政部门和其他行政机关及其工作人员在民办养老机构的监督管理中玩忽职守、滥用职权、徇私舞弊的，由其所在单位或上级机关责令改正，对直接负责的主管人员和其他直接责任人员依法给予行政处分；构成犯罪的，依法追究刑事责任。

第七章　附　则

第三十九条　本办法自 2011 年 5 月 1 日起执行。

附录八

青岛市医疗保险管理中心

关于进一步规范医保家庭病床和老年医疗护理办理工作有关问题的通知

青医保管〔2007〕28 号

各定点医疗机构：

为进一步加强医疗保险家庭病床和老年医疗护理管理工作，根据《关于加强和完善医疗保险家庭病床管理的意见》（青医保管〔2004〕39 号）和《关于将退休参保人员老年医疗护理纳入社区医疗保险管理的试点意见》（青劳社〔2006〕46 号）等有关规定，现就定点医疗机构办理家庭病床和老年医疗护理工作的有关问题通知如下，请遵照执行。

一、严格掌握家庭病床办理条件

定点医疗机构为参保患者办理家庭病床，患者应当符合以下条件：

（一）必要条件

1. 因病长年卧床，生活不能自理；

2. 病情符合住院条件，需医护人员定期上门实施治疗。

（二）参考条件

1. 原有疾病病情加重；

2. 气管插管、鼻饲及持续导尿，需定期进行医疗护理；

3. 合并褥疮；

4. 反复肺部感染、泌尿系感染、肠道感染等；

5. 糖尿病并肢端坏疽；

6. 晚期恶性肿瘤患者，需对症治疗；

7. 其它严重并发症。

办理家庭病床，必要条件必须具备，同时参考条件具备其中一条以上者方可办理。

二、严格掌握老年医疗护理办理条件

定点老年医疗护理机构为参保患者办理老年医疗护理，患者应当符合以下条件：

（一）必要条件

1. 因病长年卧床，生活不能自理；

2. 患有慢性重病，需常年不间断治疗，原则上应有近两年来住院或门诊诊疗记录（一级医院及以上）；

3. 参保患者在该医疗护理机构入住三个月以上。

（二）参考条件

1. 原有疾病病情加重；

2. 气管插管、鼻饲及持续导尿，需定期进行医疗护理；

3. 合并褥疮；

4. 反复肺部感染、泌尿系感染、肠道感染等；

5. 糖尿病并肢端坏疽；

6. 其它严重并发症。

办理老年医疗护理，必要条件必须具备，同时参考条件具备其中一条以上者方可办理。

三、严格家庭病床和老年医疗护理审批程序

（一）参保患者因病需办理家庭病床或老年医疗护理，应由本人或家属向定点医疗机构提出申请，并提供近两年的出院记录、门诊病历以及检查检验报告等材料。定点医疗机构接到患者的申请后，按照家庭病床或老年医疗护理办理条件进行初审，符合条件的，填写《青岛市城镇职工基本医疗保险家庭病床审批表》或《定点社区老年医疗护理审批表》（以下简称《审批表》），携患者病历资料报市医保中心审批。

（二）市医保中心根据定点医疗机构报送的材料，组织相关人员到患者家中或老年护理院进行现场审验，并提出审核意见，由中心分管领导审签。

（三）对审批通过的，市医保中心确定审批号和审批日期。定点医疗机构必须在审批日期后1周内为患者办理入院手续。家庭病床治疗周期自入院之日起每期两个月，老年医疗护理治疗周期自核准之日起每期一年。治疗期满后需继续治疗的，应重新办理审批手续。

四、严格家庭病床和老年医疗护理管理

（一）定点医疗机构为参保患者申办家庭病床或老年医疗护理时，原则上应当提供患者近两年的出院记录（或住院病历复印件）、门诊病历以及相关的检查检验报告等材料。凡材料提供不全者，市医保中心不予办理。

（二）参保人员患病但未经住院治疗的，申办时除提供近两年门诊病历、检查检验报告等材料外，还必须提供近期的门诊病历及相关检查检验报告等材料，否则，市医保中心不予办理。

（三）定点医疗机构为患者办理家庭病床或老年医疗护理时，应严格按有关要求，对申办材料进行认真审核，对患者进行认真查体，详细了解患者的病情。填写《审批表》时，应严格按照审批表的内容，客观真实、字迹工整地记录患者的实际病情，写明办理的理由。凡填写材料字迹不整、内容不全的，市医保中心不予受理。

（四）定点医疗机构应严格掌握家庭病床和老年医疗护理办理条件，不得诱导患者办理，不得为患者提供虚假病历。凡发现定点医疗机构伪造病历、弄虚作假为患者办理家庭病床或老年医疗护理，一经查实，除不予审批外，对违规问题将登记备案并纳入年终考核；情节严重的，将按照有关规定，暂停或取消其家庭病床或老年医疗护理办理资格。

（五）参保患者因病情变化需转院治疗等原因，中断家庭病床或老年医疗护理治疗

的，定点医疗机构应及时为其办理出院结算手续，不得挂床。若患者需再次办理家庭病床或老年护理，定点医疗机构应按规定重新为其办理审批手续。

　　本通知自下发之日起执行。此前有关规定凡与本通知不一致的，以本通知为准。

二〇〇七年七月三十日

附录九

苏州市社会医疗保险

定点护理院管理暂行办法

苏人保规〔2011〕29 号

第一条　为进一步加强和规范对社会医疗保险定点护理院的管理，根据《苏州市社会基本医疗保险管理办法》（苏州市人民政府令第 102 号），特制定本办法。

第二条　本办法所称的定点护理院，是指已与统筹地区社保经办机构签订医疗保险定点医疗服务协议，主要收治生活完全或大部分不能自理、长期卧床且需要接受医疗护理、医疗康复和晚期姑息治疗的老年慢性伤病参保人员，为其提供医疗护理、康复治疗、临终关怀服务的护理院。

定点护理院收治符合以上条件的参保人员，社会医疗保险基金按规定予以结付。

第三条　护理院申请医疗保险定点资格应具备以下条件：

（一）符合国家现行护理院设置基本标准并持有《医疗机构执业许可证》和《收费许可证》。

（二）遵守国家有关医疗服务和药品管理的法律、法规；执行国家和省、市物价部门规定的医疗服务和药品价格的法规和政策。

（三）执行社会医疗保险的有关政策规定，建立与社会医疗保险要求相适应的内部管理制度，并配备专门的管理人员和计算机系统。

（四）取得卫生行政部门认定的医疗执业资质并已正常开业一年以上。

（五）符合医疗保险定点设置规划，护理院核定床位在 100 张以上。

（六）依法参加社会保险，本单位工作人员应保尽保，按时足额缴纳社会保险费。

（七）财务管理制度健全、管理规范，具有药品及医用耗材进销存软件管理系统。

（八）参加药品及医用耗材集中采购并执行中标价格。

第四条　具备以上条件的护理院，可向统筹地区社会保险行政部门提出医保定点书面申请。申请时需提供以下材料：

（一）医疗机构执业许可证副本及复印件；

（二）工商营业执照或民办非企业单位证书等主体资格证明及复印件；

（三）收费许可证副本及复印件；

（四）医疗仪器设备清单；

（五）护理院工作人员花名册、医务人员执业代码名册电子版；

（六）提交申请前一年度的业务收支情况；

（七）环保、卫生、药品监督管理和物价监督检查合格的证明材料；

（八）医疗保险工作分管领导和专职管理人员名单；

（九）计算机及网络设备清单，负责计算机管理、软件维护的工程技术人员名单。

第五条　统筹地区社会保险行政部门制定医疗保险定点规划，受理本统筹范围内护理院的定点申请；按照合理布局、方便群众、择优选择的原则进行筛选，依据条件标准进行现场验收检查，拟定定点名单；向社会公示后确认定点资格，发放定点医疗机构资格证书和定点医疗机构标牌，并向社会公布。

第六条　社会保险行政部门对定点护理院实行分级管理。护理院等级由低至高分为一级护理院、二级护理院、三级护理院。分级的主要依据为：护理院规模、床位数量、科室设置、人员配备、医疗仪器、服务品质、社会评价、医疗保险服务能力等。根据护理院等级综合考虑医保付费标准。定点护理院原则上应当为参保人员提供与其等级相对应的医疗护理服务。

第七条　统筹地区社保经办机构应当与定点护理院签订医疗保险服务协议，明确双方的责任、权利和义务，约定各自应当承担的违约责任。签订协议有效期一般为两年。协议到期前三个月内，定点护理院应及时向统筹地区社保经办机构申请续签。医疗保险服务协议期满仍未续签，将暂停定点单位结算服务。

第八条　统筹地区社保经办机构对定点护理院实行计算机联网管理。取得定点资格的护理院应当按照社会保险信息管理部门的要求配置计算机和网络系统，配备经培训合格、持证上岗、技能与社会医疗保险业务相适应的计算机管理人员。

第九条　统筹地区社会保险信息管理部门负责定点护理院医保软件的变更、测试和验收。为确保医保网络的安全，护理院与统筹地区社保经办机构连接的服务器不能与互联网（internet）相连；服务器 IP 地址一经设定不得擅自修改，以保证医保软件的正常联网运行。统筹地区社保经办机构和信息管理部门发现定点单位有病毒侵入或恶意攻击医保网络的行为时，可以立即切断该定点单位的网络连接，并可结合考核予以处罚；情况严重的应及时报警，由公安部门进行处理。

第十条　定点护理院应当按要求做好诊疗、药品数据库的对照工作，保证参保人员的正常就医，及时准确地向统筹地区社保经办机构提供参保人员医疗费用的发生情况等相关信息，严格执行国际疾病分类标准编码（ICD-10）。

第十一条　定点护理院应建立健全内部医疗保险管理制度，明确一名院级领导负责分管医疗保险工作，配备专职医疗保险管理人员，加强医疗保险政策的学习和宣传并设置宣传栏。

第十二条　根据疾病的性质、轻重程度、治疗护理技术要求、辅助检查所需医疗设备和疾病可能的转归，社会保险行政部门把定点护理院收治范围内的疾病病种由轻至重分为一类、二类、三类。

第十三条　定点护理院应当成立评估小组，设置评估场所，配备必要医疗设备器材。评估小组由一名分管业务的院领导负责，指定一名责任心强、业务能力好的副高职称以上医师任组长，一名护理经验丰富的主管护师和一名相关科室（主治）医师参加。评估小组名单报统筹地区社保经办机构备案。

第十四条　定点护理院在办理参保人员入院手续前，应当对参保人员病情进行评估并如实填写《参保人员入院评估表》。评估内容主要包括参保人员感知、认知、思维判断、行动、生活自理各项能力及主要病史、本次入院主要专科情况等。对不符合护理院收治条件的参保人员不得办理住院手续；对有住院指征、符合护理院收治范围的参保人员，不得推诿。对拟收治入院的参保人员，应当在《参保人员入院评估表》上拟定医疗护理方案，包括护理等级、治疗护理原则、主要药物使用、康复计划、进一步辅助检查、可能转归等。

定点护理院评估小组完成评估后，对照疾病分类，按护理院等级标准作出护理院收治或不收治的决定。原则上一级护理院对应收治一类疾病患者，以此类推。超过本级护理院收治范围时，由参保人员或其监护人提出书面申请，评估小组书面说明情况并提出处置意见；上级护理院可以收治下级护理院收治范围内的参保人员。

第十五条　定点护理院应当为参保人员提供安全、整洁、舒适的就医环境，为参保人员提供优质、合理的服务；在醒目处张挂定点医疗机构资格证书（正本）、常用药品及收费项目价格；在诊疗护理过程中严格按医疗护理操作规程执行，做到合理检查、合理治疗、合理控制医疗费用。

第十六条　定点护理院在收治参保人员时，应当认真核对医保就医凭证。参保人员入住护理院后，定点护理院应当精心护理，按要求做好医疗护理记录。对住院满一个月的参保人员治疗护理效果应当进行阶段评价，并如实填写《参保人员住院阶段评价表》（见附件四）。对病情明显好转或稳定、符合出院条件的参保人员必须及时办理出院手续；对病情无明显好转或者加重的参保人员，应当加强治疗护理，必要时应当及时转院，以免延误救治。

参保人员连续住院期满 180 天的，应办理住院结算。

第十七条　评估、评价应当准确客观。负责该项工作的院领导、评估小组组长、参加评估人员均需签字以示负责。每次评估、评价资料应当一式两份，病区留存一份，另一份由护理院分类、分期保管备查。

阶段评价不能取代正常查房。

统筹地区社保经办机构负责评估、评价工作管理检查。

第十八条　定点护理院应当使用规范的处方和收费票据，严格遵守药品《处方管理办法》的规定。参保人员出院时不得携带与本次住院病情无关的药品，原则上不得携带针剂、检查和治疗项目出院；出院带药的品种和数量必须在出院记录和医嘱中详细记载。

第十九条　定点护理院应严格执行《苏州市社会医疗保险医疗服务项目结付手册》、《苏州市社会医疗保险用药范围手册》。

第二十条　定点护理院应尊重参保人员及其家属对病情、医疗护理情况和就医费用的知情权，主动为住院参保人员提供每日医疗费用的明细清单。在使用自费药品、贵重药品或开展自费诊疗服务项目时，非紧急情况下应事先征得本人或家属的同意。参保人员住院期间的所有医疗护理费用必须进入住院费用累计，持卡结付；不得挂名或分解住院。

第二十一条　定点护理院应严格执行国家和省的有关药品和医疗收费的政策和价格规定，不得擅立收费项目、分解收费、超标准收费和重复收费。

第二十二条　定点护理院应加强对药品的管理，建立药品效期警示制度，对药品进销存及效期实行计算机动态管理，健全药品进销存台账，正规药品进货渠道，药品贮存应符合温度、湿度等条件要求，加强对药品质量的监控，确保参保人员的用药安全。

第二十三条　统筹地区社保经办机构负责对定点护理院医疗保险业务工作的指导，并对医疗服务情况进行费用审核和日常监督检查。必要时可采取暗访、拍摄、录音、录像等方法采集有关证据资料。护理院应积极配合，及时、准确、完整提供相关资料、财务账目、票据及药品进、销、存台账清单等。

第二十四条　定点护理院必须遵守职业道德，不得以医疗保险定点机构的名义进行任何商业广告宣传；不得以现金、礼券及商品和提供非物质利益进行医疗消费的推广、促销活动。

第二十五条　统筹地区社会保险行政部门对定点护理院的定点资格实行年度审核。定点护理院变更机构名称、法定代表人、机构性质、所有制形式、地址、诊疗科目，需经卫生行政部门同意并办理变更手续后，向社会保险行政部门报告，社会保险行政部门在对其变更内容进行复核后，符合定点要求的，保留其定点服务资格；未经卫生行政部门审核同意并办理变更手续的，暂不核（换）发定点资格证书，并暂停定点资格。自主变更机构法人、名称、地址的，视作自动放弃定点资格。

第二十六条　护理院医保定点退出机制。定点护理院发生《苏州市社会基本医疗保险管理办法》第十章所列违规行为之一或违反双方协议内容，社会保险主管部门应扣回医疗保险基金不予结付的违规费用；视情节给予通报批评、警告、降级、暂停定点护理院医疗结算。对违法违规情节严重或本年度内第二次被处以暂停定点处罚的，社会保险行政部门取消其定点资格。因违法违规被取消定点资格的护理院，证、牌由原颁发机构予以收回，不得再申请医保定点。被卫生、民政等行政部门处罚取消资质的，同时取消医疗保险定点资格。

第二十七条　市社会保险行政部门及授权的社会保险经办机构负责对定点护理院进行行政执法检查。结合日常考核，对各项制度健全、服务规范、医疗费用使用控制合理、参保人员和社会满意度高的定点护理院及医疗保险管理先进个人进行表彰奖励；对检查考核成绩较差的定点护理院和有关个人进行批评，必要时将按规定予以处罚；对因骗保造成社会保险基金损失等违法情节严重的，提交公安部门和法院依法追究相关当事人刑事责任。

第二十八条　本办法未及事宜按现行政策法规执行。

第二十九条　本办法自 2012 年 1 月 1 日起执行。各县级市可结合当地实际，参照本办法执行。

附录十

医疗废物分类目录

（卫生部卫医发［2003］287号　2003年10月10日）

类别	特征	常见组分或者废物名称
感染性废物	携带病原微生物具有引发感染性疾病传播危险的医疗废物	1. 被患者血液、体液、排泄物污染的物品，包括： ——棉球、棉签、引流棉条、纱布及其他各种敷料； ——一次性使用卫生用品、一次性使用医疗用品及一次性医疗器械； ——废弃的被服； ——其他被患者血液、体液、排泄物污染的物品 2. 医疗机构收治的隔离传染病患者或者疑似传染病患者产生的生活垃圾 3. 病原体的培养基、标本和菌种、毒种保存液 4. 各种废弃的医学标本 5. 废弃的血液、血清 6. 使用后的一次性使用医疗用品及一次性医疗器械视为感染性废物
病理性废物	诊疗过程中产生的人体废弃物和医学实验动物尸体等	1. 手术及其他诊疗过程中产生的废弃的人体组织、器官等 2. 医学实验动物的组织、尸体 3. 病理切片后废弃的人体组织、病理腊块等
损伤性废物	能够刺伤或者割伤人体的废弃的医用锐器	1. 医用针头、缝合针 2. 各类医用锐器，包括：解剖刀、手术刀、备皮刀、手术锯等 3. 载玻片、玻璃试管、玻璃安瓿等
药物性废物	过期、淘汰、变质或者被污染的废弃的药品	1. 废弃的一般性药品，如：抗生素、非处方类药品等 2. 废弃的细胞毒性药物和遗传毒性药物，包括： ——致癌性药物，如硫唑嘌呤、苯丁酸氮芥、萘氮芥、环孢霉素、环磷酰胺、苯丙胺酸氮芥、司莫司汀、三苯氧氨、硫替派等； ——可疑致癌性药物，如：顺铂、丝裂霉素、阿霉素、苯巴比妥等； ——免疫抑制剂 3. 废弃的疫苗、血液制品等
化学性废物	具有毒性、腐蚀性、易燃易爆性的废弃的化学物品	1. 医学影像室、实验室废弃的化学试剂 2. 废弃的过氧乙酸、戊二醛等化学消毒剂 3. 废弃的汞血压计、汞温度计

说明：

一次性使用卫生用品是指使用一次后即丢弃的，与人体直接或者间接接触的，并为达到人体生理卫生或者卫生保健目的而使用的各种日常生活用品。

一次性使用医用品是指临床用于患者检查、诊断、治疗、护理的指套、手套、吸痰管、阴道窥镜、肛镜、印模托盘、治疗巾、皮肤清洁巾、擦手巾、压舌板、臀垫等接触完整黏膜、皮肤的各类一次性使用医疗、护理用品。

一次性医疗器械指《医疗器械管理条例》及相关配套文件所规定的用于人体的一次性仪器、设备、器具、材料等物品。

医疗卫生机构废弃的麻醉、精神、放射性、毒性等药品及其相关的废物的管理，依照有关法律、行政法规和国家有关规定、标准执行。

北京市继续医学教育学分授予办法（修订稿）

北京市卫生局文件

京卫科教字〔2006〕75 号

关于印发《北京市继续医学教育学分授予办法》
（修订稿）和《北京市继续医学教育学分
审验管理办法》（试行）的通知

各区县卫生局、各医疗卫生单位：

北京市卫生局、北京市中医管理局和北京市人事局于 2001 年下发了《北京市继续医学教育实施细则》（以下简称《细则》），对北京地区的继续医学教育工作起到了积极的指导和推动作用。随着医学科学的进步、社会经济和信息技术的快速发展，《细则》的一些内容需要修订和完善，新的管理办法需要不断补充。在《细则》的基础上，通过调研、论证和广泛征求意见，将《细则》中《北京市继续医学教育学分授予办法》进行了修订。为了加强对学分的管理，决定对继续医学教育学分进行统一审验，根据《细则》拟定了《北京市继续医学教育学分审验管理办法》（试行），现将修订后的《北京市继续医学教育学分授予办法》（修订稿）和新制定的《北京市继续医学教育学分审验管理办法》（试行）印发给你们，请结合本部门实际情况，认真组织实施。

二〇〇六年十二月二十八日

北京市继续医学教育学分授予办法
（修订稿）

根据全国继续教育委员会《继续医学教育学分授予办法》规定，结合北京地区情况，制定本办法。

一、继续医学教育项目分类

（一）卫生部、国家中医药管理局批准和公布的国家级继续医学教育项目。

（二）北京市卫生局、北京市中医管理局批准和公布的市级继续医学教育项目。

（三）北京市各区县卫生局批准和公布的区县级继续医学教育项目。

（四）北京市卫生局、北京市中医管理局授权单位组织的继续医学教育项目。

（五）向北京市卫生局、北京市中医管理局专项备案的继续医学教育项目。

（六）卫生部、国家中医药管理局批准的继续医学教育基地和北京市卫生局、北京市中医管理局批准的继续医学教育基地组织的继续医学教育项目。

（七）医疗卫生单位组织的继续医学教育自管项目。

（八）自学等其他形式的继续医学教育活动。

二、继续医学教育学分类别

继续医学教育按照活动性质分为Ⅰ类学分和Ⅱ类学分。

（一）Ⅰ类学分

1. 国家级继续医学教育项目。

2. 北京市级继续医学教育项目。

3. 北京市卫生局、北京市中医管理局授权单位组织的继续医学教育项目。

4. 经北京市卫生局、北京市中医管理局专项备案的继续医学教育项目。

5. 卫生部、国家中医药管理局批准的继续医学教育基地和北京市卫生局、北京市中医管理局批准的继续医学教育基地组织的继续医学教育项目。

6. 省、部（北京市）级及以上科技成果奖。

（二）Ⅱ类学分

1. 区县级继续医学教育项目。

2. 医疗卫生单位组织的继续医学教育自管项目。

3. 自学等其他形式继续医学教育活动。

4. 区县级科技成果奖。

三、学分授予办法

护师和中级及以上职称的卫生技术人员从事卫生技术工作，每年都应参加继续医学教育活动，学分数不低于25学分。

根据医院级别，分值要求如下：

医院级别	Ⅰ类学分	Ⅱ类学分	学分合计
	国家级市级项目	区县级项目、院内自管项目、自学及其他活动	
三级	10	15	25
二级	7	18	25
一级以下	5	20	25

Ⅰ、Ⅱ类学分不能互相替代。

三级医院和一级防保机构的继续医学教育对象5年内须获得国家级项目5—10学分。

（一）Ⅰ类学分计算方法

1. 参加国家级继续医学教育项目，经考核合格者，按3小时授予1学分，主讲人每小时授予2学分。

2. 参加市级继续医学教育项目或Ⅰ类学分中3、4、5项内容，经考核合格者，按3小时授予1学分，主讲人按每小时授予1学分。每个项目所授学分最多不超过25学分。

3. 获省、部（北京市）级及以上各类科技成果奖，按课题组成员排序递减授予学分：

国家级奖

348

一等奖	25—21 学分
二等奖	20—16 学分
三等奖	15—11 学分
四等奖	10—6 学分

省部级（北京市级）奖

一等奖	20—16 学分
二等奖	15—11 学分
三等奖	10—6 学分

同一成果重复获奖按最高学分授予。

（二）Ⅱ类学分计算方法

1. 参加区县级继续医学教育项目每 3 小时授予 1 学分，主讲人每 2 小时授予 1 学分。

2. 参加医疗卫生单位继续医学教育如学术报告、专题讲座、病例讨论会、多科室组织的案例讨论会、技术操作示教、手术示范、新技术推广等自管项目，原则上按每 6 小时授予 1 学分，全年所获此类学分最多不超过 10 学分。

3. 自学是继续医学教育的一种重要形式。凡自学与本学科专业有关的知识，应有学习计划，经本科室领导审阅同意后实施。完成学习计划后，写出综述或结合临床实践（典型病例、个案）的读书报告，在科内或院内进行交流。每 2000 字可授予 1 学分。年度自学学分不能超过 5 学分。

4. 在刊物上发表论文和综述，按以下类别计算学分：

第一作者—第三作者（余类推）

国外刊物	10—8 学分
具有国际标准刊号（ISSN）和国内统一刊号（CN）的刊物	6—4 学分
省级（北京市级）刊物	5—3 学分
地级以下刊物	4—2 学分
内部刊物	2—1 学分

5. 科研项目

（1）已获准的科研项目，在立项当年按以下标准授予学分：

获准科研项目授予学分标准

类别	第一成员	第二成员	第三成员	第四成员	第五成员
国家级	10	9	8	7	6
省市级	8	7	6	5	4
局级	6	5	4	3	2

（2）获区县级科技成果奖，按课题组成员排序授予学分：

一等奖	5—3 学分
二等奖	3—2 学分

三等奖　　　　　　　　　　　　　2—1 学分

6. 出版医学著作，每编写 1000 字授予 1 学分（出版年度内）。

7. 出国考察报告、国内专题调研报告，每 3000 字授予 1 学分。

8. 发表医学译文，每 1000 汉字授予 1 学分。

9. 出版国家、省、市级继续医学教育项目的视听教材，放映时间每 10 分钟长度授予 1—3 学分，幻灯片每 10 张授予 1 学分。

10. 由全国继续医学教育委员会或省、自治区、直辖市继续医学教育委员会制定或指定的杂志、视听教材等形式的有关"四新"的自学资料，学习后经考核，按规定的学分标准授予学分。

　　（三）有计划的外出进修（含出国培训），学习结束后经考核合格，由进修单位每一个月授予 4 学分。进修 6 个月及以上，经考核合格，视为完成每年规定的 25 学分，不做Ⅰ、Ⅱ类学分要求。

　　（四）现代远程继续医学教育是继续医学教育举办形式之一，按照项目所属等级授予相应学分。国家级、北京市市级远程继续医学教育项目每个项目学分授予不超过 5 学分，全年通过远程继续医学教育获得的学分数规定为：城八区各类医疗卫生机构卫生技术人员不超过 6 学分；郊区县各类医疗卫生机构卫生技术人员不超过 8 学分。编制远程教育视听教材的作者，与该继续医学教育项目主讲人同等对待，授予相应学分。

　　四、学分登记

　　继续医学教育实行学分登记制度。

　　（一）参加北京市市级继续医学教育项目学习由主办单位采用继续医学教育 IC 卡管理系统，在 IC 卡上进行学分登记、统计等。IC 卡由本人保存，作为参加继续医学教育的凭证。《北京市卫生专业技术人员继续医学教育学分登记册》可作为学分登记的补充形式，适时被 IC 卡取代。参加国家级继续医学教育项目学习，由主办单位在卫生部、国家中医药管理局统一印制的《国家级继续医学教育项目学分证书》上登记学分。

　　（二）在职高等医学学历教育（含大学专科、本科、研究生）全脱产学习期间可视为参加继续医学教育，年度可授予 25 学分；半脱产学习及自学高考者，每完成一科考试合格可授予 2 学分。无Ⅰ、Ⅱ类学分要求。

　　（三）参加援助西部、农村等医疗服务活动半年以上视为参加当年继续医学教育活动，可授予 25 学分。

　　（四）卫生技术人员继续医学教育学分记录，每年由所在单位主管部门按照《北京市继续医学教育学分审验管理办法》（试行）进行审验、认定。

　　五、本办法解释权属北京市卫生局、北京市中医管理局。

　　六、本办法自 2006 年 11 月 1 日起实施。2002 年 1 月 1 日北京市卫生局、北京市中医管理局、北京市人事局印发的《北京市继续医学教育实施细则》的附件 3《北京市继续医学教育学分授予办法》同时废止。

中共中央、国务院关于深化医药卫生体制改革的意见

（2009 年 3 月 17 日）

新华社北京 4 月 6 日电　按照党的十七大精神，为建立中国特色医药卫生体制，逐步实现人人享有基本医疗卫生服务的目标，提高全民健康水平，现就深化医药卫生体制改革提出如下意见。

一、充分认识深化医药卫生体制改革的重要性、紧迫性和艰巨性

医药卫生事业关系亿万人民的健康，关系千家万户的幸福，是重大民生问题。深化医药卫生体制改革，加快医药卫生事业发展，适应人民群众日益增长的医药卫生需求，不断提高人民群众健康素质，是贯彻落实科学发展观、促进经济社会全面协调可持续发展的必然要求，是维护社会公平正义、提高人民生活质量的重要举措，是全面建设小康社会和构建社会主义和谐社会的一项重大任务。

新中国成立以来，特别是改革开放以来，我国医药卫生事业取得了显著成就，覆盖城乡的医药卫生服务体系基本形成，疾病防治能力不断增强，医疗保障覆盖人口逐步扩大，卫生科技水平迅速提高，人民群众健康水平明显改善，居民主要健康指标处于发展中国家前列。尤其是抗击"非典"取得重大胜利以来，各级政府投入加大，公共卫生、农村医疗卫生和城市社区卫生发展加快，新型农村合作医疗和城镇居民基本医疗保险取得突破性进展，为深化医药卫生体制改革打下了良好基础。同时，也应该看到，当前我国医药卫生事业发展水平与人民群众健康需求及经济社会协调发展要求不适应的矛盾还比较突出。城乡和区域医疗卫生事业发展不平衡，资源配置不合理，公共卫生和农村、社区医疗卫生工作比较薄弱，医疗保障制度不健全，药品生产流通秩序不规范，医院管理体制和运行机制不完善，政府卫生投入不足，医药费用上涨过快，个人负担过重，对此，人民群众反映强烈。

从现在到 2020 年，是我国全面建设小康社会的关键时期，医药卫生工作任务繁重。随着经济的发展和人民生活水平的提高，群众对改善医药卫生服务将会有更高的要求。工业化、城镇化、人口老龄化、疾病谱变化和生态环境变化等，都给医药卫生工作带来一系列新的严峻挑战。深化医药卫生体制改革，是加快医药卫生事业发展的战略选择，是实现人民共享改革发展成果的重要途径，是广大人民群众的迫切愿望。

深化医药卫生体制改革是一项涉及面广、难度大的社会系统工程。我国人口多，人均收入水平低，城乡、区域差距大，长期处于社会主义初级阶段的基本国情，决定了深化医药卫生体制改革是一项十分复杂艰巨的任务，是一个渐进的过程，需要在明确方向和框架的基础上，经过长期艰苦努力和坚持不懈的探索，才能逐步建立符合我国国情的医药卫生体制。因此，对深化医药卫生体制改革，既要坚定决心、抓紧推进，又要精心组织、稳步实施，确保改革顺利进行，达到预期目标。

二、深化医药卫生体制改革的指导思想、基本原则和总体目标

(一) 深化医药卫生体制改革的指导思想

以邓小平理论和"三个代表"重要思想为指导，深入贯彻落实科学发展观，从我国国情出发，借鉴国际有益经验，着眼于实现人人享有基本医疗卫生服务的目标，着力解决人民群众最关心、最直接、最现实的利益问题。坚持公共医疗卫生的公益性质，坚持预防为主、以农村为重点、中西医并重的方针，实行政事分开、管办分开、医药分开、营利性和非营利性分开，强化政府责任和投入，完善国民健康政策，健全制度体系，加强监督管理，创新体制机制，鼓励社会参与，建设覆盖城乡居民的基本医疗卫生制度，不断提高全民健康水平，促进社会和谐。

(二) 深化医药卫生体制改革的基本原则

医药卫生体制改革必须立足国情，一切从实际出发，坚持正确的改革原则。

——坚持以人为本，把维护人民健康权益放在第一位。坚持医药卫生事业为人民健康服务的宗旨，以保障人民健康为中心，以人人享有基本医疗卫生服务为根本出发点和落脚点，从改革方案设计、卫生制度建立到服务体系建设都要遵循公益性的原则，把基本医疗卫生制度作为公共产品向全民提供，着力解决群众反映强烈的突出问题，努力实现全体人民病有所医。

——坚持立足国情，建立中国特色医药卫生体制。坚持从基本国情出发，实事求是地总结医药卫生事业改革发展的实践经验，准确把握医药卫生发展规律和主要矛盾；坚持基本医疗卫生服务水平与经济社会发展相协调、与人民群众的承受能力相适应；充分发挥中医药（民族医药）作用；坚持因地制宜、分类指导，发挥地方积极性，探索建立符合国情的基本医疗卫生制度。

——坚持公平与效率统一，政府主导与发挥市场机制作用相结合。强化政府在基本医疗卫生制度中的责任，加强政府在制度、规划、筹资、服务、监管等方面的职责，维护公共医疗卫生的公益性，促进公平公正。同时，注重发挥市场机制作用，动员社会力量参与，促进有序竞争机制的形成，提高医疗卫生运行效率、服务水平和质量，满足人民群众多层次、多样化的医疗卫生需求。

——坚持统筹兼顾，把解决当前突出问题与完善制度体系结合起来。从全局出发，统筹城乡、区域发展，兼顾供给方和需求方等各方利益，注重预防、治疗、康复三者的结合，正确处理政府、卫生机构、医药企业、医务人员和人民群众之间的关系。既着眼长远，创新体制机制，又立足当前，着力解决医药卫生事业中存在的突出问题。既注重整体设计，明确总体改革方向目标和基本框架，又突出重点，分步实施，积极稳妥地推进改革。

(三) 深化医药卫生体制改革的总体目标

建立健全覆盖城乡居民的基本医疗卫生制度，为群众提供安全、有效、方便、价廉的医疗卫生服务。

到 2011 年，基本医疗保障制度全面覆盖城乡居民，基本药物制度初步建立，城乡基层医疗卫生服务体系进一步健全，基本公共卫生服务得到普及，公立医院改革试点取

得突破，明显提高基本医疗卫生服务可及性，有效减轻居民就医费用负担，切实缓解"看病难、看病贵"问题。

到 2020 年，覆盖城乡居民的基本医疗卫生制度基本建立。普遍建立比较完善的公共卫生服务体系和医疗服务体系，比较健全的医疗保障体系，比较规范的药品供应保障体系，比较科学的医疗卫生机构管理体制和运行机制，形成多元办医格局，人人享有基本医疗卫生服务，基本适应人民群众多层次的医疗卫生需求，人民群众健康水平进一步提高。

三、完善医药卫生四大体系，建立覆盖城乡居民的基本医疗卫生制度

建设覆盖城乡居民的公共卫生服务体系、医疗服务体系、医疗保障体系、药品供应保障体系，形成四位一体的基本医疗卫生制度。四大体系相辅相成，配套建设，协调发展。

（一）全面加强公共卫生服务体系建设

建立健全疾病预防控制、健康教育、妇幼保健、精神卫生、应急救治、采供血、卫生监督和计划生育等专业公共卫生服务网络，完善以基层医疗卫生服务网络为基础的医疗服务体系的公共卫生服务功能，建立分工明确、信息互通、资源共享、协调互动的公共卫生服务体系，提高公共卫生服务和突发公共卫生事件应急处置能力，促进城乡居民逐步享有均等化的基本公共卫生服务。

确定公共卫生服务范围。明确国家基本公共卫生服务项目，逐步增加服务内容。鼓励地方政府根据当地经济发展水平和突出的公共卫生问题，在中央规定服务项目的基础上增加公共卫生服务内容。

完善公共卫生服务体系。进一步明确公共卫生服务体系的职能、目标和任务，优化人员和设备配置，探索整合公共卫生服务资源的有效形式。完善重大疾病防控体系和突发公共卫生事件应急机制，加强对严重威胁人民健康的传染病、慢性病、地方病、职业病和出生缺陷等疾病的监测与预防控制。加强城乡急救体系建设。

加强健康促进与教育。医疗卫生机构及机关、学校、社区、企业等要大力开展健康教育，充分利用各种媒体，加强健康、医药卫生知识的传播，倡导健康文明的生活方式，促进公众合理营养，提高群众的健康意识和自我保健能力。

深入开展爱国卫生运动。将农村环境卫生与环境污染治理纳入社会主义新农村建设规划，推动卫生城市和文明村镇建设，不断改善城乡居民生活、工作等方面的卫生环境。

加强卫生监督服务。大力促进环境卫生、食品卫生、职业卫生、学校卫生，以及农民工等流动人口卫生工作。

（二）进一步完善医疗服务体系

坚持非营利性医疗机构为主体、营利性医疗机构为补充，公立医疗机构为主导、非公立医疗机构共同发展的办医原则，建设结构合理、覆盖城乡的医疗服务体系。

大力发展农村医疗卫生服务体系。进一步健全以县级医院为龙头、乡镇卫生院和村卫生室为基础的农村医疗卫生服务网络。县级医院作为县域内的医疗卫生中心，主要负

责基本医疗服务及危重急症患者的抢救，并承担对乡镇卫生院、村卫生室的业务技术指导和卫生人员的进修培训；乡镇卫生院负责提供公共卫生服务和常见病、多发病的诊疗等综合服务，并承担对村卫生室的业务管理和技术指导；村卫生室承担行政村的公共卫生服务及一般疾病的诊治等工作。有条件的农村实行乡村一体化管理。积极推进农村医疗卫生基础设施和能力建设，政府重点办好县级医院，并在每个乡镇办好一所卫生院，采取多种形式支持村卫生室建设，使每个行政村都有一所村卫生室，大力改善农村医疗卫生条件，提高服务质量。

完善以社区卫生服务为基础的新型城市医疗卫生服务体系。加快建设以社区卫生服务中心为主体的城市社区卫生服务网络，完善服务功能，以维护社区居民健康为中心，提供疾病预防控制等公共卫生服务、一般常见病及多发病的初级诊疗服务、慢性病管理和康复服务。转变社区卫生服务模式，不断提高服务水平，坚持主动服务、上门服务，逐步承担起居民健康"守门人"的职责。

健全各类医院的功能和职责。优化布局和结构，充分发挥城市医院在危重急症和疑难病症的诊疗、医学教育和科研、指导和培训基层卫生人员等方面的骨干作用。有条件的大医院按照区域卫生规划要求，可以通过托管、重组等方式促进医疗资源合理流动。

建立城市医院与社区卫生服务机构的分工协作机制。城市医院通过技术支持、人员培训等方式，带动社区卫生服务持续发展。同时，采取增强服务能力、降低收费标准、提高报销比例等综合措施，引导一般诊疗下沉到基层，逐步实现社区首诊、分级医疗和双向转诊。整合城市卫生资源，充分利用城市现有一、二级医院及国有企事业单位所属医疗机构和社会力量举办的医疗机构等资源，发展和完善社区卫生服务网络。

充分发挥中医药（民族医药）在疾病预防控制、应对突发公共卫生事件、医疗服务中的作用。加强中医临床研究基地和中医院建设，组织开展中医药防治疑难疾病的联合攻关。在基层医疗卫生服务中，大力推广中医药适宜技术。采取扶持中医药发展政策，促进中医药继承和创新。

建立城市医院对口支援农村医疗卫生工作的制度。发达地区要加强对口支援贫困地区和少数民族地区发展医疗卫生事业。城市大医院要与县级医院建立长期稳定的对口支援和合作制度，采取临床服务、人员培训、技术指导、设备支持等方式，帮助其提高医疗水平和服务能力。

（三）加快建设医疗保障体系

加快建立和完善以基本医疗保障为主体，其他多种形式补充医疗保险和商业健康保险为补充，覆盖城乡居民的多层次医疗保障体系。

建立覆盖城乡居民的基本医疗保障体系。城镇职工基本医疗保险、城镇居民基本医疗保险、新型农村合作医疗和城乡医疗救助共同组成基本医疗保障体系，分别覆盖城镇就业人口、城镇非就业人口、农村人口和城乡困难人群。坚持广覆盖、保基本、可持续的原则，从重点保障大病起步，逐步向门诊小病延伸，不断提高保障水平。建立国家、单位、家庭和个人责任明确、分担合理的多渠道筹资机制，实现社会互助共济。随着经济社会发展，逐步提高筹资水平和统筹层次，缩小保障水平差距，最终实现制度框架的基本统一。进一步完善城镇职工基本医疗保险制度，加快覆盖就业人口，重点解决国有关闭破产企业、困难企业等职工和退休人员，以及非公有制经济组织从业人员和灵活就业人员的基本医疗保险问题；2009年全面推开城镇居民基本医疗保险，重视解决老人、残疾人和儿童的基本医疗保险问题；全面实施新型农村合作医疗制度，逐步提高政府补助水平，适当增加农民缴费，提高保障能力；完善城乡医疗救助制度，对困难人群参保及其难以负担的医疗费用提供补助，筑牢医疗保障底线。探索建立城乡一体化的基本医疗保障管理制度。

鼓励工会等社会团体开展多种形式的医疗互助活动。鼓励和引导各类组织和个人发展社会慈善医疗救助。

做好城镇职工基本医疗保险制度、城镇居民基本医疗保险制度、新型农村合作医疗制度和城乡医疗救助制度之间的衔接。以城乡流动的农民工为重点积极做好基本医疗保险关系转移接续，以异地安置的退休人员为重点改进异地就医结算服务。妥善解决农民工基本医疗保险问题。签订劳动合同并与企业建立稳定劳动关系的农民工，要按照国家规定明确用人单位缴费责任，将其纳入城镇职工基本医疗保险制度；其他农民工根据实际情况，参加户籍所在地新型农村合作医疗或务工所在地城镇居民基本医疗保险。

积极发展商业健康保险。鼓励商业保险机构开发适应不同需要的健康保险产品，简化理赔手续，方便群众，满足多样化的健康需求。鼓励企业和个人通过参加商业保险及多种形式的补充保险解决基本医疗保障之外的需求。在确保基金安全和有效监管的前提下，积极提倡以政府购买医疗保障服务的方式，探索委托具有资质的商业保险机构经办各类医疗保障管理服务。

（四）建立健全药品供应保障体系

加快建立以国家基本药物制度为基础的药品供应保障体系，保障人民群众安全用药。

建立国家基本药物制度。中央政府统一制定和发布国家基本药物目录，按照防治必需、安全有效、价格合理、使用方便、中西药并重的原则，结合我国用药特点，参照国际经验，合理确定品种和数量。建立基本药物的生产供应保障体系，在政府宏观调控下充分发挥市场机制的作用，基本药物实行公开招标采购，统一配送，减少中间环节，保障群众基本用药。国家制定基本药物零售指导价格，在指导价格内，由省级人民政府根据招标情况确定本地区的统一采购价格。规范基本药物使用，制定基本药物临床应用指南和基本药物处方集。城乡基层医疗卫生机构应全部配备、使用基本药物，其他各类医疗机构也要将基本药物作为首选药物并确定使用比例。基本药物全部纳入基本医疗保障药物报销目录，报销比例明显高于非基本药物。

规范药品生产流通。完善医药产业发展政策和行业发展规划，严格市场准入和药品注册审批，大力规范和整顿生产流通秩序，推动医药企业提高自主创新能力和医药产业结构优化升级，发展药品现代物流和连锁经营，促进药品生产、流通企业的整合。建立便民惠农的农村药品供应网。完善药品储备制度。支持用量小的特殊用药、急救用药生产。规范药品采购，坚决治理医药购销中的商业贿赂。加强药品不良反应监测，建立药品安全预警和应急处置机制。

四、完善体制机制，保障医药卫生体系有效规范运转

完善医药卫生的管理、运行、投入、价格、监管体制机制，加强科技与人才、信息、法制建设，保障医药卫生体系有效规范运转。

（一）建立协调统一的医药卫生管理体制

实施属地化和全行业管理。所有医疗卫生机构，不论所有制、投资主体、隶属关系和经营性质，均由所在地卫生行政部门实行统一规划、统一准入、统一监管。中央、省级可以设置少量承担医学科研、教学功能的医学中心或区域医疗中心，以及承担全国或区域性疑难病症诊治的专科医院等医疗机构；县（市）主要负责举办县级医院、乡村卫生和社区卫生服务机构；其余公立医院由市负责举办。

强化区域卫生规划。省级人民政府制定卫生资源配置标准，组织编制区域卫生规划和医疗机构设置规划，明确医疗机构的数量、规模、布局和功能。科学制定乡镇卫生院（村卫生室）、社区卫生服务中心（站）等基层医疗卫生机构和各级医院建设与设备配置标准。充分利用和优化配置现有医疗卫生资源，对不符合规划要求的医疗机构要逐步进行整合，严格控制大型医疗设备配置，鼓励共建共享，提高医疗卫生资源利用效率。新增卫生资源必须符合区域卫生规划，重点投向农村和社区卫生等薄弱环节。加强区域卫生规划与城乡规划、土地利用总体规划等的衔接。建立区域卫生规划和资源配置监督评价机制。

推进公立医院管理体制改革。从有利于强化公立医院公益性和政府有效监管出发，积极探索政事分开、管办分开的多种实现形式。进一步转变政府职能，卫生行政部门主要承担卫生发展规划、资格准入、规范标准、服务监管等行业管理职能，其他有关部门按照各自职能进行管理和提供服务。落实公立医院独立法人地位。

进一步完善基本医疗保险管理体制。中央统一制定基本医疗保险制度框架和政策，地方政府负责组织实施管理，创造条件逐步提高统筹层次。有效整合基本医疗保险经办资源，逐步实现城乡基本医疗保险行政管理的统一。

（二）建立高效规范的医药卫生机构运行机制

公共卫生机构收支全部纳入预算管理。按照承担的职责任务，由政府合理确定人员编制、工资水平和经费标准，明确各类人员岗位职责，严格人员准入，加强绩效考核，建立能进能出的用人制度，提高工作效率和服务质量。

转变基层医疗卫生机构运行机制。政府举办的城市社区卫生服务中心（站）和乡镇卫生院等基层医疗卫生机构，要严格界定服务功能，明确规定使用适宜技术、适宜设备和基本药物，为广大群众提供低成本服务，维护公益性质。要严格核定人员编制，实行人员聘用制，建立能进能出和激励有效的人力资源管理制度。要明确收支范围和标准，实行核定任务、核定收支、绩效考核补助的财务管理办法，并探索实行收支两条线、公共卫生和医疗保障经费的总额预付等多种行之有效的管理办法，严格收支预算管理，提高资金使用效益。要改革药品加成政策，实行药品零差率销售。加强和完善内部管理，建立以服务质量为核心、以岗位责任与绩效为基础的考核和激励制度，形成保障公平效率的长效机制。

建立规范的公立医院运行机制。公立医院要遵循公益性质和社会效益原则，坚持以患者为中心，优化服务流程，规范用药、检查和医疗行为。深化运行机制改革，建立和完善医院法人治理结构，明确所有者和管理者的责权，形成决策、执行、监督相互制衡，有责任、有激励、有约束、有竞争、有活力的机制。推进医药分开，积极探索多种有效方式逐步改革以药补医机制。通过实行药品购销差别加价、设立药事服务费等多种方式逐步改革或取消药品加成政策，同时采取适当调整医疗服务价格、增加政府投入、改革支付方式等措施完善公立医院补偿机制。进一步完善财务、会计管理制度，严格预算管理，加强财务监管和运行监督。地方可结合本地实际，对有条件的医院开展"核定收支、以收抵支、超收上缴、差额补助、奖惩分明"等多种管理办法的试点。改革人事制度，完善分配激励机制，推行聘用制度和岗位管理制度，严格工资总额管理，实行以服务质量及岗位工作量为主的综合绩效考核和岗位绩效工资制度，有效调动医务人员的积极性。

健全医疗保险经办机构运行机制。完善内部治理结构，建立合理的用人机制和分配制度，完善激励约束机制，提高医疗保险经办管理能力和管理效率。

（三）建立政府主导的多元卫生投入机制

明确政府、社会与个人的卫生投入责任。确立政府在提供公共卫生和基本医疗服务中的主导地位。公共卫生服务主要通过政府筹资，向城乡居民均等化提供。基本医疗服务由政府、社会和个人三方合理分担费用。特需医疗服务由个人直接付费或通过商业健康保险支付。

建立和完善政府卫生投入机制。中央政府和地方政府都要增加对卫生的投入，并兼顾供给方和需求方。逐步提高政府卫生投入占卫生总费用的比重，使居民个人基本医疗卫生费用负担有效减轻；政府卫生投入增长幅度要高于经常性财政支出的增长幅度，使政府卫生投入占经常性财政支出的比重逐步提高。新增政府卫生投入重点用于支持公共卫生、农村卫生、城市社区卫生和基本医疗保障。

按照分级负担的原则合理划分中央和地方各级政府卫生投入责任。地方政府承担主要责任，中央政府主要对国家免疫规划、跨地区的重大传染疾病预防控制等公共卫生、城乡居民的基本医疗保障以及有关公立医疗卫生机构建设等给予补助。加大中央、省级财政对困难地区的专项转移支付力度。

完善政府对公共卫生的投入机制。专业公共卫生服务机构的人员经费、发展建设和业务经费由政府全额安排，按照规定取得的服务收入上缴财政专户或纳入预算管理。逐步提高人均公共卫生经费，健全公共卫生服务经费保障机制。

完善政府对城乡基层医疗卫生机构的投入机制。政府负责其举办的乡镇卫生院、城市社区卫生服务中心（站）按国家规定核定的基本建设经费、设备购置经费、人员经费和其承担公共卫生服务的业务经费，使其正常运行。对包括社会力量举办的所有乡镇卫生院和城市社区卫生服务机构，各地都可采取购买服务等方式核定政府补助。支持村卫生室建设，对乡村医生承担的公共卫生服务等任务给予合理补助。

落实公立医院政府补助政策。逐步加大政府投入，主要用于基本建设和设备购置、扶持重点学科发展、符合国家规定的离退休人员费用和补贴政策性亏损等，对承担的公共卫生服务等任务给予专项补助，形成规范合理的公立医院政府投入机制。对中医院（民族医院）、传染病院、精神病院、职业病防治院、妇产医院和儿童医院等在投入政策上予以倾斜。严格控制公立医院建设规模、标准和贷款行为。

完善政府对基本医疗保障的投入机制。政府提供必要的资金支持新型农村合作医疗、城镇居民基本医疗保险、城镇职工基本医疗保险和城乡医疗救助制度的建立和完善。保证相关经办机构正常经费。

鼓励和引导社会资本发展医疗卫生事业。积极促进非公立医疗卫生机构发展，形成投资主体多元化、投资方式多样化的办医体制。抓紧制定和完善有关政策法规，规范社会资本包括境外资本办医疗机构的准入条件，完善公平公正的行业管理政策。鼓励社会资本依法兴办非营利性医疗机构。国家制定公立医院改制的指导性意见，积极引导社会资本以多种方式参与包括国有企业所办医院在内的部分公立医院改制重组。稳步推进公立医院改制的试点，适度降低公立医疗机构比重，形成公立医院与非公立医院相互促进、共同发展的格局。支持有资质人员依法开业，方便群众就医。完善医疗机构分类管理政策和税收优惠政策。依法加强对社会力量办医的监管。

大力发展医疗慈善事业。制定相关优惠政策，鼓励社会力量兴办慈善医疗机构，或向医疗救助、医疗机构等慈善捐赠。

（四）建立科学合理的医药价格形成机制

规范医疗服务价格管理。对非营利性医疗机构提供的基本医疗服务，实行政府指导价，其余由医疗机构自主定价。中央政府负责制定医疗服务价格政策及项目、定价原则及方法；省或市级价格主管部门会同卫生、人力资源社会保障部门核定基本医疗服务指导价格。基本医疗服务价格按照扣除财政补助的服务成本制定，体现医疗服务合理成本和技术劳务价值。不同级别的医疗机构和医生提供的服务，实行分级定价。规范公立医疗机构收费项目和标准，研究探索按病种收费等收费方式改革。建立医用设备仪器价格监测、检查治疗服务成本监审及其价格定期调整制度

改革药品价格形成机制。合理调整政府定价范围，改进定价方法，提高透明度，利用价格杠杆鼓励企业自主创新，促进国家基本药物的生产和使用。对新药和专利药品逐步实行定价前药物经济性评价制度。对仿制药品实行后上市价格从低定价制度，抑制低水平重复建设。严格控制药品流通环节差价率。对医院销售药品开展差别加价、收取药事服务费等试点，引导医院合理用药。加强医用耗材及植（介）入类医疗器械流通和使用环节价格的控制和管理。健全医药价格监测体系，规范企业自主定价行为。

积极探索建立医疗保险经办机构与医疗机构、药品供应商的谈判机制，发挥医疗保障对医疗服务和药品费用的制约作用。

（五）建立严格有效的医药卫生监管体制

强化医疗卫生监管。健全卫生监督执法体系，加强城乡卫生监督机构能力建设。强化医疗卫生服务行为和质量监管，完善医疗卫生服务标准和质量评价体系，规范管理制度和工作流程，加快制定统一的疾病诊疗规范，健全医疗卫生服务质量监测网络。加强医疗卫生机构的准入和运行监管。加强对生活饮用水安全、职业危害防治、食品安全、医疗废弃物处置等社会公共卫生的监管。依法严厉打击各种危害人民群众身体健康和生

命安全的违法行为。

完善医疗保障监管。加强对医疗保险经办、基金管理和使用等环节的监管，建立医疗保险基金有效使用和风险防范机制。强化医疗保障对医疗服务的监控作用，完善支付制度，积极探索实行按人头付费、按病种付费、总额预付等方式，建立激励与惩戒并重的有效约束机制。加强商业健康保险监管，促进规范发展。

加强药品监管。强化政府监管责任，完善监管体系建设，严格药品研究、生产、流通、使用、价格和广告的监管。落实药品生产质量管理规范，加强对高风险品种生产的监管。严格实施药品经营管理规范，探索建立药品经营许可分类、分级的管理模式，加大重点品种的监督抽验力度。建立农村药品监督网。加强政府对药品价格的监管，有效抑制虚高定价。规范药品临床使用，发挥执业药师指导合理用药与药品质量管理方面的作用。

建立信息公开、社会多方参与的监管制度。鼓励行业协会等社会组织和个人对政府部门、医药机构和相关体系的运行绩效进行独立评价和监督。加强行业自律。

（六）建立可持续发展的医药卫生科技创新机制和人才保障机制

推进医药卫生科技进步。把医药卫生科技创新作为国家科技发展的重点，努力攻克医药科技难关，为人民群众健康提供技术保障。加大医学科研投入，深化医药卫生科技体制和机构改革，整合优势医学科研资源，加快实施医药科技重大专项，鼓励自主创新，加强对重大疾病防治技术和新药研制关键技术等的研究，在医学基础和应用研究、高技术研究、中医和中西医结合研究等方面力求新的突破。开发生产适合我国国情的医疗器械。广泛开展国际卫生科技合作交流。

加强医药卫生人才队伍建设。制定和实施人才队伍建设规划，重点加强公共卫生、农村卫生、城市社区卫生专业技术人员和护理人员的培养培训。制定优惠政策，鼓励优秀卫生人才到农村、城市社区和中西部地区服务。对长期在城乡基层工作的卫生技术人员在职称晋升、业务培训、待遇政策等方面给予适当倾斜。完善全科医师任职资格制度，健全农村和城市社区卫生人员在岗培训制度，鼓励参加学历教育，促进乡村医生执业规范化，尽快实现基层医疗卫生机构都有合格的全科医生。加强高层次科研、医疗、卫生管理等人才队伍建设。建立住院医师规范化培训制度，强化继续医学教育。加强护理队伍建设，逐步解决护理人员比例过低的问题。培育壮大中医药人才队伍。稳步推动医务人员的合理流动，促进不同医疗机构之间人才的纵向和横向交流，研究探索注册医师多点执业。规范医院管理者的任职条件，逐步形成一支职业化、专业化的医疗机构管理队伍。

调整高等医学教育结构和规模。加强全科医学教育，完善标准化、规范化的临床医学教育，提高医学教育质量。加大医学教育投入，大力发展面向农村、社区的高等医学本专科教育，采取定向免费培养等多种方式，为贫困地区农村培养实用的医疗卫生人才，造就大批扎根农村、服务农民的合格医生。

构建健康和谐的医患关系。加强医德医风建设，重视医务人员人文素养培养和职业素质教育，大力弘扬救死扶伤精神。优化医务人员执业环境和条件，保护医务人员的合法权益，调动医务人员改善服务和提高效率的积极性。完善医疗执业保险，开展医务社会工作，完善医疗纠纷处理机制，增进医患沟通。在全社会形成尊重医学科学、尊重医疗卫生工作者、尊重患者的良好风气。

（七）建立实用共享的医药卫生信息系统

大力推进医药卫生信息化建设。以推进公共卫生、医疗、医保、药品、财务监管信息化建设为着力点，整合资源，加强信息标准化和公共服务信息平台建设，逐步实现统一高效、互联互通。

加快医疗卫生信息系统建设。完善以疾病控制网络为主体的公共卫生信息系统，提高预测预警和分析报告能力；以建立居民健康档案为重点，构建乡村和社区卫生信息网络平台；以医院管理和电子病历为重点，推进医院信息化建设；利用网络信息技术，促进城市医院与社区卫生服务机构的合作。积极发展面向农村及边远地区的远程医疗。

建立和完善医疗保障信息系统。加快基金管理、费用结算与控制、医疗行为管理与监督、参保单位和个人管理服务等具有复合功能的医疗保障信息系统建设。加强城镇职工基本医疗保险、城镇居民基本医疗保险、新型农村合作医疗和医疗救助信息系统建设，实现与医疗机构信息系统的对接，积极推广"一卡通"等办法，方便参保（合）人员就医，增加医疗服务的透明度。

建立和完善国家、省、市三级药品监管、药品检验检测、药品不良反应监测信息网络。建立基本药物供求信息系统。

（八）建立健全医药卫生法律制度

完善卫生法律、法规。加快推进基本医疗卫生立法，明确政府、社会和居民在促进健康方面的权利和义务，保障人人享有基本医疗卫生服务。建立健全卫生标准体系，做好相关法律、法规的衔接与协调。加快中医药立法工作。完善药品监管法律法规。逐步建立健全与基本医疗卫生制度相适应、比较完整的卫生法律制度。

推进依法行政。严格、规范执法，切实提高各级政府运用法律手段发展和管理医药卫生事业的能力。加强医药卫生普法工作，努力创造有利于人民群众健康的法治环境。

五、着力抓好五项重点改革，力争近期取得明显成效

为使改革尽快取得成效，落实医疗卫生服务的公益性质，着力保障广大群众看病就医的基本需求，按照让群众得到实惠，让医务人员受到鼓舞，让监管人员易于掌握的要求，2009—2011年着力抓好五项重点改革。

（一）加快推进基本医疗保障制度建设

基本医疗保障制度全面覆盖城乡居民，3年内城镇职工基本医疗保险、城镇居民基本医疗保险和新型农村合作医疗参保（合）率均达到90％以上；城乡医疗救助制度覆盖到全国所有困难家庭。以提高住院和门诊大病保障为重点，逐步提高筹资和保障水平，2010年各级财政对城镇居民基本医疗保险和新型农村合作医疗的补助标准提高到每人每年120元。做好医疗保险关系转移接续和异地就医结算服务。完善医疗保障管理体制机制。有效减轻城乡居民个人医药费用负担。

（二）初步建立国家基本药物制度

建立比较完整的基本药物遴选、生产供应、使用和医疗保险报销的体系。2009年，

公布国家基本药物目录；规范基本药物采购和配送；合理确定基本药物的价格。从2009年起，政府举办的基层医疗卫生机构全部配备和使用基本药物，其他各类医疗机构也都必须按规定使用基本药物，所有零售药店均应配备和销售基本药物；完善基本药物的医保报销政策。保证群众基本用药的可及性、安全性和有效性，减轻群众基本用药费用负担。

（三）健全基层医疗卫生服务体系

加快农村三级医疗卫生服务网络和城市社区卫生服务机构建设，发挥县级医院的龙头作用，用3年时间建成比较完善的基层医疗卫生服务体系。加强基层医疗卫生人才队伍建设，特别是全科医生的培养培训，着力提高基层医疗卫生机构服务水平和质量。转变基层医疗卫生机构运行机制和服务模式，完善补偿机制。逐步建立分级诊疗和双向转诊制度，为群众提供便捷、低成本的基本医疗卫生服务。

（四）促进基本公共卫生服务逐步均等化

国家制定基本公共卫生服务项目，从2009年起，逐步向城乡居民统一提供疾病预防控制、妇幼保健、健康教育等基本公共卫生服务。实施国家重大公共卫生服务项目，有效预防控制重大疾病及其危险因素，进一步提高突发重大公共卫生事件处置能力。健全城乡公共卫生服务体系，完善公共卫生服务经费保障机制，2009年人均基本公共卫生服务经费标准不低于15元，到2011年不低于20元。加强绩效考核，提高服务效率和质量。逐步缩小城乡居民基本公共卫生服务差距，力争让群众少生病。

（五）推进公立医院改革试点

改革公立医院管理体制、运行机制和监管机制，积极探索政事分开、管办分开的有效形式。完善医院法人治理结构。推进公立医院补偿机制改革，加大政府投入，完善公立医院经济补偿政策，逐步解决"以药补医"问题。加快形成多元化办医格局，鼓励民营资本举办非营利性医院。大力改进公立医院内部管理，优化服务流程，规范诊疗行为，调动医务人员的积极性，提高服务质量和效率，明显缩短患者等候时间，实现同级医疗机构检查结果互认，努力让群众看好病。

六、积极稳妥推进医药卫生体制改革

（一）提高认识，加强领导

各级党委和政府要充分认识深化医药卫生体制改革的重要性、紧迫性和艰巨性，提高认识、坚定信心，切实加强组织领导，把解决群众看病就医问题作为改善民生、扩大内需的重点摆上重要议事日程，明确任务分工，落实政府的公共医疗卫生责任。成立国务院深化医药卫生体制改革领导小组，统筹组织实施深化医药卫生体制改革。国务院有关部门要认真履行职责，密切配合，形成合力，加强监督考核。地方政府要按照本意见和实施方案的要求，因地制宜制定具体实施方案和有效措施，精心组织，有序推进改革进程，确保改革成果惠及全体人民群众。

（二）突出重点，分步实施

建立覆盖城乡居民的基本医疗卫生制度是一项长期任务，要坚持远近结合，从基础和基层起步，近期重点抓好基本医疗保障制度、国家基本药物制度、基层医疗卫生服务体系、基本公共卫生服务均等化和公立医院改革试点五项改革。要抓紧制定操作性文件和具体方案，进一步深化、细化政策措施，明确实施步骤，做好配套衔接，协调推进各项改革。

（三）先行试点，逐步推开

医药卫生体制改革涉及面广、情况复杂、政策性强，一些重大改革要先行试点。国务院深化医药卫生体制改革领导小组负责制定试点原则和政策框架，统筹协调、指导各地试点工作。各省区市制定具体试点方案并组织实施。鼓励地方结合当地实际，开展多种形式的试点，积极探索有效的实现途径，并及时总结经验，逐步推开。

（四）加强宣传，正确引导

深化医药卫生体制改革需要社会各界和广大群众的理解、支持和参与。要坚持正确的舆论导向，广泛宣传改革的重大意义和主要政策措施，积极引导社会预期，增强群众信心，使这项惠及广大人民群众的重大改革深入人心，为深化改革营造良好的舆论环境。

（http://news.QQ.com 2009 年 4 月 6 日 16:52　新华网）

编 后 记

2005年，爱心护理工程在全国政协第十届三次会议上由中国老龄事业发展基金会理事长李宝库联名46位政协委员向大会提交了一份议案，在全国实施关爱失能老年人的"爱心护理工程"，议案获得通过并得到了国家领导人的重要批示。此后，"爱心护理工程"在全国具有"医养"功能的养老机构里有条不紊地开展起来。到"十一五"规划完成后，300多个"爱心护理院"已经在全国许多城区建立起来，解决了失能老年人的生活照料和护理，支持了失能老人家庭的正常生活。

我们走访过很多"爱心护理院"，每到一处都会被现状所打动，几乎全国所有的爱心护理院都住得满满的，入住率都在98%以上，少则几十张床位，多则几百张床位，入住的老人大都是卧床不起的，需要喂食、鼻饲，翻身拍背；但老年人的房间、身体没有异味，甚至是入住了十几年的"植物状态"人，从未生过压疮，老年人在这里延续着生命，在这里体现着生命的尊严……在中国老龄化、高龄化以及家庭单一化不能支撑养老的今天，"爱心护理工程"的养老模式体现了对生命的关怀、对家庭的支持、对社会的责任。

爱心护理工程的养老模式，是顺应我国老龄化到来的时候，社会福利机构资源不足，失能老人疏于社会照料，家庭不堪重负的情况下，提出的"医养"结合的养老模式，在医疗及护理、生活照料、医保定点3项条件必备的基础上，申请加入爱心护理工程。这是中国老龄事业发展基金会在积极应对老龄化的重要探索和创新，经过了八年的实践，证明了这项创新的成功与必然。

2013年8月16日，国务院总理李克强主持召开国务院常务会议，其中确定深化改革加快发展养老服务业的任务措施时，提出了5项工作要点，提出了"医养"结合的养老模式。

中国老龄事业发展基金会作为国家"爱心护理工程"的发起单位，被民政部、全国老龄工作委员会办公室责承为"爱心护理工程"主管部门，为全国具有400多家爱心护理院而自豪，为"爱心护理院"的感人事迹所动容，为他们对20多万失能老人的爱心护理、支持老年人的20多万个家庭而感动。"十二五"期间，"爱心护理工程"将向周边中小城镇延伸，实现再建300家爱心护理院的宏伟目标。为了让全国600多家爱心护理院共同实施"爱心护理工程"工作规程，实现五个统一、六项功能的统一工作流程，让所有入住"爱心护理院"的老年人共享"爱心护理工程"的成果，我们有责任和义务将"爱心护理工程"机构管理与操作流程编辑成书，将养老机构"医养"模式的内涵公诸于众，让有志于"爱心护理工程"事业的有志之士，以其爱心和最高的效率、最短的路程，标准化、程序化进入这个崇高的行业；让即将加入或已经进入这个行业的人员和机构有章可循，有规可守，进一步提高爱心护理工程的能力建设。

2011年1月8日，在苏州召开了中国老龄事业发展基金会"爱心护理工程建设座谈会"，成立了国家养老爱心护理工程系列丛书编审委员会，下设办公室，国家养老爱心护理工程系列丛书编辑工作正式启动。所有参加编辑工作的人员都是来自爱心护理院一线的院长，他们带着对自己工作的神圣使命感和热爱，将自己多年工作的成功经验和爱心护理行业的共性工作流程，毫无保留的跃然字里行间。到 2011 年 3 月 24 日，中国老龄事业发展基金会"爱心护理工程建设座谈会"第二次会议在合肥举行，爱心护理工程系列丛书初稿基本成型。以内部资料形式印刷，于 2011 年 6 月 18 日在"全国爱心护理工程第六次工作会议"召开之际，以会议资料形式发给 300 多名参会代表，广泛征求意见，历时 3 个月时间，收到修改建议 102 条；为了和民政部职业技能鉴定培训考核工作接轨，请民政部职业技能鉴定中心专家进行了评审，参编院长们边工作边修改，经过多次讨论、反复评审、征求意见，终于成就了丛书的出版，这是一份沉甸甸的收获，这是一份沉甸甸的责任，这是爱心护理工程能力建设的成果。我国老龄化的进程刚刚开始，爱心护理工程的能力建设将伴随着老龄化的路程，任重而道远，我们将一如既往，把适合中国国情的爱心护理工程事业做大做强，努力使广大老年人安享老有所养、老有所医、老有所乐的晚年生活。

正像中国老龄事业发展基金会理事长在前言中所强调的"爱心护理工程"是一项开创性的事业，许多工作都是在第一线的同志们艰苦创业，积极探索，开拓创新，克服种种困难，以辛勤的汗水换来的。他们在实践中摸索和总结出来的经验和成功做法弥足珍贵，其精神可圈可点，令人敬佩。这套丛书，是对爱心护理工程 8 年来工作经验和成功做法给予系统的梳理和总结，意在规范管理，科学经营，不断提高为老年人的专业服务水平和质量，将"爱心护理工程"不断推向新的发展阶段。

国家养老爱心护理工程系列丛书编审委员会办公室设在养老示范基金管理委员会，全面负责组织和出版工作，他们尽职尽责，对工作精益求精的工作精神，使丛书得以顺利出版。对提供这套丛书基础资料的第一线的护理院长们；提供会议支持的苏州福星爱心护理院、合肥九久夕阳红养老集团；爱心护理院参与这项工作的管理人员、医疗护理人员；部分老年住院朋友表示敬意；对参与编辑、出版这套丛书而付出艰辛劳动的北京大学医学出版社的编辑和工作人员表示感谢！特别提出对北京来博颐康投资管理有限公司给予的大力支持表示感谢！

由于编纂时间紧、工作量大和水平所限，疏漏或不妥之处在所难免，恳请广大读者批评指正。

国家养老爱心护理工程系列丛书编审委员会办公室
2013 年 12 月 1 日